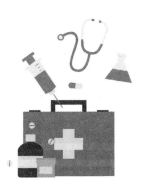

医学通识教程

主　编 ◎ 魏桂花

西南交通大学出版社

·成　都·

图书在版编目（ＣＩＰ）数据

医学通识教程 / 魏桂花主编. —成都：西南交通
大学出版社，2022.2
ISBN 978-7-5643-8589-7

Ⅰ．①医… Ⅱ．①魏… Ⅲ．①医学 – 高等学校 – 教材
Ⅳ．①R

中国版本图书馆 CIP 数据核字（2022）第 016554 号

Yixue Tongshi Jiaocheng
医学通识教程

主　编／魏桂花

责任编辑／牛　君
助理编辑／姜远平
封面设计／何东琳设计工作室

西南交通大学出版社出版发行
（四川省成都市金牛区二环路北一段 111 号西南交通大学创新大厦 21 楼　610031）
发行部电话：028-87600564　　028-87600533
网址：http://www.xnjdcbs.com
印刷：四川森林印务有限责任公司

成品尺寸　185 mm×260 mm
印张　14.5　　字数　344 千
版次　2022 年 2 月第 1 版　　印次　2022 年 2 月第 1 次

书号　ISBN 978-7-5643-8589-7
定价　39.00 元

P/前言
Preface

当前，世界范围内新一轮科技革命和产业变革加速进行，我国经济发展进入新常态，高等教育步入新阶段。新工科背景下，综合类院校开展医学通识教育是实现"三全育人"培养理念中重要的一环。我国高等院校通识教育已开展多年，但医学通识教育课程还处于探索和试验阶段。加强对医学类通识教育的重视，改革医学通识教育课程的教学方式，提升学生在教学中的主体作用，积极推进医学类通识实践技能的培训和应用，形成中国特色、世界水平的一流医学通识课程体系，构建更高水平人才培养体系是医学通识教育的发展目标。

在医学通识教育模式下，学生需要综合、全面地了解人体基本解剖学知识和生理学知识，通过融会贯通的学习方式，形成扎实的医学通识基础与合理的知识结构，掌握基本的医学技能（如心肺复苏 CPR、电除颤 AED、动脉血压的测量、血型的测量等），为发展全面的人格和广阔的知识视野提供帮助。

本书编者整理了国内外医学通识类文献资料、书籍及现代科学的研究成果，编写了本书，力求做到通俗易懂，深入浅出。本书共分 9 章，分别从人体系统解剖学和生理学的七大系统（运动系统、血液系统、心血管系统、呼吸系统、消化系统、泌尿系统和神经系统）展开，科学地介绍各个系统的人体系统解剖学和生理学的基本知识，并结合生活的实际应用，为医学通识教育提供参考。该书可作为高等学校学生的通识课及研讨课的教材，也可用作医药类专业学生的课外参考书，还可作为普通公众的科普读物。

本书的编者为医学教学与科研实践第一线工作多年的高校教师，虽然把基础医学、临床医学以及医学前沿等按照人体的各个系统为主线串联起来，试图引领读者进入医学知识的大门，然而首次完成这样的工作，可能专业知识讲述的深浅把握不够，还请专家、读者批评指正。

在本书编写过程中，得到了西南交通大学生命科学与工程学院闫智勇教授的大力支持与帮助，闫教授拥有扎实的理论基础和丰富的实践经验，为本书的编写付出了不懈的努力，在此深表感谢。本书的编写也得到研究生易可、向春晓、陈春兰、吴雅婷和李熙的帮助，在此一并致谢。

由于编者水平有限，书中难免存在疏漏和错误之处，衷心希望广大读者批评指正。

魏桂花

2021 年 11 月

C/目录
ontents

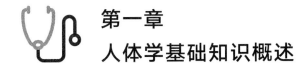

第一章
人体学基础知识概述

第一节　人体解剖学

　　人体解剖学（human anatomy）是研究正常人体各部分形态、结构、位置、毗邻及结构与功能关系的科学。医学研究的对象是人，学习人体解剖学的目的是让学生理解和掌握人体各系统器官的正常形态结构特征、位置毗邻、生长发育规律及其功能意义，为学习其他课程奠定坚实的基础。

一、人体解剖学的分科

　　由于科学技术的进步、研究方法的更新以及相关学科的发展，推动了解剖学的不断发展以及研究范围的扩大与加深。解剖学经历了大体解剖学、显微解剖学乃至超微结构解剖学三个阶段，逐渐分化形成许多新的分支学科。广义的解剖学包括人体解剖学、组织学、细胞学和胚胎学。我国的人体解剖学的分科有多种方法，通常把人体解剖学分为系统解剖学和局部解剖学。系统解剖学（systematic anatomy）是按人体的器官系统（如运动系统、消化系统、呼吸系统、泌尿系统、生殖系统、脉管系统、感觉器、神经系统和内分泌系统等）阐释正常人体器官形态结构、相关功能及其发生发展规律的科学。局部解剖学（topographic anatomy）是按人体的某一局部（如头部、颈部、胸部、腹部等）或某一器官，重点描述人体器官的配布位置、毗邻关系、结构层次和临床应用等的科学。

二、人体的分部与器官系统

　　人体从外形上可分成 10 个局部，每个局部又可分为若干小的部分。人体重要的局部有：头部（包括颅、面部），颈部（包括颈、项部），背部，胸部，腹部，盆会阴部（后 4 部合称躯干部）和左、右上肢及左、右下肢。上肢包括上肢带和自由上肢两部，自由上肢再分为臂、前臂和手 3 个部分；下肢分为下肢带和自由下肢两部，自由下肢再分为大腿、小腿和足 3 个部分。上肢和下肢合称为四肢。

　　人体的诸多器官按功能的差异，一般分类组成 10 大系统：① 运动系统，执行躯体的运动功能，包括人体的骨骼、关节（骨连结）和骨骼肌；② 消化系统，主要进行消化食物、吸收营养物质和排除代谢产物的功能；③ 呼吸系统，执行气体交换功能，吸进氧气和排出二氧化碳；④ 泌尿系统，排出机体内溶于水的代谢产物如尿素、尿酸等；⑤ 生殖系统，主要执行生殖繁衍后代的功能，并具有一定的内分泌功能；⑥ 脉管系统，输送血液和淋巴在体内周而复始流动,执行物质运输,包括心血管系统和淋巴系统;⑦ 感觉器,感受机体内、外环境刺激并产生兴奋的结构;⑧ 神经系统,调控人体全身各系统和器官活动的协调和统一;⑨ 内分泌系统,协调全身各系统的器官活动;⑩ 免疫系统,在维持人体内环境的稳态中有举足轻重的作用,神经免疫内分泌网络(neuro-immuno-endocrine network)将人体各器官系统有机整合起来,在全面调节人体各种功能活动中发挥既相互制约又相互协调的关键性调控作用。

三、常用解剖学术语

为了正确描述人体结构的形态、位置以及它们间的相互关系,必须制定公认的统一标准,即解剖学姿势和方位术语,初学者必须准确掌握这项基本知识,以利于学习、交流而避免误解。

(一)人体的标准解剖学姿势

人体的标准解剖学姿势是指身体直立,面向前,两眼平视正前方,两足并拢,足尖向前,两上肢下垂于躯干的两侧,掌心向前。

(二)常用的方位术语

1. 上(superior)和下(inferior)

上和下是描述器官或结构距颅顶或足底的相对远、近关系的术语。按照解剖学姿势,近颅者为上,近足者为下。如眼位于鼻的上方,而口位于鼻的下方。比较解剖学则常用颅侧(cranial)和尾侧(caudal)作为对应名词,由此对人体和四足动物的描述可作对比。尤其是在描述人脑时,也常用颅侧和尾侧代替上与下。

2. 前(anterior)或腹侧(ventral)与后(posterior)或背侧(dorsal)

前与后是描述距身体前、后面距离相对远、近的名词。距身体腹侧面近者为前,而距身体背侧面近者为后。

3. 内侧(medial)和外侧(lateral)

内侧和外侧是描述人体各局部或器官、结构与人体正中矢状面相对距离位置关系的术语。如眼位于鼻的外侧、耳的内侧。上肢的尺侧(ulnar)与桡侧(radial)、下肢的胫侧(tibial)与腓侧(fibular)分别与其内侧和外侧相对应,该术语是按前臂的尺骨与桡骨、小腿的胫骨与腓骨的排列位置关系而规定的,在前臂近尺骨者为尺侧,而近桡骨者为桡侧;在小腿亦然,距胫骨近者为胫侧,距腓骨近者为腓侧。

4. 内(internal)和外(external)

内和外是描述体腔或空腔器官相互位置关系的术语。腔壁上的结构近内腔者为内,远离内腔者为外。

5. 浅（superficial）和深（profundal）

浅和深是描述与皮肤表面相对距离关系的术语。距皮肤近者为浅，远离皮肤而距人体内部中心近者为深。

（三）人体的轴与面（图 1-1）

人体可设置互相垂直的 3 种轴，即垂直轴、矢状轴和冠状轴；依据上述 3 种轴，人体还可设置互相垂直的 3 种切面，即矢状面、冠状面与水平面。

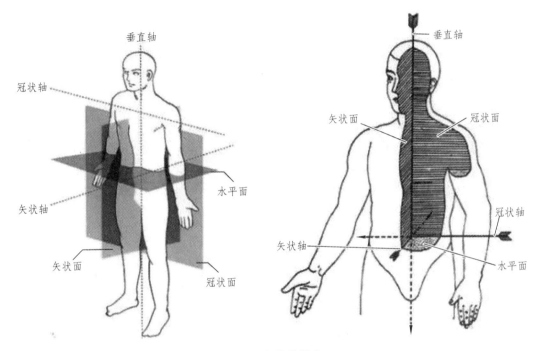

图 1-1　人体的轴和面

1. 轴

（1）垂直轴（vertical axis）：为上、下方向与地平面（水平面）相垂直的轴。

（2）矢状轴（sagital axis）：为腹侧面至背侧面，同时与垂直轴呈直角交叉的轴，又名腹背轴。

（3）冠状轴（frontal axis）：为左、右方向与水平面平行，与前两个轴相垂直的轴。

2. 面

（1）矢状面（sagittal plane）：将人体分成左、右两部的纵切面，该切面与水平面垂直。

（2）冠状面（frontal plane）：为左、右方向，将人体分为前、后两部的纵切面，该切面与水平面及矢状面互相垂直。

（3）水平面或横切面（horizontal plane or transverse plane）：为沿水平线所做的横切面，它将人体分为上下两部，与上述两个纵切面相垂直。

四、解剖器械及其使用

1. 解剖刀（scalpel）

解剖刀刀刃用于切开皮肤和切断肌；刀尖用于修洁血管、神经和肌；刀柄用于进行钝性分离或探查。使用刀刃或刀尖时，一般右手持刀，其方式视需要而定。做皮肤切口时，常用抓持法或执弓法。所谓执弓法，即用拇指与中、环、小指夹持刀柄，示指按于刀背，形如持小提琴的弓（图 1-2a）。而解剖或修洁肌、血管和神经等，则常用执笔法或反挑法（图 1-2b，图 1-2c）。所谓执笔法，即用拇、示、中三指捏持刀柄的前部接近刀片处，犹如执笔写字。当手指和手腕运动时，刀尖或刀刃作小范围活动，以利于解剖操作准确和细致。

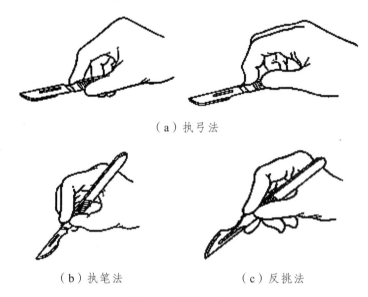

（a）执弓法

（b）执笔法　　　　　　　　　　（c）反挑法

图 1-2　解剖刀持刀法

2. 解剖镊（forceps）

解剖镊分有齿镊和无齿镊两种（图 1-3）。无齿解剖镊用于夹持和分离血管神经和肌等；有齿解剖镊仅用于夹持皮肤或非常坚韧的结构，切不可用于夹持血管、神经和肌等容易损坏的结构。解剖操作时，一般右手持解剖刀，左手持解剖镊。也可以两手同时持解剖镊，分离血管和神经。正确的持镊法与执笔相似，是用拇指对示指与中指，执镊脚中上部（图 1-4）

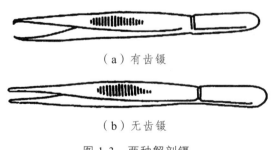

（a）有齿镊

（b）无齿镊

图 1-3　两种解剖镊

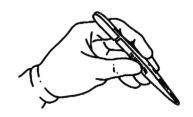

图 1-4　解剖镊持镊法

3. 解剖剪（scissors）

解剖剪有直剪和弯剪两种，并有圆头和尖头及长、短之分。圆头剪一般用于剪开、分离组织和修洁血管；尖头剪常用于剪断较坚韧结构，如肌腱、韧带、线、绳等物。正确的持剪方法，是将拇指和无名指伸入剪柄的环内，中指放在剪环的前方，示指压在剪刀轴处，起到稳定和定向的作用（图 1-5）。

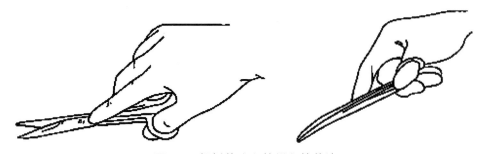

图 1-5　解剖剪（血管钳）持剪法

4. 拉钩（hook）

拉钩有宽窄不同、深浅不同和弯曲度不同的多种类型。一般用于牵拉、暴露和固定结构，以利于解剖操作的进行。

5. 其他解剖器械

其他解剖器械如肋骨剪，常用于剪断肋骨；椎管双刃锯，常用于打开椎管；弓型锯，常用于锯开颅骨；咬骨钳，用于咬断骨并修整骨的断端等。

第二节　人体生理学

生理学（physiology）研究机体生命活动各种现象及其功能活动规律的科学。所谓机体，是自然界中有生命物体的总称。按不同的研究对象，可分为动物生理学（animal physiology）、植物生理学（plant physiology）、人体生理学（human physiology）等。按研究对象所处的环境状态不同，又可分为太空生理学（space physiology）、潜水生理学（diving physiology）、高原生理学（plateau physiology）等。按研究的器官、系统来划分，又可分为神经生理学、心血管生理学、消化生理学、肾脏生理学等。随着研究手段的不断发展和研究深度的不断深入，又派生出电生理学、生理心理学、神经生物学、神经科学等。

一、人体生理学的研究任务

人体生理学是研究人体功能活动及其规律的科学。人体是一个结构功能极其复杂的统一整体，在人体生理学的研究任务中，既要研究人体各系统器官和不同细胞正常生命的功能活动现象和规律并阐明其内在机制，又要研究在整体水平上各系统、器官、细胞乃至基因分子之间的相互联系，因为生命活动实际上是机体各个细胞乃至生物分子、器官、系统所有功能活动互相作用、统一整合的总和。本节所提及的生理学，如无特别说明，皆指人体生理学。

二、生理学与医学的关系

生理学与医学有着密切的联系。在基础医学中，病理学、病理生理学、药理学的研究都是建立在生理学的研究基础上进一步发展的，如对于强心药物的药效评价，常采用正常心功能曲线作为参照。此外，基础医学中的很多研究方法也是从生理学的研究方法中发展而来的。如器官灌流、电生理技术等均被广泛应用于医学相关领域的研究中。

在临床医学中，人们通过观察、体验、总结等方法积累了很多关于人体正常功能的知识，并形成了一些生理学的概念。如美国外科医生 William Beaumont 在 1822 年通过观察因猎枪走火导致胃瘘的患者，发现了胃体运动和胃酸分泌规律。一些基本生理活动，如体温、心率、呼吸和血压均是临床上必不可少的观察指标，而生理学为其提供了正常的参考值范围。认识了人体正常生理功能之后，人们便可以更好地认识疾病发展的规律和病理变化特点，促进临床诊疗水平的进步。如气道平滑肌受体的生理研究为临床诊断和治疗高气道反应性疾病提供了依据并促进了以受体为靶点的药物研究，进而提高了治疗的效果；又如心电生理的研究促使了经导管射频消融技术（RFCA）在治疗心律失常中的应用。

由此可见，生理学的研究为现代医学提供了重要的科学理解的基础，而临床疾病治疗和对疾病过程的研究又有助于我们对正常生理功能的理解。生理学和医学这种联系已被社会广泛认可，诺贝尔基金会也专门为此设立了"诺贝尔生理学或医学奖"，由此可见生理学对医学的重要性。随着转化医学概念的提出，生理学工作者和临床医学工作者也将更加紧密合作，推动生理学与临床医学的合作研究，并把研究的成果及时转化，为临床医学提供更多的新理论、新知识和新方法。生理学与医学的关系将会更加紧密地向前发展。

三、诺贝尔生理学或医学奖

瑞典化学家诺贝尔一生有不少重要发明，其中尤以炸药发明最为著名，他本人也因此积累了巨大财富。在诺贝尔去世的前一年，即 1895 年 11 月 27 日，他在巴黎用瑞典文写下遗嘱，将其一生积蓄大约 800 万美金作为奖励基金，要求遗嘱执行人对这笔遗产进行安全可靠的投资，以每年的利息作奖金，奖励该年度全世界在物理学、化学、生理学或医学、文学及人类和平事业上作出了巨大贡献的人士。1896 年 12 月 10 日，诺贝尔在意大利去世。为了纪念这位先哲，诺贝尔奖便定于每年的 12 月 10 日颁发。瑞典皇家科学院和皇家卡罗琳医学研究所在斯德哥尔摩分别为本年度杰出的物理学家、化学家及生理学或医学家戴上这一领域最为荣耀的桂冠，瑞典国王也会出席这一盛大的典礼。诺贝尔奖从 1901 年开始颁发至今，先后有近千名科学家获得了物理学、化学以及生理学或医学奖等奖项。

时至今日，诺贝尔奖仍是最权威也是奖额最高的奖项，激励着一代又一代科学家为了人类的美好未来发奋创造。同时，诺贝尔奖也推进了科学事业的国际合作和交流。1969 年，又增设了诺贝尔经济学奖。迄今为止，有 5 位华裔科学家获得了诺贝尔奖，他们是杨振宁、李政道、丁肇中、李远哲和朱棣文。中国文学家莫言于 2012 年获得诺贝尔文学奖，中国科学家屠呦呦于 2015 年获得诺贝尔生理学或医学奖。

四、医学模式的转变

医学模式（medical model）是指人们用什么观点和方法研究和处理健康和疾病问题，是对健康和疾病的总体观。生物医学模式把健康看作宿主、环境和病因三者之间的动态平衡，认为当宿主的抵抗力降低、环境变化、致病因子的致病能力增强时，导致这种平衡破坏便会发生疾病；而每种疾病都可以从器官、细胞、生物大分子上找到可测量的形态和（或）化学变化，并确定其生物的和（或）物理的特定原因，从而采取相应的治疗手段。

1977 年，美国罗切斯特大学精神病学和心身医学教授恩格尔（Engel G. L.）在《科学》（Science）杂志上发表了一篇题为《需要新的医学模式：对生物医学的挑战》的文章，率先提出生物医学模式应转变为生物-心理-社会医学模式（bio-psycho-social medical model），他的这一新颖观点受到世界各国医学家的关注。恩格尔指出，传统的生物医学模式只根据病人身体检查和检验参数是否偏离正常值来诊治疾病，而忽视了心理和社会因素对这些参数的影响。

事实上，心理因素、社会因素对人体的健康和疾病的发生有着重要的影响。例如许多精神病，多由于心理刺激和社会因素而引起，较难检测到身体明显的神经生理和生物化学方面的改变；又如第二次世界大战期间，伦敦每遭一次空袭后就出现大批消化性溃疡和急性消化道出血的病人。因此，恩格尔指出："生物医学逐渐演变成生物-心理-社会医学是医学发展的必然。"他还指出："为了理解疾病的决定因素，以及实现合理的治疗和卫生保健的目标，医学模式必须考虑到病人、病人生活的环境和生活因素，以真正消除疾病的破坏作用。"

由于生物-心理-社会医学模式是一种既从生物学方面，又从心理和社会因素方面看待人类健康和疾病的新医学模式，因此，生物医学模式向生物-心理-社会医学模式的转变，标志着以健康为中心的医学科学已迈进一个崭新的发展时期，促进了社会医学、医学社会学和整体医学的建立和发展。

社会医学的形成是医学科学的一次革命。社会医学立足于生物-心理-社会医学模式，主要研究社会因素与健康的保持与增进的关系；研究社会因素与疾病的产生发展、治疗和预防疾病的社会措施。目前，社会医学的基本思想已渗透到疾病预防、治疗、康复和医学教育的各个环节。

五、生命活动的基本特征

无论是单细胞还是高等动物，各种生物体都具有一些共同的基本生命特征，包括新陈代谢（metabolism）、兴奋性（excitability）、适应性（adaptability）和生殖（reproduction）等。从人体生命活动全周期来看，发育、成熟、衰老乃至死亡，也是一个具有规律性特征的过程。

1. 新陈代谢

机体要生存，就得不断与环境进行物质和能量交换，摄取营养物质以合成自身的物质，同时不断分解自身衰老退化物质，并将分解产物排出体外。由于新陈代谢包括体内各种物质的合成、分解和能量转化利用，故包含物质代谢（合成代谢、分解代谢）和能量代谢（能量产生及转换利用）。新陈代谢一旦停止，生命活动就会结束，因此新陈代谢是机体生命活动最基本的特征。

2. 兴奋性

机体生存在一定的环境中，当环境发生变化时，机体会主动对环境的变化作出适宜的反应，在生理学上，这种作用于机体的内外环境变化称为刺激（stimulus），而机体对刺激所产生的应答性变化称为反应（response）。通常机体内不同的组织细胞对刺激所产生的反应表现出不同的形式。比如，神经细胞（包括感受器）对刺激表现出来的反应形式是产生和传导动作电位；骨骼肌、心肌、平滑肌表现为收缩和舒张；而各种腺体则表现为分泌腺液。在生理学中，将这些接受刺激后能迅速产生某种特定生理反应的组织称为可兴奋组织（excitable tissue）。机体或可兴奋组织、细胞在接受刺激产生反应时，其表现的形式主要有两种：一种是由相对静止变为显著的运动状态，或原有的活动由弱变强，称为兴奋（excitation）。由于可兴奋组织在发生反应之前都会产生动作电位的变化，因此，现代生理学也将能对刺激产生动作电位的组织或细胞相应称为可兴奋组织或可兴奋细胞，将组织细胞接受刺激后产生动作电位的现象称为兴奋。另一种表现形式是由运动转为相对静止，或活动由强变弱，这称为抑制（inhibition）。

3. 适应性

生物体所处的环境无时不在发生着变化。比如大气的气压、温度、湿度等在不同季候中的变化差别很大。人类在长期的进化过程中，已逐步建立了一套通过自我调节以适应生存环境改变的反应方式。机体按环境变化调整自身生理功能的过程称为适应（adaptation）。机体能根据内外环境的变化调整体内各种活动，以适应变化的能力称为适应性。适应可分为生理性适应和行为性适应两种，如长期居住高原地区的人，其血中红细胞数和血红蛋白含量比居住在平原地区的人要高，以适应高原缺氧的生存需要，这属于生理性适应；寒冷时人们通过添衣和取暖活动来抵御严寒，而炎热的季节人们则利用通风对流来降低环境温度，这是行为性适应。

4. 生　殖

生殖是机体繁殖后代、延续种系的一种特征性活动。成熟的个体通过无性或有性繁殖方式产生或形成与本身相似的子代个体。无性生殖（asexual reproduction）是指不经过两性生殖细胞结合，由母体直接产生新个体的生殖方式，如分裂生殖（细菌等）、出芽生殖（水螅等）、孢子生殖（蕨类等）。有性生殖（sexual reproduction）是指由亲代产生的有性生殖细胞，经过两性生殖细胞（如精子和卵细胞）的结合，成为受精卵，再由受精卵发育成为新的个体的生殖方式。人类通过有性生殖这种生殖方式使新的个体得以产生，遗传信息得以代代相传。生命从产生、生长发育、成熟乃至衰老、死亡，可以说是生物体的一个共性。

5. 衰 老

衰老（senile）是生物体随着年龄增长而发生的组织结构、生理功能和心理行为的退行性变化。在细胞水平和个体水平分别表现为细胞衰老和个体衰老，导致器官质量减轻，细胞萎缩丢失，胞质色素（如脂褐素）沉着，间质增生硬化，功能代谢降低，适应能力减弱。所有的生物体从成熟开始就会逐渐衰老，会不可逆地随着时间推移不断进展，其原因不是由于外伤、事故等外因的作用，而是受制于基因代谢等内在因素，导致成年后患病率和死亡率随年龄增加。在人体上，这种老化在生理学上主要表现为随着年龄的增长，人体各器官系统及其组织细胞功能出现退行性变化或衰退状态，对内外环境适应能力逐渐减弱，具有全身性、进行性、内在性和衰退性的特点。引起衰老的因素主要可分为两类，分别是程序性因素与损伤性因素。主要的学说也因此分为两大类：（1）遗传基因的程序化表达学说认为，生物体的衰老是由遗传因素决定的，即生物体的生长、发育、成熟和衰老都是细胞基因库中的既定基因按事先安排好的程序依次表达完成的。（2）细胞代谢损伤的长期积累学说认为，机体由于自由基等有害物质的损害，可诱导正常脂质过氧化反应，使线粒体等细胞器的膜的流动性、通透性和完整性受损，DNA 断裂突变，正常修复和复制过程因此发生错误，$p53$、$p16$、$p27$ 等抑制性基因过度激活。

六、生物节律

生物节律（biological rhythm）是机体普遍存在的生命现象。机体内的各种功能活动按一定的时间顺序发生周期性变化，称为节律性变化，而变化的节律称为生物节律。体内的各种功能按生物节律发生的频率高低可分为日周期、月周期、年周期，如体温的日周期变化表现为清晨低，午后高；血压的日周期变化表现为双峰双谷；月经是典型的月周期变化；"春困"和北欧常见的"冬季抑郁"的发生则具有年周期的特点。在日常生活中，生物节律都具有生理意义。如人体体温在 24 小时的日周期中，以 2～6 时最低，此时人体处于熟睡状态，体内多数生命活动处于相对静息状态，机体以最节能的方式维持基本生命活动的需要。清醒后，为适应新生活工作的需要，体温逐渐升高，在午后 13～18 时达到最高。若打破生物节律，人体就会出现不适，如在快速跨越多个时区的旅行中会出现时差反应，常常出现疲劳、警觉性降低、认知能力下降、睡眠觉醒周期紊乱等症状。

目前对生物节律产生的确切机制尚未十分明了。人们从 17 世纪就注意到生物节律的现象并对其进行观察和研究。直至今天，人们才逐步地揭示了松果体和下丘脑视交叉上核（suprachiasmatic nucleus，SCN）与哺乳动物的生物节律密切相关，尽管其内在机制尚未被完全阐明，但目前对生物节律的研究已深入到基因水平。Jeffrey C. Hall，Michael Rosbash 和 Michael W. Young 最早在果蝇中发现了与生物节律相关的基因，有助于阐明调控昼夜节律的分子机制，他们因此共同获得了 2017 年诺贝尔生理学或医学奖。

生物节律是生物体在进化过程中行为模式选择和演化的结果，是生物体经历环境选择和长期变化的产物，是生物体用于预测时间变化，及时调整生理稳态的一种内在调节机制。它存在的意义是可使机体对环境变化作出前瞻性的主动适应。在临床研究中，已有利用这种节律性变化来提高药物疗效的尝试，也有关于生物节律与肿瘤、代谢性疾病、睡眠障碍等关系研究的报道。此外，生物节律的研究对航天、航海、轮班作业、驾驶安全等也具有重要的应用意义。

第三节　人体免疫学

医学免疫学（medical immunology）是研究人体免疫系统的结构和功能的科学，该学科重点阐明免疫系统识别抗原和危险信号后发生免疫应答及其清除抗原的规律，探讨免疫功能异常所致疾病及其发生机制，为这些疾病的诊断、预防和治疗提供理论基础和技术方法。

一、免疫系统的组成和基本功能

免疫系统包括免疫器官、免疫细胞和免疫分子（见表 1-1）。机体的免疫功能主要包括免疫防御、免疫监视和免疫自稳这三方面。免疫应答可分为固有免疫和适应性免疫。适应性免疫应答具有特异性、耐受性和记忆性三个特点，可进一步分为细胞免疫和体液免疫。免疫应答是把双刃剑，异常免疫应答可导致多种免疫相关疾病。免疫诊断已成为临床各学科中诊断疾病的最重要手段之一。通过接种疫苗，预防乃至消灭传染病是免疫学一项重要任务。免疫治疗已成为临床治疗多种疾病的希望所在。

表 1-1　免疫系统的组成

免疫器官		免疫细胞	免疫分子	
中枢	外周		膜型分子	分泌型分子
胸腺	脾脏	T 淋巴细胞	TCR	免疫球蛋白
骨髓	淋巴结	B 淋巴细胞	BCR	补体
	黏膜相关淋巴组织	吞噬细胞 （单核细胞、巨噬细胞、中性粒细胞）	CD 分子	细胞因子
	皮肤相关淋巴组织	树突状细胞	黏附分子	
		NK 细胞	MHC 分子	
		NKT 细胞	细胞因子受体	
		其他（嗜酸性粒细胞和嗜碱性粒细胞等）		

免疫功能是机体识别和清除外来入侵抗原及体内突变或衰老细胞并维持机体内环境稳定的功能的总称，可以概括为以下三方面。① 免疫防御：防止外界病原体的入侵及清除已入侵病原体（如细菌、病毒、真菌、支原体、衣原体和寄生虫等）及其他有害物质。免疫防御功能过低或缺如，可发生免疫缺陷病；但若应答过强或待续时间过长，则在清除病原体的同时，也可导致机体的组织损伤或功能异常，如发生超敏反应等。② 免疫监视：随时发现和清除体内出现的"非己"成分，如由基因突变而产生的肿瘤细胞以及衰老、死亡细胞等。免疫监视功能低下，可能导致肿瘤的发生。③ 免疫自稳：通过自身免疫耐受和免疫调节两种主要的机制来达到机体内环境的稳定。一般情况下，免疫系统对自身组织细胞不产生免疫应答，称为免疫耐受，赋予了免疫系统有区别"自己"和"非己"的能力。一旦免疫耐受被打破，免疫调节功能紊乱，会导致自身免疫病和过敏性疾病的发生。

二、免疫应答的种类及其特点

免疫系统将入侵的病原微生物以及机体内突变的细胞和衰老、死亡细胞认为是"非己"的物质。免疫应答是指免疫系统识别和清除"非己"物质的整个过程，可分为固有免疫和适应性免疫两大类。固有免疫又称先天性免疫或非特异性免疫，适应性免疫又称获得性免疫或特异性免疫。固有免疫是生物在长期进化中逐渐形成的，是机体抵御病原体入侵的第一道防线。参与固有免疫的细胞如单核/巨噬细胞、树突状细胞、粒细胞、NK 细胞和 NKT 细胞等，其识别抗原虽然不像 T 细胞和 B 细胞那样具有高度的特异性，但可通过一类模式识别受体（pattern recognition receptor，PRR）去识别病原生物表达的称为病原体相关模式分子（pathogen as-sociated molecular pattern，PAMP）的结构。例如，许多革兰氏阴性菌细胞壁成分脂多糖（LPS）可被单核/巨噬细胞和树突状细胞等细胞表面的 Toll 样受体 4 识别，从而产生固有免疫应答。

适应性免疫应答是指体内 T、B 淋巴细胞接受"非己"的物质刺激后，自身活化、增殖、分化为效应细胞，产生一系列生物学效应（包括清除抗原等）的全过程。与固有免疫相比，适应性免疫有三个主要特点，即特异性、耐受性和记忆性。适应性免疫包括体液免疫和细胞免疫两类。体液免疫由 B 细胞产生的抗体介导，主要针对胞外病原体和毒素；细胞介导的免疫又称为细胞免疫，由 T 细胞介导，主要针对胞内病原体（如胞内寄生菌和病毒等）。

固有免疫和适应性免疫关系密切。固有免疫是适应性免疫的先决条件和启动因素，比如，固有免疫能够提供适应性免疫应答所需的活化信号；适应性免疫的效应分子也可大幅度促进固有免疫应答。固有免疫和适应性免疫是有序发生的。外源病原体入侵时，先是非特异性的固有免疫发挥作用，当固有免疫无法清除时，随后更具有针对性的、功能更加强大的适应性免疫发挥作用，以彻底清除入侵的病原体，并产生免疫记忆。固有免疫和适应性免疫的比较见表 1-2。

表 1-2　固有免疫和适应性免疫比较

	固有免疫	适应性免疫
获得形式	固有性（或先天性）	后天获得
抗原参与	无需抗原激发	需抗原激发
发挥作用时相	早期，快速（数分钟至4天）	4～5天后发挥效应
免疫原识别受体	模式识别受体	T细胞受体、B细胞受体
免疫记忆	无	有，产生记忆细胞
参与成分	抑菌、杀菌物质，补体，炎症因子	T细胞（细胞免疫-效应T细胞等）
	吞噬细胞，NK细胞，NKT细胞	B细胞（体液免疫-抗体）

三、免疫学的应用

免疫与炎症、自身免疫、肿瘤等疾病密切相关，人们通过诱导、增强或抑制免疫反应来治疗疾病，称为免疫治疗。近年来嵌合抗原受T细胞免疫疗法（Chimeric Antigen Receptor T-Cell Immuno therapy，CAR-T）是最成功的免疫疗法。2010年，5岁的急性淋巴细胞白血病（ALL）患者Emily Whitehead在多方诊治无效的情况下，成为了接受宾夕法尼亚大学和诺华公司CAR-Tl9治疗的第一位儿童病人。2017年8月，CAR-T疗法CTL019获得美国食品药品监督管理局（FDA）批准上市，用于治疗儿童、青少年复发或难治性B细胞ALL。而此时的Emily已经12岁，正在健康成长，且她的体内仍然能检测到存活的CAR-T细胞。这给困境中的白血病患者带来线曙光，也为肿瘤的免疫治疗展现了光明的前景。

目前，免疫学已成为生物学、医学的重要基础学科之一，正从整体水平、细胞水平向分子水平、基因水平发展，并逐渐形成了免疫生物学、免疫化学、免疫病理学、肿瘤免疫学、分子免疫学、移植免疫学和免疫遗传学等分支学科。

课后思考题

1. 人体解剖学的常用术语有哪些？
2. 人体生命活动有哪些基本特征？
3. 通过比较正反馈、负反馈与前馈之间的异同，试说明其各自的生理意义。
4. 机体内环境稳态的维持有什么生理意义？
5. 免疫应答的种类及其特点有哪些？

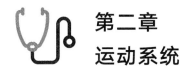

第二章
运动系统

运动系统由骨、骨连结和骨骼肌组成，约占成人体重的 60%~70%，执行支持、保护和运动功能。全身各骨以不同形式连接构成骨骼，支持体重，保护内脏，维持体姿，赋予人体基本形态，并为骨骼肌提供了广阔的附着点。运动系统第一个功能是运动，简单的移位和高级活动如语言、书写等，都是由骨、骨连结和骨骼肌实现的；运动系统的第二个功能是支持，即构成人体基本形态，如头、颈、胸、腹、四肢，维持体姿；运动系统的第三个功能是保护，由骨、骨连结和骨骼肌形成了多个体腔，如颅腔、胸腔、腹腔和盆腔，保护脏器。从运动角度看，骨是被动部分，骨骼肌是动力部分，关节是运动的枢纽。在体表可看到或摸到的一些骨的突起或肌的隆起，称为体表标志，它们对于定位体内的器官、结构等具有标志性意义。

第一节　骨

一、骨的概述

骨是重要的造血器官，并储存体内的钙、磷等矿物质。骨骼肌是运动系统的动力装置，跨过一个或多个关节，在神经系统支配下，收缩牵拉其所附着的骨，以骨连结为枢纽，产生杠杆运动。骨和骨连结是运动系统的被动部分，骨骼肌则是运动系统的主动部分。

骨是以骨组织（包括骨细胞、胶原纤维和基质等）为主体构成的器官，在结缔组织或软骨基础上发育（骨化）形成。骨具有一定的形态，表面有较厚的致密结缔组织膜即骨膜包被，骨髓腔及小梁间隙分布有骨髓，骨膜内含丰富的血管、淋巴管及神经，能不断进行新陈代谢和生长发育，并有修复、再生和改建的能力。经常锻炼可促进骨的良好发育，长期废用则出现骨质疏松。骨为体内最坚硬的结缔组织，体内 99%的钙是以羟基磷灰石形式贮存于骨内，因而骨为体内最大的钙库，与钙、磷代谢关系密切。骨髓具有造血功能。

（一）骨的分类

成人有 206 块骨，其中 6 块听小骨属于感觉器。骨按部位可分为颅骨、躯干骨和四肢骨，前二者合称为中轴骨（图 2-1）。按形态，骨可分为以下 4 类。

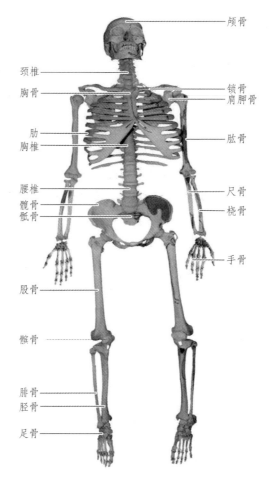

图 2-1　全身骨骼

颅骨

颈椎
胸骨
锁骨
肩胛骨

肋
胸椎
肱骨

腰椎
髋骨
骶骨
尺骨
桡骨

手骨

股骨

髌骨

腓骨
胫骨
足骨

1. 长　骨

长骨分布于四肢，呈长管状，分为一体两端。体又称骨干，内有空腔称髓腔，容纳骨髓。体表面可见血管出入的孔，称滋养孔。两端膨大称骨骺，表面有光滑的关节面，与相邻关节面构成关节。骨干与骨骺相邻的部分称干骺端，幼年时保留透明软骨成分，称骺软骨，骺软骨细胞不断分裂增殖和骨化，使骨不断加长。成年后，骺软骨骨化，骨干与骺融为一体，遗留的痕迹称骺线。骺软骨损伤会导致儿童长骨骨骺与干骺端之间形成骨性连接即骨桥，使骺板全部或部分提前闭合，造成肢体短缩和（或）成角畸形。

2. 短　骨

短骨形似立方体，多成群分布于连结牢固且运动较灵活的部位，如腕骨和跗骨。

3. 扁　骨

扁骨呈板状，参与构成颅腔、胸腔和盆腔壁，可保护脏器，如颅盖骨和肋骨。

4. 不规则骨

不规则骨的形状不规则，如椎骨。有些不规则骨内有与外界相通的腔洞，称含气骨，如上颌骨。位于肌腱内的扁圆形小骨称籽骨，在运动中起着减少摩擦和改变肌肉牵拉方向的作用。髌骨是人体最大的籽骨。

（二）骨的构造

骨由骨质（骨组织）、骨膜和骨髓构成。

1. 骨　质

骨质由骨组织构成，按结构可分为骨密质和骨松质。骨密质结构致密，抗压抗扭曲性强，分布于骨的表面。骨松质呈海绵状，由相互交织的骨小梁排列而成，配布于骨的内部。骨小梁的排列方向与骨所承受的压力和张力的方向平行，因而骨能承受较大的质量。扁骨的骨密质配布于表层，称内板和外板。外板厚而坚韧，富有弹性，内板薄而松脆，故颅盖骨骨折多见于内板。骨松质配布于中间，称板障，有板障静脉经过。短骨和长骨的骨骺，外周是薄层的骨密质，内部为大量的骨松质。

2. 骨　膜

骨膜主要由纤维结缔组织构成，被覆于关节面以外的骨表面，含有丰富的神经、血管和淋巴管，对骨的营养、再生和感觉有重要作用。骨膜可分内、外两层，外层致密，有许多胶原纤维束穿入骨质，使之固着于骨面，内层疏松。骨髓腔和骨松质的网眼也衬有一层菲薄的结缔组织膜，称骨内膜。骨膜的内层和骨内膜有分化成骨细胞和破骨细胞的能力，可产生新骨质、破坏原骨质以重塑骨。幼年期骨膜功能活跃，以促进骨的生长；成年时相对静止，维持骨的生理状态。骨损伤如骨折时，骨膜成骨功能重新活跃，以促进骨折处的修复愈合。如骨膜过度剥离或损伤，则骨折愈合困难。

3. 骨　髓

骨髓为充填于骨髓腔和骨松质间隙内的软组织，分为红骨髓和黄骨髓。红骨髓含有不同发育阶段的红细胞和其他幼稚型血细胞，呈红色，有造血和免疫功能。胎儿和幼儿的骨髓均为红骨髓，5岁以后，长骨骨干内的红骨髓逐渐被脂肪组织代替，呈黄色，称黄骨髓，失去造血能力。失血过多或重度贫血时，黄骨髓可转化为红骨髓，恢复造血功能。椎骨、髂骨、肋骨、胸骨以及肱骨和股骨等长骨的骺内终生都存在红骨髓，临床常选髂前上棘或髂后上棘等处进行骨髓穿刺，检查骨髓象。

4. 骨的血管、淋巴管和神经

（1）血管。长骨的动脉包括滋养动脉、干骺端动脉、骺动脉及骨膜动脉，可分为骨干营养系统、骨骺-干骺端系统、骨膜-骨皮质系统。滋养动脉是长骨的主要动脉，一般有1~2支，经骨干滋养孔进入骨髓腔，分升支和降支达骨端，分支分布于骨干密质的内层、骨髓和干骺端，在成年人可与干骺端动脉及骺动脉分支吻合。干骺端动脉和骺动脉均发自邻近动脉，从骺软骨附近穿入骨质。不规则骨扁骨和短骨的动脉来自骨膜动脉或滋养动脉。大多数动脉有静脉伴行。

（2）淋巴管。骨膜有丰富的淋巴管，但骨髓内、骨皮质内是否存在淋巴管，尚有争论。

（3）神经。伴滋养血管进入骨内，分布至哈佛管的血管周隙中，以内脏传出纤维（无髓）居多，分布至血管壁；躯体传入纤维（有髓）则多分布于骨膜。骨膜对张力或撕扯的刺激较敏感，故骨脓肿和骨折常引起剧痛。

（三）骨的化学成分和物理性质

骨由约 1/3 有机质和 2/3 的无机质组成。有机质主要是胶原纤维束和黏多糖蛋白等，构成骨的支架，赋予骨弹性和韧性。无机质主要是碱性磷酸钙，使骨坚硬挺实。脱钙骨（去除无机质）仍具原骨形状，但柔软有弹性；煅烧骨（去除有机质）虽形状不变，但脆而易碎。骨中有机质和无机质两种成分的比例，随年龄的增长也发生着变化。幼儿时期骨的有机质和无机质各占一半，故弹性较大、柔软、易变形，在外力作用下不易骨折或折而不断（青枝状骨折）。成年人骨有机质和无机质的比例约为 3：7，最为合适，因而骨具有较大的硬度和一定的弹性。老年人的骨无机质所占比例更大，脆性增加，但因激素水平下降，影响钙、磷的吸收和沉积，骨质呈现多孔性，骨组织总量减少，出现骨质疏松，此时骨的脆性较大易发生骨折。

二、中轴骨

中轴骨包括躯干骨和颅。

（一）躯干骨

包括 24 块椎骨、1 块骶骨、1 块尾骨、1 块胸骨和 12 对肋骨，分别参与构成脊柱、骨性胸廓和骨盆。

1. 椎　骨

幼年时椎骨为 32 或 33 块，包括颈椎 7 块、胸椎 12 块、腰椎 5 块、骶椎 5 块，尾椎 3～4 块。成年后 5 块骶椎融合成骶骨，3～4 块尾椎融合成尾骨。

（1）椎骨一般形态：椎骨由前方短圆柱形的椎体和后方板状的椎弓两部分组成。椎体是椎骨负重的主要部分，内部充满骨松质，表面的骨密质较薄，上、下面粗糙，借椎间盘与邻近椎骨相接。椎体后面微凹陷，与椎弓共同围成椎孔。各椎孔上下贯通，构成容纳脊髓的椎管。椎弓为弓形骨板，其紧连椎体的缩窄部分称椎弓根，根的上、下缘分别称椎上、下切迹。相邻椎骨的上、下切迹共同围成椎间孔，有脊神经和血管通过。椎弓根向后内扩展变宽，称椎弓板，两侧椎弓板于中线会合。由椎弓发出 7 个突起：棘突 1 个，由椎弓后面正中伸向后方或后下方，尖端可在体表扪到；横突 1 对，伸向两侧；棘突和横突都是肌和韧带的附着处；关节突 2 对，在椎弓根与椎弓板结合处分别向上、下方突起，即上关节突和下关节突，相邻关节突构成关节突关节。

（2）各部椎骨主要的形态特征。

① 胸椎（图 2-2）：椎体自上向下逐渐增大，横断面呈心形。其矢径较横径略长，上部胸椎体近似颈椎，下部则近似腰椎。在椎体两侧面后份的上缘和下缘处，有半圆形浅凹，称上、下肋凹，与肋头相关节。在横突末端前面，有横突肋凹与肋结节相关节。关节突的

关节面呈冠状位，上关节突关节面朝向后，下关节突关节面则朝向前。棘突较长，向后下方倾斜，各相邻棘突呈叠瓦状排列。第 1 胸椎棘突粗大并水平向后，椎体有圆形的全肋凹和半圆形的下肋凹。第 9 胸椎可能存在下半肋凹缺如，第 10 胸椎只有一个上肋凹，第 11、12 胸椎各有一个全肋凹，横突无肋凹。

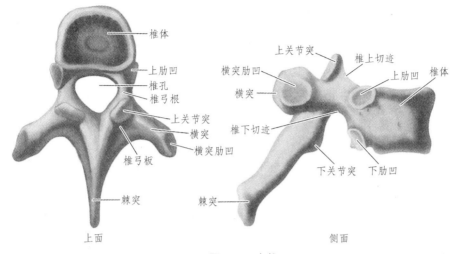

图 2-2　胸椎

② 颈椎：椎体较小，横断面呈椭圆形。上、下关节突的关节面呈水平位。第 3～7 颈椎体上面侧缘向上突起称椎体钩。椎体钩与上位椎体下面的两侧唇缘相接，形成钩椎关节，又称 Luschka 关节。如椎体钩过度增生肥大，可致椎间孔狭窄，压迫脊神经，产生颈椎病的症状和体征。颈椎椎孔较大，呈三角形。横突有孔，称横突孔，有椎动脉（穿 1～6 横突孔）和椎静脉通过。第 6 颈椎横突末端前方有明显的隆起，称颈动脉结节，有颈总动脉经其前方。当头部出血时，用手指将颈总动脉压于此结节，可暂时止血。第 2～6 颈椎的棘突较短，末端分叉。

③ 腰椎（图 2-3）：椎体粗壮，横断面呈肾形。椎孔呈卵圆形或三角形。上、下关节突粗大，关节面几呈矢状位。上关节突后缘的卵圆形隆起称乳突。棘突宽短呈板状，水平伸向后方。各棘突的间隙较宽，临床上可于此作腰椎穿刺术。

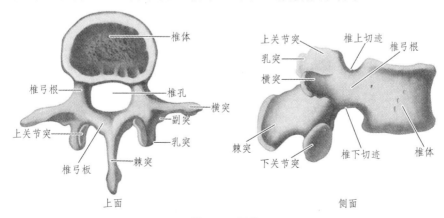

图 2-3　腰椎

④ 骶骨：由 5 块骶椎融合而成，呈三角形，底向上，尖朝下，盆面（前面）凹陷，上缘中份向前隆凸，称岬。盆面中部可见四条横线，是椎体融合的痕迹。横线两端有 4 对骶前孔。背面粗糙隆凸，正中线处为骶正中嵴，嵴外侧有 4 对骶后孔。骶前、后孔分别有骶神经前、后支通过。骶前、后孔均与骶管相通，骶管上通连椎管，下端的裂孔称骶管裂孔，裂孔两侧有向下突出的骶角，骶管麻醉常以骶角作为标志。骶骨外侧部上宽下窄，上份有耳状面与髂骨的耳状面构成骶髂关节，耳状面后方骨面凹凸不平，称骶粗隆。骶骨参与构成骨盆后壁，上连第 5 腰椎，下接尾骨。

⑤ 尾骨：由 3～4 块退化的尾椎融合而成。上接骶骨，下端游离为尾骨尖。跌倒或撞击可能导致尾骨骨折。

（3）椎骨的常见变异。椎骨在胚胎发育过程中可出现变异。如两侧椎弓后端融合不全，则形成脊柱裂，常见于腰骶部。较轻者为脊椎隐裂，常出现腰痛，重者则脊膜、甚至脊髓和马尾经此膨出。椎骨的数目也可发生变异，如第 1 骶椎不与其他骶椎融合，而成第 6 腰椎，则称骶椎腰化；反之，如第 5 腰椎与骶骨融合，则称腰椎骶化。

2. 胸　骨

胸骨（图 2-4）为长方形扁骨，位于胸前壁正中，前凸后凹，自上而下可分柄、体和剑突三部分。胸骨柄上宽下窄，上缘中份为颈静脉切迹，两侧有锁切迹与锁骨连结。柄外侧缘上份接第 1 肋软骨。柄与体连接处微向前突，称胸骨角，可在体表扪及，两侧平对第 2 肋，是计数肋的重要标志。胸骨角部位又相当于左、右主支气管分叉处、主动脉弓下缘水平、心房上缘、上下纵隔交界部。胸骨角向后平对第 4 胸椎体下缘。胸骨体呈长方形，外侧缘连接第 2～7 肋软骨。剑突扁而薄，形状变化较大，下端游离。

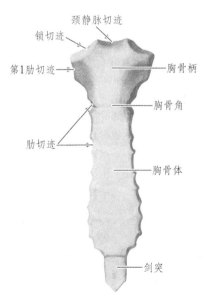

图 2-4　胸骨（前面）

3. 肋（图 2-5）

肋由肋骨与肋软骨组成，共 12 对。第 1 ~ 7 对肋前端直接与胸骨连结，称真肋。其中第 1 对肋与胸骨柄间为软骨结合，第 2 ~ 7 对肋与胸骨构成微动的胸肋关节。第 8 ~ 10 对肋不直接与胸骨相连，肋前端借肋软骨与上位肋软骨连结，形成肋弓，称假肋。第 11 ~ 12 对肋前端游离于腹壁肌层中，称浮肋。

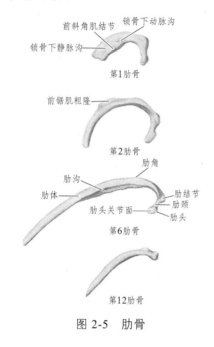

图 2-5　肋骨

（二）颅　骨

颅骨有 23 块（中耳的 3 对听小骨未计入）。除下颌骨和舌骨外，彼此借缝或软骨牢固连结形成颅，保护并支持脑和感觉器，并构成消化和呼吸系统的起始部。以眶上缘、外耳门上缘和枕外隆凸的连线为界，颅分为后上部的脑颅与前下部的面颅（图 2-6、图 2-7）。

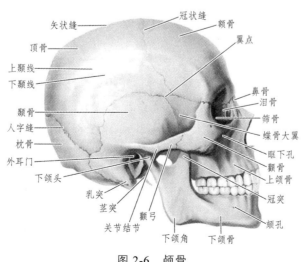

图 2-6　颅骨

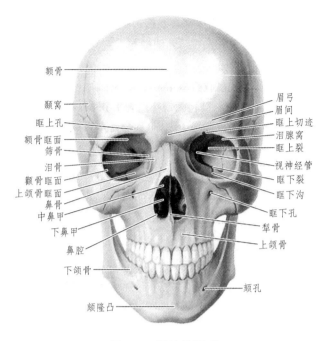

图 2-7　颅的前面观

额骨
颞窝
眶上孔
额骨眶面
筛骨
泪骨
颧骨眶面
上颌骨眶面
鼻骨
中鼻甲
下鼻甲
鼻腔
下颌骨
颏隆凸

眉弓
眉间
眶上切迹
泪腺窝
眶上裂
视神经管
眶下裂
眶下沟
眶下孔
犁骨
上颌骨
颏孔

三、附肢骨

附肢骨包括上肢骨和下肢骨。上、下肢骨分别由与躯干相连接的肢带骨和游离的自由肢骨组成。上、下肢骨的数目和排列方式基本相同，上肢骨每侧 32 块，共 64 块，下肢骨每侧 31 块，共 62 块。由于人体直立，上肢从支持功能中解放出来，成为灵活运动的劳动器官，下肢起着支持和移位的作用。因而，上肢骨纤细轻巧，下肢骨粗大坚固。

（一）上肢骨

1. 上肢带骨

1）锁　骨

锁骨（图 2-8）呈 "S" 形弯曲，横架于胸廓前上方，全长可在体表扪到。锁骨内侧端粗大，为胸骨端，有关节面与胸骨柄相关节。其外侧端扁平，为肩峰端，有小关节面与肩胛骨肩峰相关节，内侧 2/3 凸向前，呈三棱形，外侧 1/3 凸向后，呈扁平形。锁骨位置表浅，易发生骨折，骨折部位多位于内、外侧交界处。锁骨上面光滑，下面粗糙，形似长骨，但无骨髓腔。锁骨是唯一直接与躯干相连的上肢骨，呈杠杆状支撑肩胛骨，使上肢远离胸壁，以保证上肢的灵活运动，并将应力自上肢传给躯干。

2）肩胛骨

肩胛骨（图 2-9）为三角形扁骨，贴于胸廓后外面，介于第 2 至第 7 肋之间。可分二面、三缘和三个角。腹侧面或肋面与胸廓相对，称肩胛下窝，背侧面的横嵴称肩胛冈。冈上、下方的窝，分别称冈上窝和冈下窝。肩胛冈向外侧延伸的扁平突起，称肩峰，与锁骨外侧端相接。

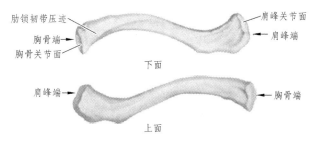

图 2-8　锁骨

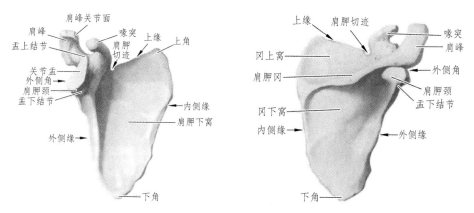

图 2-9　肩胛骨

2. 自由上肢骨

1）肱骨（图 2-10）

肱骨为上肢最大的管状骨，分为肱骨体及上、下两端。肱骨上端有朝向上后内方呈半球形的肱骨头，与肩胛骨的关节盂相关节。头周围的环状浅沟，称解剖颈。

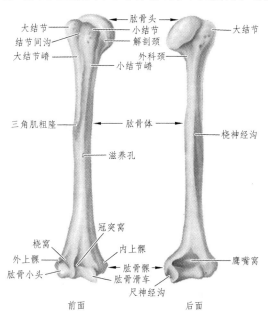

图 2-10　肱骨

2）桡骨（图 2-11）

桡骨居前臂外侧，分一体两端。桡骨上端膨大称桡骨头，头上面的关节凹与肱骨小头相关节，其周围的环状关节面与尺骨相关节。桡骨头下方略细，称桡骨颈，颈的内下侧有突起的桡骨粗隆，是肱二头肌的抵止处。桡骨体呈三棱柱形，内缘为薄锐的骨间缘（又称骨间嵴），与尺骨的骨间缘相对。桡骨外侧面中点的粗糙面为旋前圆肌粗隆。其下端前凹后凸，外侧向下突出，称茎突。桡骨下端内面有关节面，称尺切迹，与尺骨头相关节。其下面有腕关节面与腕骨相关节。体表可扪及桡骨茎突和桡骨头。

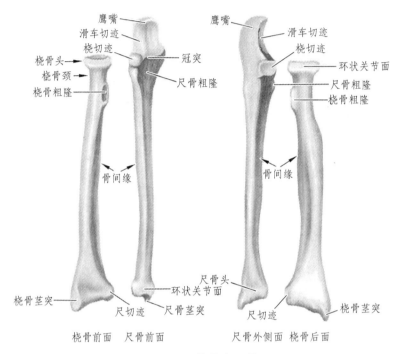

图 2-11　桡骨和尺骨

3）尺骨（图 2-11）

尺骨居前臂内侧，分一体两端。尺骨上端粗大，前面有一半圆形深凹，称滑车切迹，与肱骨滑车相关节。切迹后上方的突起为鹰嘴，前下方的突起为冠突。冠突外侧面有桡切迹，与桡骨头相关节。冠突下方的粗糙隆起，称尺骨粗隆。尺骨体上段粗，下段细，外缘锐利，为骨间缘，与桡骨骨间缘相对。尺骨下端为尺骨头，其前、外、后有环状关节面与桡骨的尺切迹相关节，下面光滑，借三角形的关节盘与腕骨分隔。尺骨头后内侧的锥状突起，称尺骨茎突。生理情况下，尺骨茎突较桡骨茎突高约 1 cm。鹰嘴、后缘全长、尺骨头和茎突均可在体表扪及。

4）手骨（图 2-12）

手骨包括腕骨、掌骨和指骨。

（1）腕骨：属于短骨，共 8 块，排成近、远二列。近侧列由桡侧向尺侧分别为：手舟骨、月骨、三角骨和豌豆骨；远侧列为：大多角骨、小多角骨、头状骨和钩骨。8 块腕骨构成掌面凹陷的腕骨沟。各骨相邻的关节面形成腕骨间关节。手舟骨、月骨和三角骨近端形成的椭圆形关节面，与桡骨腕关节面及尺骨下端的关节盘构成桡腕关节。腕骨骨折多由间接暴力引起，以手舟骨骨折最为多见。

（2）掌骨：共 5 块。由桡侧向尺侧，依次为第 1~5 掌骨。近端为底，接腕骨；远端为头，接指骨；中间部为体。第 1 掌骨短而粗，其底有鞍状关节面，与大多角骨的鞍状关节面相关节。

（3）指骨：属长骨，共 14 块。指骨的拇指有 2 节，分为近节和远节指骨，其余各指为 3 节，分别为近节指骨、中节指骨和远节指骨。每节指骨的近端为底，中间部为体，远端为滑车。远节指骨远端掌面粗糙，称远节指骨粗隆。

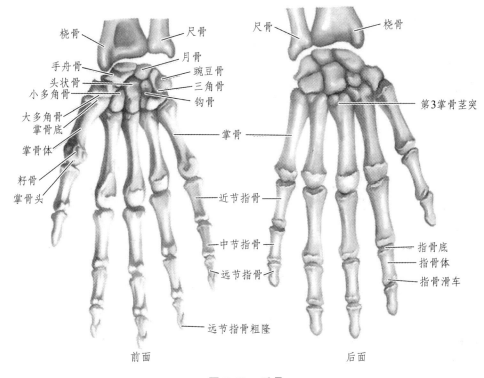

图 2-12　手骨

（二）下肢骨

1. 下肢带骨

下肢带骨即髋骨。

髋骨为不规则骨，上部扁阔，中部窄厚，有朝向下外的深窝，称髋臼；下部的大孔称闭孔。左右髋骨与骶、尾骨组成骨盆。髋骨由髂骨、耻骨和坐骨融合而成，三骨会合于髋臼，人体 16 岁左右时完全融合。

（1）髂骨：构成髋骨上部，分为肥厚的髂骨体和扁阔的髂骨翼。髂骨体构成髋臼的上 2/5，翼上缘肥厚，形成弓形的髂嵴。两侧髂嵴最高点的连线约平第 4 腰椎棘突，是计数椎骨的标志。髂嵴前端为髂前上棘，后端为髂后上棘。

（2）坐骨：分坐骨体和坐骨支。坐骨体组成髋臼的后下 2/5，后缘有突起的坐骨棘，棘下方为坐骨小切迹。坐骨棘与髂后下棘之间为坐骨大切迹。坐骨体下后部向前、上、内延伸为较细的坐骨支，其末端与耻骨下支结合。坐骨体与坐骨支移行处的后部可见的隆起，称坐骨结节，是坐位时体重的承受点，为坐骨最低部，可在体表扪及。

（3）耻骨：构成髋骨前下部，分耻骨体和上、下二支。耻体组成髋臼前下 1/5。与髂骨体的结合处骨面粗糙隆起，称髂耻隆起，由此向前内伸出耻骨上支，其末端急转向下，成为耻骨下支。因骨质疏松和骨质脆弱导致的耻骨骨折是常见的老年性骨折。

2. 自由下肢骨

1）股骨（图 2-13）

股骨是人体最长最结实的长骨，其长度约为体高的 1/4，分一体两端。其上端有朝向内上的股骨头，与髋臼相关节。头中央稍下可见小的股骨头凹，为股骨头韧带的附着处。头下外侧的狭细部称股骨颈。颈与体的夹角称颈干角，男性平均为 132°，女性平均为 127°。颈与体连接处上外侧的方形隆起，称大转子；内下方的隆起，称小转子，有肌肉附着。

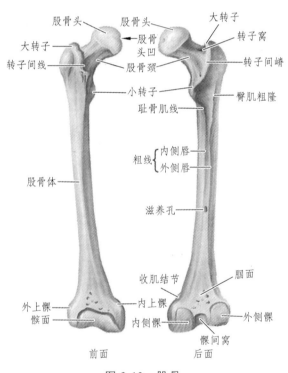

图 2-13 股骨

2）髌骨（图 2-14）

髌骨是人体最大的籽骨，位于股骨下端前面、股四头肌腱内，上宽下尖，前面粗糙，后面为关节面，与股骨髌面相关节。髌骨具有保护膝关节、避免股四头肌腱对股骨髁软骨面的摩擦、增加膝关节稳定性的功能。髌骨可在体表扪及。

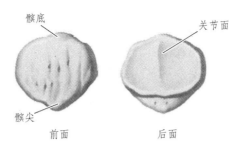

图 2-14　髌骨

3）胫骨（图 2-15）

胫骨居小腿内侧，属粗大长骨，为小腿主要承重骨。胫骨分一体两端，上端膨大，向两侧突出，形成内侧髁和外侧髁。两髁上面各有上关节面，与股骨髁相关节。两上关节面之间的粗糙小隆起，称髁间隆起。外侧髁后下方有腓关节面与腓骨头相关节。上端前面的隆起称胫骨粗隆。

4）腓骨（图 2-15）

腓骨细长，位于胫骨外后方，分一体两端。其上端稍膨大，称腓骨头，有腓骨头关节面与胫骨相关节。腓骨头下方缩窄，称腓骨颈。腓骨体内侧缘锐利，称骨间缘，有小腿骨间膜附着。腓骨体内侧近中点处，可见向上开口的滋养孔。腓骨下端膨大，形成外踝。其内侧有外踝关节面，与距骨相关节。腓骨头和外踝可在体表扪及。

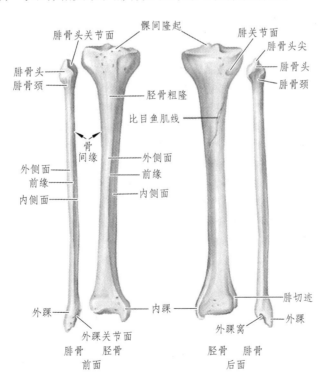

图 2-15　胫骨和腓骨

5）足骨（图 2-16）

足骨包括跗骨、跖骨和趾骨。

（1）跗骨：共 7 块，属短骨。分前、中、后三列。后列包括上方的距骨和下方的跟骨；中列为位于距骨前方的足舟骨；前列为内侧楔骨、中间楔骨、外侧楔骨及跟骨前方的骰骨。

跟骨骨折为常见的跗骨骨折，约占全部跗骨骨折的 60%，多由高处跌下，足部着地，足跟遭受垂直撞击所致。

（2）跖骨：共 5 块，由内侧向外侧分别为第 1~5 跖骨，形状和排列大致与掌骨相当，但较掌骨粗大。每一跖骨近端为底，与跗骨相接，中间为体，远端称头，与近节趾骨底相接。第 5 跖骨底向后突出，称第 5 跖骨粗隆，在体表可扪及。

（3）趾骨：共 14 块。跗趾为 2 节，其余各趾为 3 节。形态和命名与指骨相同。跗趾骨粗壮，其余趾骨细小，第 5 趾的远节趾骨甚小，往往与中节趾骨长合。

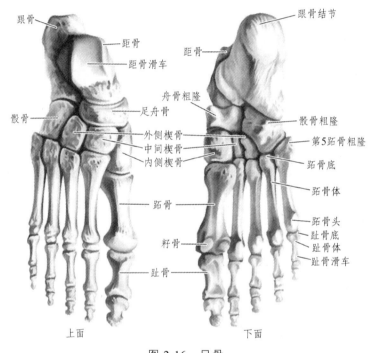

图 2-16　足骨

四、骨　折

（一）成　因

骨折是由创伤或骨骼疾病所致，后者如骨髓炎、骨肿瘤所致的骨质破坏，受轻微外力即发生的骨折，称为病理性骨折。临床上以创伤性骨折多见，多由以下几类病因所致：

1. 直接暴力

暴力直接作用于受伤部位造成骨折，常伴有不同程度的软组织损伤。如小腿受到撞击，于撞击处发生胫腓骨骨干骨折（图 2-17）。

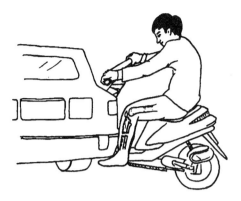

图 2-17　直接暴力致小腿发生胫腓骨骨干骨折

2. 间接暴力

力量通过传导、杠杆、旋转和肌收缩等使肢体远端因作用力和反作用力的关系发生骨折。如跌倒时以手掌撑地，因其上肢与地面的角度不同，暴力向上传导，可致桡骨远端骨折（图 2-18）。骤然跪倒时，股四头肌猛烈收缩，可致髌骨骨折（图 2-19）。

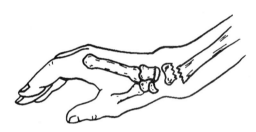

图 2-18　间接暴力致桡骨远端骨折

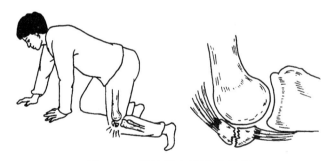

图 2-19　间接暴力致髌骨骨折

3. 疲劳性骨折

长期、反复、轻微的直接或间接损伤可致肢体某一特定部位骨折，如远距离行军易致第 2、3 跖骨及腓骨下 1/3 骨干骨折，称为疲劳性骨折，也称为应力性骨折。

（二）分　类

1. 根据骨折处皮肤、黏膜的完整性分类

（1）闭合性骨折：骨折处皮肤或黏膜完整，骨折端不与外界相通。

（2）开放性骨折：骨折处皮肤或黏膜破裂，骨折端与外面的创口可由刀伤、枪伤等由外向内形成，亦可由骨折尖端刺破皮肤或黏膜从内向外所致。如耻骨骨折伴膀胱或尿道破裂，尾骨骨折致直肠破裂均属开放性骨折。

2. 根据骨折的程度和形态分类（图 2-20）

按骨折线的方向及形态可分为：

（1）横形骨折：骨折线与骨干纵轴接近垂直。

（2）斜形骨折：骨折线与骨干纵轴呈一定角度。

（3）螺旋形骨折：骨折线呈螺旋状。

（4）粉碎性骨折：骨质碎裂成三块以上。

（5）青枝骨折（T形骨折）：发生在儿童的长骨，受到外力时，骨干变弯，但无明显的断裂和移位。

（6）嵌插骨折：骨折片相互嵌插，多见于股骨颈骨折，即骨干的密质骨嵌插入松质骨。

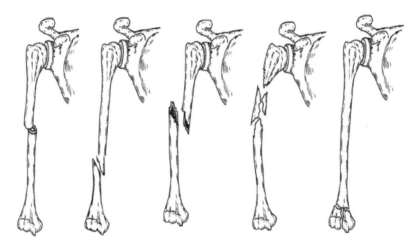

（a）横形骨折 （b）斜形骨折（c）螺旋形骨折（d）粉碎性骨折（e）T形骨折

图 2-20 肱骨骨折不同的分类示意图

3. 根据骨折端稳定程度分类

（1）稳定性骨折：骨折端不易发生移位的骨折，如裂缝骨折、青枝骨折、横形骨折、压缩性骨折、嵌插骨折等。

（2）不稳定性骨折：骨折端易发生移位的骨折，如斜形骨折、螺旋形骨折、粉碎性骨折等。大多数骨折均有不同程度的骨折端移位，常见有以下五种（图 2-21）：① 成角移位：两骨折端的纵轴线交叉形成前、后、内、外成角；② 缩短移位：两骨折端相互重叠或嵌插，使其缩短；③ 旋转移位：远侧骨折端围绕骨之纵轴旋转；④ 侧方移位：以近侧骨折端为准，远侧骨折端向前、后、内、外的侧方移位；⑤ 分离移位：两骨折端在纵轴上相互分离，形成间隙。造成各种不同移位的影响因素为：① 外界直接暴力的作用方向；② 不同部位的骨折由于肌肉的牵拉；③ 不恰当的搬运。

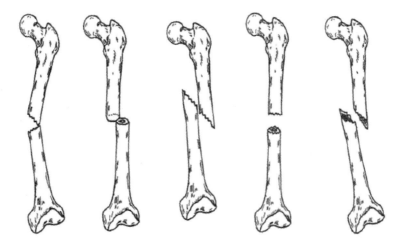

（a）成角移位（b）侧方移位（c）缩短移位（d）分离移位（e）旋转移位

图 2-21　骨折端不同的移位

（三）骨折愈合过程

骨折愈合是一个复杂而连续的过程，从组织学和细胞学的变化情况，通常可将愈合过程分为三个阶段，但这三者之间又不可截然分开，而是相互交织逐渐演进。

1. 血肿机化期

该期为肉芽组织形成过程。骨折导致骨髓腔、骨膜下和周围组织血管破裂出血，在骨折断端及其周围形成血肿。伤后 6 ~ 8 小时，由于内、外凝血系统被激活，骨折断端的血肿凝结成血块。而且严重的损伤和血管断裂使骨折端缺血，可致部分软组织和骨组织坏死，在骨折处引起无菌性炎症反应。缺血和坏死的细胞所释放的产物，引起局部毛细血管增生扩张、血浆渗出、水肿和炎性细胞浸润。中性粒细胞、淋巴细胞、单核细胞和巨噬细胞侵入血肿的骨坏死区，逐渐清除血凝块、坏死软组织和死骨，而使血肿机化形成肉芽组织。

纤维连接过程，约在骨折后 2 周完成。骨折端坏死的骨细胞、成骨细胞以及被吸收的骨基质均向周围释放内源性生长因骨折端坏死的骨细胞、成骨细胞以及被吸收的骨基质均向周围释放内源性生长因子，如胰岛素生长因子 Ⅰ、Ⅱ（IGF-Ⅰ、IGF-Ⅱ）、血小板衍生生长因子（PDGF）、碱性成纤维细胞生长因子（bFGF）、β转化生长因子（TGF-β）等，在炎症期刺激间充质细胞聚集、增殖及血管增生，并向成骨细胞转化。骨形态发生蛋白（BMP）具有独特的诱导成骨作用，主要诱导未分化间充质细胞分化形成软骨和骨。肉芽组织内成纤维细胞合成和分泌大量胶原纤维，转化成纤维结缔组织，使骨折两端连接起来，称为纤维连接。同时，骨折端附近骨外膜的成骨细胞伤后不久即活跃增生，一周后即开始形成与骨干平行的骨样组织，并逐渐延伸增厚。骨内膜在稍晚时也发生同样的改变。

2. 原始骨痂形成期

该期成人一般约需 3 ~ 6 个月。首先形成内骨痂和外骨痂，骨内、外膜增生，新生血管长入，成骨细胞大量增生，合成并分泌骨基质，使骨折端附近内、外形成的骨样组织逐渐骨化，形成新骨，即膜内成骨。由骨内、外膜紧贴骨皮质内、外形成的新骨，分别称为内骨痂和外骨痂。骨痂不断钙化加强，当其达到足以抵抗肌肉收缩及剪力和旋转力时，则骨折达到临床愈合。此时 X 线平片上可见骨折处有梭形骨痂阴影，但骨折线仍隐约可见。

骨折愈合过程中，膜内成骨速度比软骨内成骨快，而膜内成骨又以骨外膜为主。因此任何骨外膜损伤均对骨折愈合不利。

3. 骨痂改造塑形期

这一过程约需 1～2 年。原始骨痂中新生骨小梁逐渐增粗，排列逐渐规则和致密。骨折端的坏死骨经破骨和成骨细胞的侵入，完成死骨清除和新骨形成的爬行替代过程。原始骨痂被板层骨所替代，使骨折部位形成坚强的骨性连接。随着肢体活动和负重，成熟骨板经过成骨细胞和破骨细胞相互作用，在应力轴线上成骨细胞相对活跃，有更多新骨生成，形成坚强的板层骨，而在应力轴线以外，破骨细胞相对活跃，使多余的骨痂逐渐被吸收而清除。并且髓腔重新沟通，骨折处恢复正常骨结构，在组织学和放射学上不留痕迹。

（四）骨折的临床愈合标准

临床愈合是骨折愈合的重要阶段。其标准为：① 局部无压痛及纵向叩击痛；② 局部无异常活动；③ X 线平片显示骨折处有连续性骨痂，骨折线模糊。

第二节　科学运动

首先应该树立"科学锻炼有益健康"的信念，自觉克服各种怕动、懒惰和对体育锻炼的懈怠或恐惧心理，而代之以自觉、愉悦和积极的心态，参加各种形式的体育锻炼活动。作为大学生应有主动参加体育锻炼的意识，充分认识到适量运动对身心健康的必要性。如果一个人以某些理由放弃体育锻炼，短期内可能并不会有什么明显的恶果，但是长期的代价极可能是体质下降、疾病缠身、未老先衰。也有的同学即便参加体育活动，也是不情不愿的心理状态，这不仅达不到应有的锻炼效果，反而容易造成消极的心理和生理影响。

一个人从出生到成年要经历不同的生长发育阶段，学生的各年龄段生理和心理生长发育速度不均衡，不同性别、不同年龄的学生身体各部位生长发育速度也不均衡，在体育教学设计中首先要了解和认准这一规律，体育锻炼必须做到由简到繁、由易到难、由少到多，逐步地学习和掌握教学锻炼内容。运动量的安排应由小到大、由有氧锻炼到无氧锻炼逐渐增加。运动量的不同，学生体内发生的变化也不同。随着运动量不断加大，机体的适应能力也逐渐提高，肌肉与内脏器官活动就更加协调，就能更好地达到锻炼效果。锻炼时要适量适度、循序渐进，根据环境和个人的身体条件，如季节、气候、场地和运动器材，以及自身的健康状况和运动水平等，科学安排锻炼项目，选择适当的锻炼方法和身体负荷等。各种锻炼项目都要逐步适应，不要一曝十寒，也不能急于求成。很多人急于求成的结果往往适得其反，产生运动疲劳和损伤，以致很长时间都不能进行锻炼。运动量应由小到大，不能一开始就竭尽全力，动作应由易到难，由简到繁，密度也不要过于集中，应使身体逐渐适应后，再逐步增加运动量。

一、科学运动锻炼应遵循的原则

（一）循序渐进原则

循序渐进原则是指锻炼的内容、方法和运动负荷的安排，要由易到难，由简到繁，由已知到未知，逐步深化、不断提高。运动负荷应由小到大，逐步提高。开始从事体育锻炼或中断体育锻炼后再恢复锻炼时，强度宜小，时间宜短，密度适宜。注意提高人体已经适应的运动负荷，使体能保持不断增强的趋势。一般应在逐步提高"量"的基础上，再逐渐增大运动强度，使身体适应并感到胜任的愉快，然后作相应的调整。随时加强自我监督，密切注意身体机能的不良反应。

循序渐进原则强调要根据自己对运动的适应程度，逐渐增加运动负荷，以便使身体机能稳步提高。人体在从事体育锻炼过程中，身体机能的提高需要有一定的过程，因此运动健身不要急于求成，而是要逐步提高，要确保运动中身体消耗的能量得到恢复，身体疲劳得到消除，身体机能完全恢复并达到超量恢复水平。循序渐进原则就是要求体育锻炼者在运动后经过足够恢复时间，使身体对运动负荷完全适应，在超量恢复阶段增加运动负荷，取得最佳锻炼效果。如果超负荷原则控制得不好，没有掌握循序渐进原则，运动负荷增加过快，则会引起身体对运动的不适应，使疲劳不断积累，结果极可能造成过度疲劳，不仅不能取得预期效果，而且可能出现伤害事故。只有遵循循序渐进原则，才能使身体机能逐步提高。

（二）专门性原则

体育锻炼中的专门性原则是指在运动过程中，采取的练习项目、强度、频率、时间、手段与方法等应与锻炼的目标或专项要求相对应一致。在练习中针对不同运动项目的需要或专项力量、耐力的需求程度而采取的相应练习手段和方法。在完成练习动作过程中，每块肌肉都有它各自的作用，但总有一块肌肉是起主要作用的。如果要最大限度地单独发展某一部位的肌肉，就要尽可能使主要用力肌肉与其他肌肉的活动分开。专门性原则是体育锻炼必须遵循的准则。在制订锻炼的具体任务、选择与安排锻炼内容、确定和选用各种锻炼方法、组织各种形式的锻炼作业、编制锻炼计划，以及检查与评定锻炼效果等方面，都必须根据专项运动的特点和实际，灵活地贯彻锻炼原则。如果锻炼的主要目的是提高自己的有氧运动能力，那么就可以选择慢跑、步行、骑自行车、做有氧操以及远距离游泳等运动项目进行锻炼。锻炼的专门性原则同样也适用于肌肉的不同类型。例如，力量练习能增强肌肉的力量，但无法更大限度地提高肌肉的耐力水平，因此，力量练习对提高肌肉力量是专门性的。同样，耐力练习能提高肌肉的耐力水平，而不能改变肌肉的力量。在日常锻炼中，应根据锻炼的目标来选择适当的锻炼手段与方法，这样才能更好地帮助实现锻炼目标。

（三）恢复性原则

恢复性原则是体育运动的重要原则，它是指在长期的体育锻炼过程中，只有当人体得到适宜的恢复，才能保证获得理想的训练效果。在运动结束后，人体的各器官功能活动已处于一个很高的水平，必须经过一段时间之后才能逐渐恢复到运动前状态，这一阶段的变化过程称作恢复过程。人体的各器官功能并非是在运动结束后才开始恢复的，而是在机体运动过程中，随着能量物质分解后的再合成就开始了恢复。人体的消耗和恢复过程分为三个过程：① 运动时的消耗阶段：这阶段恢复过程也在同时进行，但消耗过程占优势，能源物质减少，各器官、系统的工作能力下降。② 运动后的恢复阶段：运动停止后，消耗过程减弱，恢复过程明显占优势，此时，能量物质和各器官、系统的工作能量逐渐恢复到原来水平。③ 超量恢复阶段：在恢复到原来水平的基础上，在一段时间内出现超过原来水平的情况，此时参加运动比赛或锻炼考核效果最好。总的说来，在一定范围内运动负荷量越大，消耗过程越剧烈，超量恢复就越明显。但若运动负荷过大、锻炼后连续恢复不足，会使恢复过程延长，造成过度训练与过度疲劳，严重者会导致各种运动性伤病。在体育锻炼过程中运用恢复性原则应注意以下几点。

1. 恢复时间的安排

安排恢复时间时，不仅要考虑个体特征、疲劳程度和所涉及的人体功能系统等因素，同时要考虑到以下因素：① 简单运动与复杂运动相比，前者的恢复速度较快；② 锻炼程度越高，运动中发生疲劳则越晚；③ 运动越复杂，完成动作时协同肌群就越多，疲劳出现较晚。因此，在运动中可安排多项内容进行循环练习，以推迟疲劳的发生。这是因为不同练习时参与的肌肉群不同，未参与的肌肉群可以得到休息和恢复，使运动者在运动中的运动能力保持更长时间。

2. 运动后的恢复

每次运动后都会产生疲劳以及积累代谢产物，锻炼后的恢复至少应包括三方面的任务，即补充运动中所消耗的能量物质、清除积累的代谢产物、修复运动中损伤的组织。

3. 过度疲劳的消除

过度疲劳是由于长期的疲劳堆积而未得到及时清除所致，其根源在于训练中忽略了训练与恢复的关系，受训者尚未从前面训练中得到充足恢复便继续进行大负荷训练，从而引起疲劳程度增加，形成过度疲劳。在周期性训练安排上，应在小周期、中周期、大周期中安排"减负荷期"，以消除前面训练可能形成的疲劳堆积。

【延伸阅读】

运动是良医

"运动是良医"（Exercise Is Medicine，EIM）作为一个新的学术理念与学术词汇，由美国运动医学会（American College of Sports Medicine，ACSM）和美国医学会（American

Medical Association，AMA）在 2007 年 11 月正式提出。2010 年首次召开"全世界的健康处方"为主旨的"运动是良医"全球大会，旨在指导临床医生为患者提供运动处方服务。

EIM 鼓励医生在为患者拟定治疗计划时，同时审查和评估他们的运动情况，要求医生每次接诊患者后都要问两个问题："你吸烟吗？""你运动吗？"，并为患者提供有关锻炼计划的咨询（运动处方），指导公众通过科学运动预防和治疗慢性病。至今，EIM 已经在全球 15 个地区启动并已有 39 个国家加入。2017 年，ACSM 出版第 9 版《ACSM 运动测试与运动处方指南》。该书专门针对特殊人群（心血管疾病、高脂血症、肥胖症、癌症、2 型糖尿病、骨质疏松、老年人、女性与孕妇、青少年等）提供运动指南，为学院、企业、健康体适能、健康管理和研究领域内实施运动测试和制定运动处方的专业人士提供最新、最重要的研究信息。

2012 年"运动是良医"项目正式进入中国，并受到我国医疗界专家、临床医生的高度重视。近年来，随着医体融合健康管理模式等技术手段在临床取得突破性进展而为我国临床疾病治疗尤其是对我国近年来高发的代谢性疾病、生活方式疾病治疗带来革命性的变革，"运动是良医"作为一种新的学术理念在医疗界已达成共识。

二、EIM 倡导的健康理念

1. 来自 EIM 的建议

（1）遗传是无法修正的因素，静坐少动这样的不良生活方式可以通过动起来加以修正。

（2）运动是预防和治疗疾病不可缺少的一部分，是一种有效的低成本干预策略。

（3）每个成年人都应该运动！无论多晚开始运动都不晚！

（4）运动带来的风险远远小于不运动带来的风险！

（5）有规律的体育活动能减少许多不健康生活方式的风险。

2. 运动对健康的益处

（1）运动可以改善心血管系统和呼吸系统功能，可以改善最大摄氧量，提高肺活量。简单来说，就是运动可以使心肺耐力提高。

（2）运动可以降低冠状动脉疾病危险因素，延缓动脉粥样硬化的发展。

（3）适当运动可以预防高血压，缓解轻度高血压，与药物共同治疗轻中度高血压。

（4）运动有明显的降血脂的作用，可以改善脂代谢。

（5）运动可以延缓或阻止糖尿病的发生。

（6）运动可有效控制体重。

（7）运动可以增强老年人的体质和独立生活能力，增强工作、娱乐和生活能力，减少老年人摔倒、受伤的风险。

（8）运动可以提高生活质量。

3. EIM 推荐运动方式

（1）每天锻炼 30~60 分钟（每周至少 150 分钟）。

（2）每天 20~60 分钟的较高强度运动（每周至少 75 分钟）。

（3）每周至少运动 3~5 天。一次系统的锻炼应该包括热身、有氧运动、抗阻训练、柔韧训练等。

三、健康运动要素

人体健康离不开以下几类运动要素：有氧运动、抗阻运动、柔韧运动以及平衡练习。

1. 有氧运动

有氧运动即有氧代谢运动，是指采用长跑、健美操等形式所进行的，旨在发展耐力、消耗多余脂肪的耐力性练习。

有氧运动是强身健体的最好运动之一。普通人群建议心率保持在 120~150 次/分的运动量，因为此时血液供给心肌足够的氧气，能够增强心血管系统功能、减轻精神压力、降低血压等。其特点是强度低、有节奏、持续时间较长。常见的有氧运动项目有：步行、快走、慢跑、滑冰、长距离游泳、骑自行车、打太极拳、跳健身舞蹈、跳绳、做健美操，以及球类运动如篮球、足球等。

2. 抗阻运动

抗阻运动指采用健身健美器械所进行的，旨在发达肌肉、消耗脂肪的抗阻力练习。亦指通过多次数、多组数、有节奏的负重练习以达到改善肌肉群力量、耐力和形状的运动方式。

抗阻运动主要是无氧运动，比如负重深蹲、俯卧撑、杠铃划船等练习动作。也可以通过轻重量、多次数、多组数的循环练习方式，使之兼具有氧运动的优点，将无氧代谢产生的乳酸再次分解利用，减少肌肉不适感。不同的练习次数、练习组数以及负重量都会产生不同的效果。

推荐一周 3~4 天进行多关节复合动作的训练，最常见的复合动作包括推、拉、深蹲、硬拉、弓步等，由此可以演变出数十种不同的动作，专注在复合动作的练习，将足以获得很好的效果，进步更加长久。同时应避免训练过度，保证身体得到很好的恢复。

3. 柔韧运动

柔韧运动指采用徒手或在他人帮助下进行的各种旨在增加身体各个关节以及跨过关节的韧带、肌腱、肌肉、皮肤的弹性伸展能力，促进肌肉血液循环，增加活动幅度、活动范围的牵拉练习。柔韧性是身体健康素质的重要组成部分。人体柔韧性增强，将使人体日常生活中或参与体育活动的动作更加协调、准确和优美。

4. 平衡练习

平衡练习是指利用平衡板、平衡木或在窄道上步行、身体移位运动等方式进行练习以恢复或改善身体平衡能力为目的的康复性训练。最常见的提高平衡能力的训练方法有以下几种。

（1）平衡垫站立：单足站立于平衡垫或软垫上，保持身体稳定。还可以进一步把眼睛闭上，增强人为制造的不平衡给本体感受神经的刺激，从而为保持稳定带来更多的挑战。

（2）单腿蹲：一脚伸直、离地，另一脚为支撑脚，单脚站立，屈膝向下蹲，膝盖不要超过另一脚的脚尖，保持支撑脚全脚掌着地。可以站在平衡垫或软垫上完成下蹲动作，以增加动作难度。

（3）双脚置于平衡球上的支撑练习：将两脚并拢置于平衡球上，两手撑地，手臂与身体成90°夹角，脊柱保持正常位置，与地面平行，控制身体不改变任何角度，保持均匀的呼吸，不要憋气。亦可以采用单手支撑以进一步加强难度。

四、运动风险防控

1. 运动的风险

心血管系统正常的健康个体进行运动通常不会引起心血管事件的发生。健康个体进行中等强度体力活动引起心搏骤停或心肌梗死的风险很低。然而，对于具有诊断或者隐匿性心血管疾病的个体，在进行较大强度体力活动时的心脏性猝死和（或）心肌梗死发生的风险可短暂快速地上升。因此，人群运动中此类事件的风险取决于人群中心血管疾病的流行状况。

2. 健康筛查

健康筛查包括以下内容：

（1）自我筛查。使用体力活动准备问卷（PAR-Q），或美国心脏病学会（AHA）/美国运动医学学会（ACSM）/体适能机构修正的运动前筛查问卷。

（2）通过有资质的健康/体适能、运动医学或健康管理专业人士进行心血管疾病危险因素评价和分级。

（3）通过有资质的健康管理专业人士进行医学评价，包括体格检查和运动负荷测试。

运动前健康筛查与定期体格检查不同。定期健康检查或联络健康专业人士应作为常规保健的一部分，能发现不适合运动的医学情况。

课后思考题

1. 运动系统的组成有哪些？

2. 颅前、中、后窝各有哪些重要的孔、裂和沟？

3. 试述翼点的围成及其临床意义。

4. 肋骨骨折时如何判断肋骨序数？

5. 骨折的分类有哪些？

6. 骨折的愈合过程一般可分为哪三个阶段？

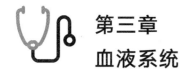

第三章
血液系统

第一节　血液的组成和功能

血液是一种流体组织，在心血管系统内循环流动，起着运输物质的作用。因此，运输是血液的基本功能。血液将从肺获取的 O_2 和从肠道吸收的营养物质运送到各器官、组织和细胞，将内分泌腺产生的激素运输到相应的靶细胞；另一方面，血液又将细胞代谢产生的 CO_2 运送到肺，将其他代谢终产物运送到肾脏等排泄器官而排出体外。血液还具有缓冲功能，它含有多种缓冲物质，可缓冲进入血液的酸性或碱性物质引起的血浆 pH 变化。血液中的水比热较大，有利于运送热量，参与维持体温的相对恒定。因此，血液在维持机体内环境稳态中起着非常重要的作用。此外，血液还具有重要的防御和保护的功能，参与机体的生理性止血、抵御细菌、病毒等微生物引起的感染和各种免疫反应。当血液总量或组织、器官的血流量不足时，可造成组织损伤，严重时甚至危及生命。很多疾病可导致血液成分或性质发生特征性的变化，故临床血液检查在医学诊断上有重要的价值。

一、血液的组成

血液由血浆和悬浮于其中的血细胞组成。

（一）血　浆

血浆是一种晶体物质溶液，包括水和溶解于其中的多种电解质、小分子有机化合物和一些气体。由于这些溶质和水都很容易透过毛细血管壁与组织液中的物质进行交换，所以血浆中电解质的含量与组织液的基本相同。临床检测循环血浆中各种电解质的浓度可大致反映组织液中这些物质的浓度。表 3-1 为人体各部分体液中电解质的含量。

表 3-1　人体各部分体液中电解质的含量

正离子	血浆	组织液	细胞内液	负离子	血浆	组织液	细胞内液
Na^+	142	145	12	Cl^-	104	117	4
K^+	4.3	4.4	139	HCO_3^-	24	27	12
Ca^{2+}	2.5	2.4	<0.001（游离）[1]	$HPO_4^{2-}/H_2PO_4^-$	2	2.3	29
Mg^{2+}	1.1	1.1	1.6（游离）[1]	蛋白质[2]	14	0.4	54
				其他	5.9	6.2	53.6
总计	149.9	152.9	152.6	合计	149.9	152.9	152.6

注：1. 表示游离 Ca^{2+} 和 Mg^{2+} 的浓度；
　　2. 蛋白质以当量浓度（mEq/L）表示；
　　（引自 Creger R & Windhorst U, 1996）

（二）血细胞

血细胞可分为红细胞、白细胞和血小板三类，其中红细胞的数量最多，约占血细胞总数的 99%，白细胞数量最少。若将一定量的血液与抗凝剂混匀，置于比容管中，以每分钟 3 000 转的速度离心 30 分钟，由于各组分密度的不同，血细胞将沉向管底，比容管中上层的淡黄色液体为血浆，它占全血总体积的 55%～60%；下层深红色，为红细胞，两者之间有一薄层白色不透明的白细胞和血小板（图 3-1）。血细胞在血液中所占的容积百分比称为血细胞比容。正常成年男性的血细胞比容为 40%～50%，成年女性为 37%～48%。由于血液中白细胞和血小板仅占总容积的 0.15%～1%，故血细胞比容可反映血液中红细胞的相对浓度。贫血患者血细胞比容降低。由于红细胞在血管系统中的分布不均匀，大血管中血液的血细胞比容略高于微血管。

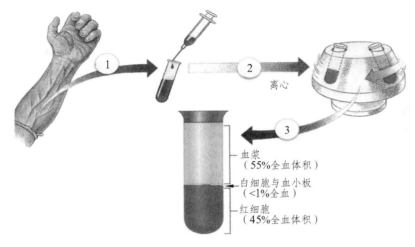

图 3-1　血液离心

二、血液的理化特性

1. 血液的密度

全血的密度为 1.050～1.060。血液中红细胞数量越多，全血密度就越大。

2. 血液的黏度

液体的黏度来源于液体内部分子或颗粒间的摩擦，即内摩擦。如果以水的黏度为 1 则全血的相对黏度为 4～5，血浆的相对黏度为 1.6～2.4（温度为 37 ℃ 时）。

3. 血浆渗透压

当不同浓度的溶液被半透膜分隔时，低浓度侧溶液中的水分子将在两侧渗透压差的驱动下通过半透膜进入高浓度侧的溶液中，这一现象称为渗透。正常情况下细胞外液与细胞内液总渗透压相等。细胞外液中的大部分晶体物质不易通过细胞膜，当其浓度发生变化时，可引起细胞外液晶体渗透压及总渗透压的变化，从而影响细胞内外水的平衡。因此，细胞外液的晶体渗透压保持相对稳定，对保持细胞内外水的平衡和细胞的正常体积极为重要。

4. 血浆 pH

正常人血浆 pH 为 7.35 ~ 7.45。血浆 pH 的相对恒定有赖于血浆内的缓冲物质，以及肺和肾的正常功能。

三、血液的免疫学特性

机体在日常活动中不断暴露于细菌、病毒、真菌、寄生虫等病原生物，这些病原生物的入侵可引起器官组织的损害和生理功能的异常，甚至死亡。免疫系统是机体抵御病原体感染的关键系统。此外，免疫系统还能通过清除体内衰老、损伤的细胞发挥免疫自稳功能，通过识别、清除体内突变细胞发挥免疫监视功能。免疫系统由免疫组织与器官、免疫细胞和免疫分子组成。免疫可分为固有免疫和获得性免疫两类。血液中的各种血细胞、抗体和补体是机体免疫系统的重要组成部分。此外，红细胞也参与机体的免疫活动。

第二节　血细胞生理

成人各类血细胞均起源于骨髓造血干细胞。造血过程也是各类造血干细胞发育和成熟的过程。根据造血干细胞的功能与形态特征，一般把造血过程分为造血干细胞、定向祖细胞和形态可辨认的前体细胞三个阶段。造血干细胞具有自我复制、多向分化与重建长期造血的能力。造血干细胞具有对称性与非对称性有丝分裂能力，可通过对称性有丝分裂产生两个完全相同的子代干细胞；也可通过非对称性有丝分裂产生一个子代干细胞和一个早期祖细胞。造血干细胞通过自我复制和自我维持可保持自身细胞数量的稳定；通过多向分化则可形成各系定向祖细胞。

一、红细胞生理

（一）红细胞的数量与形态

1. 红细胞的数量

红细胞是血液中数量最多的血细胞。我国成年男性红细胞的数量为（4.0 ~ 5.5）× 10^{12}/L，女性为（3.5 ~ 5.0）× 10^{12}/L。红细胞内的蛋白质主要是血红蛋白（Hb），因此血液呈红色。我国成年男性血红蛋白浓度为 120 ~ 160 g/L，成年女性为 110 ~ 150 g/L。正常人的红细胞数量和血红蛋白浓度不仅有性别差异，还可因年龄、生活环境和机体功能状态不同而有差异。例如，儿童低于成年人（但新生儿高于成年人）；高原居民高于平原居民；妊娠后期因血浆量增多而致红细胞数量和血红蛋白浓度相对减少。人体外周血红细胞数量、血红蛋白浓度低于正常值则称为贫血。

2. 红细胞的形态

正常的成熟红细胞无核，呈双凹圆碟形（图 3-2）。其直径为 7 ~ 8 μm，周边最厚处的厚度为 2.5 μm，中央最薄处约为 1 μm。红细胞保持正常双凹圆碟形需消耗能量。成熟的红细胞无线粒体，糖酵解是其获得能量的唯一途径。红细胞从血浆摄取葡萄糖，通过糖酵解产生 ATP，维持细胞膜上钠泵的活动，以保持红细胞内外 Na^+ 和 K^+ 的正常分布、细胞容积和双凹圆碟状的形态。

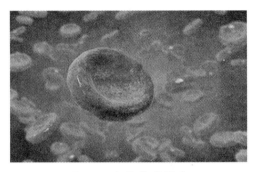

图 3-2　红细胞的形态

（二）红细胞的生理特征与功能

1. 红细胞的生理特征

红细胞具有可塑变形性、悬浮稳定性和渗透脆性等生理特征，这些特征都与红细胞的双凹圆碟形有关。

2. 红细胞的功能

红细胞的主要功能是运输 O_2 和 CO_2。血液中 98.5% 的 O_2 是以与血红蛋白结合成氧合血红蛋白的形式存在的。红细胞运输的 O_2 约为溶解于血浆中 O_2 的 65 倍。血液中的 CO_2 主要以碳酸氢盐和氨基甲酰血红蛋白的形式存在，分别约占 CO_2 运输总量的 88% 和 7%。红细胞内含有丰富的碳酸酐酶，可催化 CO_2 与 H_2O 迅速生成碳酸，后者再解离为 HCO_3^- 和 H^+。在红细胞的参与下，血液运输 CO_2 的能力可提高 18 倍。双凹圆碟形使红细胞具有较大的气体交换面积，由细胞中心到大部分表面的距离都很短，故有利于细胞内外 O_2 和 CO_2 的交换。红细胞运输 O_2 的功能依赖于细胞内的血红蛋白来实现，但一旦血红蛋白逸出到血浆中，即丧失其运输 O_2 的功能。此外，红细胞还参与对血液中的酸、碱物质的缓冲及免疫复合物的清除。

（三）红细胞生成的调节

正常成年人每天约产生 2×10^{11} 个红细胞。骨髓是成年人生成红细胞的唯一场所。红骨髓内的造血干细胞首先分化成为红系定向祖细胞，再经过原红细胞、早幼红细胞、中幼红细胞、晚幼红细胞和网织红细胞的阶段，最终发育成为成熟的红细胞。

1. 红细胞生成所需物质

在红细胞生成的过程中，需要有足够的蛋白质、铁、叶酸和维生素 B_{12} 的供应。蛋白质和铁是合成血红蛋白的重要原料，而叶酸和维生素 B_{12} 是红细胞成熟所必需的物质。此外，红细胞生成还需要氨基酸、维生素 B_6、维生素 B_2、维生素 C、维生素 E 和微量元素铜、锰、钴、锌等。由于红细胞可优先利用体内的氨基酸来合成血红蛋白，故单纯因缺乏蛋白质而发生贫血者较为罕见。

2. 红细胞生成的调节

红系祖细胞向红系前体细胞的增殖分化是红细胞生成的关键环节。不同发育阶段的红系祖细胞因为细胞表面受体表达的差异而对不同造血调控因子呈现出不同的反应。干细胞因子、白细胞介素-3 和粒细胞-巨噬细胞集落刺激因子（GM-CSF）可刺激早期红系祖细胞（BFU-E）增殖和发育为晚期红系祖细胞（CFU-E）。晚期红系祖细胞因存在较密集的促红细胞生成素（EPO）受体主要接受 EPO 的调节，而早期红系祖细胞因 EPO 受体稀疏而较少受 EPO 影响。

（四）红细胞的破坏

正常人红细胞的平均寿命为 120 天。每天约有 0.8% 的衰老红细胞被破坏。90% 的衰老红细胞被巨噬细胞所吞噬。

二、白细胞生理

（一）白细胞的分类与数量

白细胞为无色、有核的细胞，在血液中一般呈球形。白细胞可分为中性粒细胞、嗜酸性粒细胞、嗜碱性粒细胞、单核细胞和淋巴细胞五类。前三者因其胞质中含有嗜色颗粒，故总称为粒细胞。正常成年人血液中白细胞数为（4.0~10.0）× 10^9/L，其中中性粒细胞占 50%~70%，嗜酸性粒细胞占 0.5%~5%，嗜碱性粒细胞占 0%~1%，单核细胞占 3%~8%，淋巴细胞占 20%~40%。白细胞数量男女无明显差异。

（二）白细胞的生理特性和功能

各类白细胞均参与机体的防御功能。白细胞所具有的变形、游走、趋化、吞噬和分泌等特性，是执行防御功能的生理基础。白细胞主要通过两种方式抵御外源性病原生物的入侵：通过吞噬作用清除入侵的细菌和病毒；通过形成抗体和致敏淋巴细胞来破坏或灭活入侵的病原体。除淋巴细胞外，所有的白细胞都能伸出伪足做变形运动，凭借这种运动，白细胞得以穿过毛细血管壁，这一过程称为白细胞渗出。白细胞的渗出有赖于白细胞与内皮细胞间的相互作用和黏附分子的介导。

1. 中性粒细胞

中性粒细胞的胞核呈分叶状，故又称多形核白细胞。血管中的中性粒细胞约有一半随血液循环，称为循环池，通常白细胞计数即反映这部分中性粒细胞的数量；另一半则滚动在小血管的内皮细胞上，称为边缘池。这两部分细胞可以相互交换，保持动态平衡。

2. 单核细胞

从骨髓进入血液的单核细胞是尚未成熟的细胞。单核细胞在血液中停留 10 ~ 20 小时后迁移至组织中，继续发育成巨噬细胞。单核细胞与器官组织内的巨噬细胞共同构成单核吞噬细胞系统。巨噬细胞的体积增大 5 ~ 10 倍，直径可达 60 ~ 80 μm，细胞内溶酶体颗粒和线粒体的数目增多，具有比中性粒细胞更强的吞噬能力，可吞噬更多的细菌（多达 100 个）以及更大的细菌和颗粒（包括红细胞）。

3. 嗜酸性粒细胞

血液中嗜酸性粒细胞的数目有明显的昼夜周期性波动，清晨细胞数减少，午夜时细胞数增多，两者差异可大于 40%，这种周期性波动可能与血液中肾上腺皮质激素含量的昼夜波动有关。当血液中糖皮质激素浓度增高时，嗜酸性粒细胞数目减少。嗜酸性粒细胞在血液中停留的半寿期为 6 ~ 12 小时。体内嗜酸性粒细胞主要存在于组织中，为血液中嗜酸性粒细胞的 100 倍。

4. 嗜碱性粒细胞

成熟的嗜碱性粒细胞存在于血液中，只有在发生炎症时受趋化因子的诱导才迁移到组织中。嗜碱性粒细胞的胞质中存在较大的碱性染色颗粒，颗粒内含有肝素、组胺、嗜酸性粒细胞趋化因子 A 等。当嗜碱性粒细胞被活化时，不仅能释放颗粒中的介质，还可合成释放白三烯（过敏性慢反应物质）和白细胞介素 4（IL-4）等细胞因子。

5. 淋巴细胞

淋巴细胞在免疫应答反应过程中起核心作用。根据细胞生长发育的过程、细胞表面标志和功能的不同，可将淋巴细胞分成 T 淋巴细胞、B 淋巴细胞和自然杀伤细胞（NK）三大类。T 细胞主要与细胞免疫有关，B 细胞主要与体液免疫有关，而 NK 细胞则是机体固有免疫的重要执行者，能够直接杀伤被病毒感染的自身细胞或者肿瘤细胞。

（三）白细胞的生成和调节

白细胞也起源于骨髓中的造血干细胞。目前对淋巴细胞生成的调节机制还了解不多，粒细胞和单核细胞的生成受粒细胞-巨噬细胞集激刺激因子（GM-CSF）、粒细胞集落刺激因子（G-CSF）和巨噬细胞集落刺激因子（M-CSF）等调节。

（四）白细胞的破坏

由于白细胞主要在组织中发挥作用，淋巴细胞还可往返于血液、组织液和淋巴之间，并能增殖分化，故白细胞的寿命较难准确判断，通常为 100 ~ 300 天。一般来说，中性粒细胞在循环血液中停留 6 ~ 8 小时即进入组织，4 ~ 5 天后即衰老死亡，或经消化道排出；若有细菌入侵，中性粒细胞在吞噬过量细菌后，因释放溶酶体酶而发生"自我溶解"，与破坏的细菌和组织碎片共同形成脓液。单核细胞在血液中停留 2 ~ 3 天，然后进入组织，并发育成巨噬细胞，在组织中可生存 3 个月左右。嗜酸性粒细胞和嗜碱性粒细胞在组织中可分别生存 8 ~ 12 天和 12 ~ 15 天。

三、血小板生理

（一）血小板的数量

血小板的体积小，无细胞核，呈双面微凸的圆盘状，直径为 $2 \sim 3\ \mu m$。当血小板与玻片接触或受刺激时，可伸出伪足而呈不规则形状。正常成年人血液中的血小板数量为$（100 \sim 300）\times 10^9 / L$。正常人血小板计数可有 $6\% \sim 10\%$ 的变动范围，通常午后较清晨高，冬季较春季高，剧烈运动后和妊娠中、晚期升高，静脉血的血小板数量较毛细血管血液高。

（二）血小板的生理特性

血小板的生理特性包括黏附、释放、聚集、收缩和吸附等。

1. 黏　附

血小板与非血小板表面的黏着称为血小板黏附。血小板不能黏附于正常内皮细胞的表面。当血管内皮细胞受损时，血小板即可黏附于内皮下组织。

2. 释　放

血小板受刺激后将储存在致密体、α-颗粒或溶酶体内的物质排出的现象，称为血小板释放或血小板分泌。从致密体释放的物质主要有二磷酸腺苷（ADP）、三磷酸腺苷（ATP）、5-羟色胺（5-HT）、Ca 离子等；从α-颗粒释放的物质主要有 13-血小板球蛋白、血小板因子 4（PF4）、血浆血管性血友病因子（vWF）、纤维蛋白原、凝血因子 V（FV）、凝血酶敏感蛋白、血小板源性生长因子（PDGF）等。

3. 聚　集

血小板与血小板之间的相互黏着，称为血小板聚集。这一过程需要纤维蛋白原、Ca^{2+}和血小板膜上 GPⅡb/Ⅲa 的参与。

4. 收　缩

血小板具有收缩能力。血小板的收缩与血小板的收缩蛋白有关。在血小板中存在着类似肌细胞的收缩蛋白系统，包括肌动蛋白、肌球蛋白、微管和各种相关蛋白。血小板活化后，胞质内 Ca^{2+}浓度增高，通过分解 ATP 而引起血小板的收缩反应。

5. 吸　附

血小板表面可吸附血浆中多种凝血因子（如凝血因子Ⅰ、V、Ⅺ、ⅩⅢ等）。如果血管内皮破损，随着血小板黏附和聚集于破损的局部，可使局部凝血因子浓度升高，有利于血液凝固和生理止血。

（三）血小板的生成和调节

血小板是从骨髓成熟的巨核细胞胞质裂解脱落下来的具有生物活性的小块胞质。
骨髓窦壁外的成熟巨核细胞胞质伸向骨髓窦腔，并脱落成为血小板，进入血液。一个巨核细胞可产生 2 000 ~ 5 000 个血小板。从原始巨核细胞到释放血小板入血，需 8 ~ 10 天。进入血液的血小板，2/3 存在于外周循环血液中，其余贮存在脾脏和肝脏。

（四）血小板的破坏

血小板进入血液后，其寿命为 7 ~ 14 天，但只在最初两天具有生理功能。用 ^{51}C 或 ^{35}P 标记血小板观察其破裂情况，证明血小板的破坏随血小板的日龄增高而增多。

第三节　生理性止血

正常情况下，小血管受损后引起的出血，在几分钟内就会自行停止，这种现象称为生理性止血。生理性止血是机体重要的保护机制之一。当血管受损，一方面要求迅速形成止血栓以避免血液的流失；另一方面要使止血反应限制在损伤局部，保持全身血管内血液的流体状态。因此，生理性止血是多种因子和机制相互作用，维持精确平衡的结果。临床上常用小针刺破耳垂或指尖，使血液自然流出，然后测定出血持续的时间，这段时间称为出血时间，正常人不超过 9 分钟（模板法）。出血时间的长短可反映生理性止血功能的状态。生理性止血功能减退时，可有出血倾向，发生出血性疾病；而生理性止血功能过度激活，则可导致病理性血栓形成。

一、生理性止血的基本过程

生理性止血过程主要包括血管收缩、血小板止血栓形成和血液凝固三个过程（图 3-3 ）。

1. 血管收缩

生理性止血首先表现为受损血管局部和附近的小血管收缩，使局部血流减少，有利于减轻或阻止出血。引起血管收缩的原因有以下三个方面：① 损伤性刺激反射性使血管收缩；② 血管壁的损伤引起局部血管肌源性收缩；③ 黏附于损伤处的血小板释放 5-HT、血栓素 A_2（TXA_2）等缩血管物质，引起血管收缩。

2. 血小板止血栓的形成

血管损伤后，由于内皮下胶原的暴露，1 ~ 2 秒内即有少量的血小板黏附于内皮下的胶原上，这是形成止血栓的第一步。通过血小板的黏附，可"识别"损伤部位，使止血栓能正确定位。黏附的血小板进一步激活血小板内信号途径导致血小板的活化并释放内源性 ADP 和 TXA_2，进而激活血液中其他血小板，募集更多的血小板相互黏着而发生不可逆聚集；局部受损红细胞释放的 ADP 和局部凝血过程中生成的凝血酶均可使流经伤口附近的血小板不断地黏着聚集在黏附固定于内皮下胶原的血小板上，最终形成血小板止血栓堵塞伤口，达到初步的止血，也称一期止血。一期止血主要依赖于血管收缩及血小板止血栓的形成。此外，受损血管内皮的前列环素（PGI_2）、一氧化氮（NO）生成减少，也有利于血小板的聚集。

3. 血液凝固

血管受损也可启动凝血系统，在局部迅速发生血液凝固，使血浆中可溶性的纤维蛋白原转变成不溶性的纤维蛋白，并交织成网，以加固止血栓，称二期止血。最后，局部纤维组织增生，并长入血凝块，达到永久性止血。

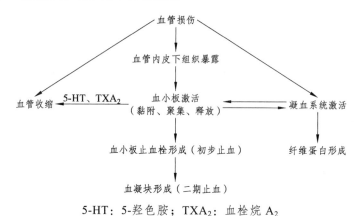

5-HT：5-羟色胺；TXA_2：血栓烷 A_2

图 3-3　生理性止血过程示意图

生理性止血虽然分为血管收缩、血小板血栓形成和血液凝固三个过程，但这三个过程相继发生并相互重叠，彼此密切相关。只有在血管收缩使血流减慢时，血小板黏附才易于实现；血小板激活后释放的 5-HT、TXA_2 又可促进血管收缩。

二、血液凝固

血液凝固是指血液由流动的液体状态变成不能流动的凝胶状态的过程。其实质就是血浆中的可溶性纤维蛋白原转变成不溶性的纤维蛋白的过程。纤维蛋白交织成网，把血细胞和血液的其他成分网罗在内，从而形成血凝块（图 3-4）。纤维蛋白是迄今为止所发现的弹性最好的天然蛋白质，这使得血液凝块具有较好的弹性。血液凝固是一系列复杂的酶促反应过程，需要多种凝血因子的参与。

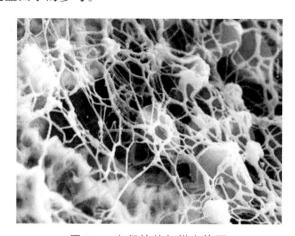

图 3-4　血凝块的扫描电镜图

（一）凝血因子

血浆与组织中直接参与血液凝固的物质，统称为凝血因子。目前已知的凝血因子主要有 14 种，其中已按国际命名法依发现的先后顺序用罗马数字编号的有 12 种，即凝血因子 I ~ XIII（简称 FI ~ FXIII，其中 FVI 是血清中活化的 FV_a，已不再视为一个独立的凝血因子）。

（二）凝血过程

血液凝固是由凝血因子按一定顺序相继激活而生成的凝血酶最终使纤维蛋白原变为纤维蛋白的过程。因此，凝血过程可分为凝血酶原酶复合物（也称凝血酶原激活复合物）的形成、凝血酶的激活和纤维蛋白的生成三个基本步骤。

1. 凝血酶原酶复合物的形成

凝血酶原酶复合物可通过内源性凝血途径和外源性凝血途径生成。两条途径的主要区别在于启动方式和参与的凝血因子有所不同。但两条途径中的某些凝血因子可以相互激活，故两者间相互密切联系，并不各自完全独立。

（1）内源性凝血途径：内源性凝血途径是指参与凝血的因子全部来自血液，通常因血液与带负电荷的异物表面（如玻璃、白陶土、硫酸、胶原等）接触而启动。

（2）外源性凝血途径：由来自血液之外的组织因子暴露于血液而启动的凝血过程，称为外源性凝血途径，又称组织因子途径。组织因子是一种跨膜糖蛋白，存在于大多数组织细胞。

2. 凝血酶原的激活和纤维蛋白的生成

凝血酶原在凝血酶原酶复合物的作用下激活成为凝血酶。凝血酶原酶复合物中的 FV_a 为辅因子，可使 FX_a 激活凝血酶原的速度提高 10 000 倍。将静脉血放入玻璃试管中，自采血开始到血液凝固所需的时间称为凝血时间，主要反映自 FXII 被异物表面（玻璃）激活至纤维蛋白形成所需的时间，正常人为 4 ~ 2 分钟。血液凝固后 1 ~ 2 小时，因血凝块中的血小板激活，使血凝块回缩，释出淡黄色的液体，称为血清。由于在凝血过程中一些凝血因子被消耗，故血清与血浆的区别在于前者缺乏纤维蛋白原和 FII、FV、FVIII、FXIII 等凝血因子，但也增添了少量凝血过程中由血小板释放的物质。

（三）血液凝固的负性调控

正常人在日常活动中常有轻微的血管损伤发生，体内也常有低水平的凝血系统的激活，但循环血液并不凝固。即使当组织损伤而发生生理性止血时，止血栓也只局限于损伤部位，并不延及未损部位。这表明体内的生理性凝血过程在时间和空间上受到严格的控制。这是一个多因素综合作用的结果，其中血管内皮细胞在防止血液凝固反应的蔓延中起着重要作用。

1. 血管内皮的抗凝作用

正常的血管内皮作为一个屏障，可防止凝血因子、血小板与内皮下的成分接触，从而避免凝血系统的激活和血小板的活化。血管内皮还具有抗凝血和抗血小板的功能。血管内皮细胞膜上存在硫酸乙酰肝素蛋白多糖、凝血酶调节蛋白，并合成、分泌组织因子途径抑制物（TFPI）和抗凝血酶等生理性抗凝物质。血管内皮细胞可以释放前列环素（PGI_2）和一氧化氮（NO）抑制血小板的聚集。内皮细胞膜上还有胞膜 ADP 酶（ecto-ADPase），可以分解释放出来的 ADP 而抑制血小板的激活。通过上述过程，内皮细胞可灭活自凝血部位扩散而来的活化凝血因子，阻止血栓延伸到完整内皮细胞部位。此外，血管内皮细胞还能合成分泌组织型纤溶酶原激活物（t-PA）促进纤维蛋白溶解，保证血管的通畅。

2. 纤维蛋白的吸附、血流的稀释和单核巨噬细胞的吞噬作用

纤维蛋白与凝血酶有高亲和力。在凝血过程中所形成的凝血酶，85% ~ 90%可被纤维蛋白吸附，这不仅有助于加速局部凝血反应的进行，也可避免凝血酶向周围扩散。

3. 生理性抗凝物质

正常人每 1 mL 血浆充分激活可生成 300 单位凝血酶。但在生理性止血时，每 1 mL 血浆所表现出的凝血酶活性很少超过 8 ~ 10 单位，这表明正常人体内有很强的抗凝血酶活性。体内的生理性抗凝物质可分为丝氨酸蛋白酶抑制物、蛋白质 C 系统和组织因子途径抑制物三类，分别抑制激活的维生素 K 依赖性凝血因子（$FVII_a$ 除外）、激活的辅因子 FV_a 和 $FVIII_a$ 以及外源性凝血途径。

（1）丝氨酸蛋白酶抑制物：血浆中含有多种丝氨酸蛋白酶抑制物，主要有抗凝血酶、肝素辅因子 II、C_1 抑制物、α_1 抗胰蛋白酶、α_2 抗纤溶酶和 α_2-巨球蛋白等。抗凝血酶（antithromhin）是最重要的抑制物，负责灭活 60% ~ 70%的凝血酶，其次肝素辅因子 II'可灭活 30%的凝血酶。

（2）蛋白质 C 系统：在凝血过程中，$FVIII_a$ 和 FV_a 分别是 FX 和凝血酶原激活的限速因子。蛋白质 C 系统可灭活 $FVIII_a$ 和 FV_a。蛋白质 C 系统主要包括蛋白质 C、凝血酶调节蛋白、蛋白质 S 和蛋白质 C 的抑制物。

（3）组织因子途径抑制物：组织因子途径抑制物是一种糖蛋白，其分子量为 34 000，主要由血管内皮细胞产生，是外源性凝血途径的特异性抑制物。

（4）肝素：肝素是一种酸性黏多糖，主要由肥大细胞和嗜碱性粒细胞产生。生理情况下血浆中几乎不含肝素。肝素具有很强的抗凝作用，但在缺乏抗凝血酶的条件下，肝素的抗凝作用很弱。

临床工作中常常需要采取各种措施保持血液不发生凝固或者加速血液凝固。外科手术时常用温热盐水纱布等进行压迫止血。这主要是因为纱布是异物，可激活因子 XII 和血小板；又因凝血过程为一系列的酶促反应，适当加温可使凝血反应加速。

三、纤维蛋白的溶解

正常情况下，组织损伤后所形成的止血栓在完成止血使命后将逐步溶解，从而保证血管的畅通，也有利于受损组织的再生和修复。止血栓的溶解主要依赖于纤维蛋白溶解系统（简称纤溶系统）。若纤溶系统活动亢进，可因止血栓的提前溶解而有重新出血的倾向；而纤溶系统活动低下，则不利于血管的再通而加重血栓栓塞。因此，生理情况下止血栓的溶解液化在空间与时间上也同样受到严格控制。

纤维蛋白被分解液化的过程称为纤维蛋白溶解（简称纤溶）。纤溶系统主要包括纤维蛋白溶解酶原（简称纤溶酶原，又称血浆素原）、纤溶酶（又称血浆素）、纤溶酶原激活物与纤溶抑制物。纤溶可分为纤溶酶原的激活与纤维蛋白（或纤维蛋白原）的降解两个基本阶段。

（一）纤溶酶原的激活

正常情况下，血浆中的纤溶酶是以无活性的纤溶酶原形式存在，只有在激活物的作用下，它才能转变成具有催化活性的纤溶酶。纤溶酶原主要由肝产生。

（二）纤维蛋白与纤维蛋白原的降解

纤溶酶属于丝氨酸蛋白酶，它最敏感的底物是纤维蛋白和纤维蛋白原。在纤溶酶作用下，纤维蛋白和纤维蛋白原可被分解为许多可溶性小肽，称纤维蛋白原降解产物。这些产物通常不再发生凝固，其中部分小肽还具有抗凝作用。

（三）纤溶抑制物

体内有多种物质可抑制纤溶系统的活性，主要有纤溶酶原激活物抑制物-1（PAI-1）和 α_2-抗纤溶酶（α_2-AP）。

第四节　血型和输血

一、血型与红细胞凝集

血型通常是指红细胞膜上特异性抗原的类型，这种抗原是由种系基因控制的多态性抗原，称为血型抗原。若将血型不相容的两个人的血液滴加在玻片上并使之混合，则红细胞可凝集成簇，这一现象称为红细胞凝集。在补体的作用下，可引起凝集的红细胞破裂。人体输入血型不相容的血液时，在血管内可发生红细胞凝集和溶血反应，甚至危及生命。血型相容是安全输血的前提。由于血型是由遗传决定的，血型鉴定对法医学和人类学的研究也具有重要的价值。

红细胞凝集的本质是抗原-抗体反应。红细胞膜上抗原的特异性取决于其抗原决定簇，这些抗原在凝集反应中被称为凝集原。根据红细胞血型抗原决定簇的生物化学结构可将其分为糖和多肽两类。人出生时，抗原决定簇为多肽的红细胞表面血型抗原已发育成熟，而决定簇为糖分子的血型抗原则在出生后逐渐发育成熟。能与红细胞膜上的凝集原起反应的特异抗体则称为凝集素。

白细胞和血小板也存在一些与红细胞相同的血型抗原，还具有自己特有的血型抗原。白细胞上最强的同种抗原是人类白细胞抗原（HLA），其基因定位于人类 6 号染色体。

自 1901 年 Landsteiner 发现第一个人类血型系统——ABO 血型系统以来，至今已发现 35 个不同的红细胞血型系统，抗原近 300 个。医学上较重要的血型系统是 ABO、Rh、MNSs、Lutheran、Kell、LewisDuff 和 Kidd 等。将血液输入血型不相容的受血者，可引起溶血性输血反应。这些血型系统中与临床关系最为密切的是 ABO 血型系统（表 3-2）和 Rh 血型系统。

（一）ABO 血型系统

根据红细胞膜上是否存在 A 抗原和 B 抗原可将血液分为四种 ABO 血型：红细胞膜上只含 A 抗原者为 A 型；只含 B 抗原者为 B 型；含有 A 与 B 两种抗原者为 AB 型；A 和 B 两种抗原均无者为 O 型。不同血型的人的血清中含有不同的抗体，但不会含有与自身红细胞抗原相对应的抗体。在 A 型血者的血清中，只含有抗 B 抗体；B 型血者的血清中只含有抗 A 抗体；AB 型血的血清中没有抗 A 和抗 B 抗体；而 O 型血的血清中则含有抗 A 和抗 B 两种抗体。

表 3-2　ABO 血型系统

血型	红细胞	血清
A 型	A 抗原	抗 B 抗体
B 型	B 抗原	抗 A 抗体
AB 型	A 和 B 抗原	无抗 A、抗 B 抗体
O 型	无 A、B 抗原	抗 A、抗 B 抗体

（二）Rh 血型系统

1. Rh 血型的发现和分布

1940 年 Landsteiner 和 Wiener 用恒河猴的红细胞重复多次注射入家兔体内，使家兔体内产生抗恒河猴红细胞的抗体，再用含这种抗体的家兔血清与人的红细胞混合，发现在白种人中约 85%的人的红细胞可被这种血清凝集，表明这些人的红细胞上具有与恒河猴红细胞同样的抗原，因此把这种血型称为 Rh 阳性血型；另有约 15%的人的红细胞不被这种血清凝集，称为 Rh 阴性血型。这一血型系统称为 Rh 血型系统。在我国各族人群中，汉族和其他大部分民族的人群中，Rh 阳性者约占 99%，Rh 阴性者只占 1%左右。

2. Rh 血型系统的抗原与分型

Rh 血型系统是红细胞血型中最复杂的一个系统。已发现 50 多种 Rh 抗原（也称 Rh 因子），其中与临床关系密切的是 D、E、C、c、e 五种。Rh 抗原是由位于 1 号染色体短臂（1 p34.1-p36）上的两个紧密连锁的基因所编码，其中一个编码 D 抗原（RhD），另一个编码 Cle 和 E/e 抗原（RhCE）。Rh 抗原的特异性决定于蛋白质的氨基酸序列。

3. Rh 血型的特点及其临床意义

与 ABO 系统不同，人的血清中不存在抗 Rh 的天然抗体，只有当 Rh 阴性者在接受 Rh

阳性的血液后，才会通过体液性免疫产生抗 Rh 的免疫性抗体。输血后 2～4 月血清中抗 Rh 抗体的水平达到高峰。因此，Rh 阴性受血者在第一次接受 Rh 阳性血液的输血后，一般不产生明显的输血反应，但在第二次或多次输入 Rh 阳性的血液时，即可发生抗原-抗体反应，输入的 Rh 阳性红细胞将被破坏而发生溶血。值得指出的是，即使是缺乏 D 抗原的 Rh 阴性者，也可能因为其他 Rh 抗原的存在而出现输血反应。

　　Rh 系统与 ABO 系统之间的另一个不同点是抗体的特性。Rh 系统的抗体主要是 lgG，因其分子较小，因而能透过胎盘。当 Rh 阴性的孕妇怀有 Rh 阳性的胎儿时，Rh 阳性胎儿的少量红细胞或 D 抗原可进入母体，使母体产生免疫性抗体，主要是抗 D 抗体。这种 IgG 型抗体可透过胎盘进入胎儿的血液，使胎儿的红细胞发生溶血，造成新生儿溶血性贫血，严重时可导致胎儿死亡。由于一般只有在妊娠末期或分娩时才有足量的胎儿红细胞进入母体，而母体血液中的抗体的浓度是缓慢增加的，故 Rh 阴性的母体怀第一胎 Rh 阳性的胎儿时，很少出现新生儿溶血的情况；但在第二次妊娠时，母体内的抗 Rh 抗体可进入胎儿体内而引起新生儿溶血（图 3-5）。若在 Rh 阴性母亲生育第一胎后，及时输注特异性抗 D 免疫球蛋白，中和进入母体的 D 抗原，以避免 Rh 阴性母亲致敏，可预防第二次妊娠时新生儿溶血的发生。

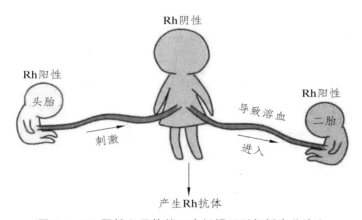

图 3-5　Rh 阴性血母体第二次妊娠可引起新生儿溶血

二、血量和输血原则

（一）血　量

　　血量是指全身血液的总量。全身血液的大部分在心血管系统中快速循环流动，称为循环血量，小部分血液滞留在肝、肺、腹腔静脉和皮下静脉丛内，流动很慢，称为储存血量。在运动或大出血等情况下，储存血量可被动员释放出来，以补充循环血量。正常成年人的血液总量相当于体重的 7%～8%，即每千克体重有 70～80 mL 血液。因此，体重为 60 kg 的人，血量为 4.2～4.5 L。

（二）输血原则

输血已成为治疗某些疾病、抢救伤员生命和保证一些手术得以顺利进行的重要手段。但若输血不当或发生差错，就会给患者造成严重的损害，甚至引起死亡。人类的输血治疗历史经历了从蒙昧到科学的艰难探索。为了保证输血的安全和提高输血的效果，必须遵守输血的原则，注意输血的安全有效和节约。

在准备输血时，首先必须鉴定血型，保证供血者与受血者的 ABO 血型相合。对于生育年龄的妇女和需要反复输血的患者，还必须使供血者与受血者的 Rh 血型相合，特别要注意 Rh 阴性受血者产生抗 Rh 抗体的情况。

输血最好坚持同型输血。即使在 ABO 系统血型相同的人之间进行输血，输血前也必须进行交叉配血试验，把供血者的红细胞与受血者的血清进行配合试验，称为交叉配血主侧，检测受血者体内是否存在针对供血者红细胞的抗体；再将受血者的红细胞与供血者的血清作配合试验，称为交叉配血次侧，检测供血者体内是否存在针对受血者红细胞的抗体。这样，既可检验血型鉴定是否有误，又能发现供血者和受血者的红细胞或血清中是否还存在其他不相容的血型抗原或血型抗体。如果交叉配血试验的两侧都没有发生凝集反应，即为配血相合，可以进行输血；如果主侧发生凝集反应，则为配血不合，受血者不能接受该供血者的血液；如果主侧不发生凝集反应，而次侧发生凝集反应称为配血基本相合，这种情况可见于将 O 型血输给其他血型的受血者或 AB 型受血者接受其他血型的血液。由于输血时首先考虑供血者的红细胞不被受血者血清所凝集破坏，故在缺乏同型血源的紧急情况下可输入少量配血基本相合的血液（<200 mL），但血清中抗体效价不能太高（<1：200），输血速度也不宜太快，并在输血过程中应密切观察受血者的情况，如发生输血反应，必须立即停止输注。

以往曾把 O 型血的人称为"万能供血者"，认为他们的血液可输给其他任何 ABO 血型的人，现在认为这种说法是不可取的。因为 O 型血的红细胞上虽然没有 A 和 B 抗原，不会被受血者的血浆所凝集，但 O 型血的血浆中存在抗 A 和抗 B 抗体，这些抗体能与其他血型受血者的红细胞发生凝集反应。当输入的血量较大时，供血者血浆中的抗体未被受血者的血浆足够稀释时，受血者的红细胞会被广泛凝集。另外，也曾把 AB 血型的人称为"万能受血者"，认为 AB 型的人可接受其他任何 ABO 血型供血者的血液，这种说法同样也是不可取的。

随着医学和科学技术的进步，血液成分分离机的广泛应用以及分离技术和成分血质量的不断提高，输血疗法已从原来的全血输血发展为成分输血。成分输血是把人血中的各种不同成分，如红细胞、粒细胞、血小板和血浆，分别制备成高纯度或高浓度的制品，再输注给患者。不同的患者对输血有不同的要求，严重贫血患者主要是红细胞量不足，总血量不一定减少，故适宜输注浓缩红细胞悬液；大面积烧伤患者主要是由于创面渗出使血浆大量丢失，因此适宜输入血浆或血浆代用品，如右旋糖酐溶液等；对各种出血性疾病的患者，可根据疾病的情况输入浓缩的血小板悬液或含凝血因子的新鲜血浆，以促进止血或凝血过程。因此，倡导成分输血可增强治疗的针对性，提高疗效，减少不良反应，且能节约血源。

由于异体输血存在艾滋病、乙型肝炎、疟疾等血液传染性疾病传播的潜在危险，异体输血也可因移植物的抗宿主反应导致受血者的免疫功能下降，而采用自体输血不仅可避免异体输血的不良反应及并发症，还可扩大血源。自体输血是采用患者自身血液成分，以满足本人手术或紧急情况下需要的一种输血疗法。采用自体输血时可于手术前若干日内定期反复采血贮存以备手术之需；也可临近手术前进行自体采血，并在使用血浆代用品维持患者正常血容量的条件下开展手术，然后在需要时输还患者。此外，还可在手术过程中无菌收集出血，经适当处理后回输患者。自体输血是一种值得推广的安全输血方式。

课后思考题

1. 根据红细胞生成的过程和调节机制，试分析哪些原因可引起贫血？并简述其引起贫血的机制。

2. 试述临床上给患者大量输液时为什么采用等渗溶液的原因。

3. 为什么临床上常给予冠心病患者小剂量的阿司匹林以预防血栓形成？

4. 根据凝血-纤溶原理及其生理性调控机制，试分析哪些原因可引起出血性疾病？并简述其引起出血的机制。

5. 请比较 ABO 血型和 Rh 血型的特点，并分析因母子 ABO 血型不合和 Rh 血型不合所致新生儿溶血的临床特点。

6. 某患儿 1 岁，出生后全身皮肤常出现淤点、瘀斑现象，近一个月来多次发生鼻出血，双亲为近亲婚配，家系中均无类似出血情况。实验室检查发现，患儿外周血中血小板计数正常，出血时间延长，凝血时间正常，血小板对 ADP 和凝血酶诱导的聚集反应降低，血小板膜表面糖蛋白 II b 显著降低，基因诊断证实糖蛋白 b（GP II b）基因突变。试简要解释：

（1）该患儿血小板计数正常，为什么会出血时间延长？

（2）该患儿出血时间延长，为什么凝血时间正常？

（3）该患儿为什么对 ADP 和凝血酶诱导的聚集反应降低？

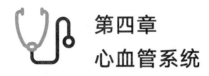

第四章
心血管系统

脉管系统是封闭的管道系统，包括心血管系统和淋巴系统。心血管系统包括心、动脉、毛细血管和静脉，血液在其中循环流动；淋巴系统包括淋巴管道、淋巴器官和淋巴组织，淋巴沿淋巴管道向心流动，最后汇入静脉，因此淋巴管道可视为静脉的辅助管道。本章主要讲述心血管系统。

第一节　心血管系统的组成

一、心血管系统的组成

心血管系统包括心、动脉、毛细血管和静脉。

1. 心

心是连接动、静脉的枢纽和心血管系统的"动力泵"，主要由心肌构成，且具有内分泌功能。心内部被心间隔分为互不相通的左、右两半，每半又各分为心房和心室，故心有四个腔：左心房、左心室、右心房和右心室。同侧心房和心室借房室口相通。心房接受静脉，心室发出动脉。在房室口和动脉口处均有瓣膜，它们颇似泵的阀门，可顺流而开启，逆流而关闭，保证血液定向流动。

2. 动　脉

动脉是运送血液离心的管道。动脉管壁较厚，可分为3层：内膜菲薄，腔面为一层内皮细胞，能减少血流阻力；中膜较厚，含平滑肌、弹性纤维和胶原纤维，大动脉以弹性纤维为主，中、小动脉以平滑肌为主；外膜由疏松结缔组织构成，含胶原纤维和弹性纤维，可防止血管过度扩张。动脉壁的结构与其功能密切相关。大动脉中膜弹性纤维丰富，有较大的弹性，心室射血时，管壁被动扩张；心室舒张时，管壁弹性回缩，推动血液继续向前流动。中、小动脉，尤其是小动脉的中膜平滑肌可在神经体液调节下收缩或舒张以改变管腔大小，从而影响局部血流量和血流阻力。动脉在行程中不断分支，越分越细，最后移行为毛细血管。

3. 毛细血管

毛细血管是连接动、静脉末梢间的管道，管径一般为 6~8 μm，管壁主要由一层内皮细胞和基膜构成。毛细血管彼此吻合成网，除角膜、晶状体、毛发、软骨、牙釉质和被覆上皮外，遍布全身各处。毛细血管数量多，管壁薄，通透性大，管内血流缓慢，是血液与组织液进行物质交换的场所。

4. 静　脉

静脉是运送血液回心的血管。小静脉由毛细血管汇合而成，在向心回流过程中不断接受属支，逐渐汇合成中静脉、大静脉，最后注入心房。静脉管壁也可以分内膜、中膜和外膜三层，但其界线常不明显。与相应的动脉比较，静脉管壁薄，管腔大，弹性小，容血量较大。在神经体液调节下，血液沿心血管系统循环不息。血液由左心室泵出，经主动脉及其分支到达全身毛细血管，血液在此与周围的组织、细胞进行物质和气体交换，再通过各级静脉，最后经上、下腔静脉及心冠状窦返回右心房，这一循环途径称为体循环（大循环）。血液由右心室搏出，经肺动脉干及其各级分支到达肺泡毛细血管进行气体交换，再经肺静脉进入左心房，这一循环途径称为肺循环（小循环）。体循环和肺循环同时进行，体循环的路程长，流经范围广，以动脉血滋养全身各部，并将全身各部的代谢产物和二氧化碳运回心。肺循环路程较短，只通过肺，主要使静脉血转变成氧饱和的动脉血。

二、心

心主要由心肌构成，主要功能是为血液流动提供动力，将血液运行至身体各个部分。

（一）心的位置、外形及构造

心位于胸腔的中纵隔内，约三分之二在正中线左侧（图 4-1）。心如一倒置的、前后略扁的圆锥体，其外形可分胸肋面、膈面、左缘、右缘和下缘（即：一尖、一底、二面和三缘）。心尖钝圆，朝向左前下方，与胸前壁邻近。心底较宽，有大血管由此出入，朝向右后上方，与食管等后纵隔的器官相邻。心的胸肋面（前面），朝向前上方，大部分由右心房和右心室构成，一小部由左心耳和左心室构成。膈面（下面），几呈水平位，朝向下方并略朝向后，隔心包与膈毗邻，大部分由左心室构成，一小部由右心室构成。

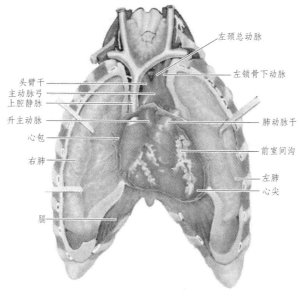

图 4-1　心的位置

（二）心腔的结构

心是一中空的肌性器官，内有四腔：后上部为左心房、右心房，二者之间有房间隔分隔；前下部为左心室、右心室，二者间隔以室间隔（图4-2、图4-3）。正常情况下，因房、室间隔的分隔，左半心与右半心不直接交通，但每个心房可经房室口通向同侧心室。心房接纳静脉，心室发出动脉。

1. 右心房

右心房有三个入口，一个出口。入口即上、下腔静脉口和冠状窦口。冠状窦口为心壁冠状静脉血回心的主要入口。出口即右房室口。

2. 右心室

右心室有出入二口，入口即右房室口，其周缘附有三块叶片状瓣膜，称三尖瓣，按位置分别称前瓣、后瓣、隔瓣。瓣膜垂向室腔，并借腱索与心室壁上的乳头肌相连。出口称肺动脉口，其周缘有三个半月形瓣膜，称肺动脉瓣，阻止血液逆流入心室。

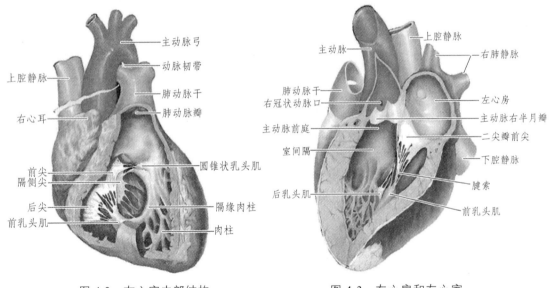

图 4-2　右心室内部结构　　　　　图 4-3　左心房和左心室

3. 左心房

左心房构成心底的大部分，有四个入口，一个出口。在左心房后壁的两侧，各有一对肺静脉口，为左右肺静脉的入口；左心房的前下有左房室口，通向左心室。左心房前部向右前突出的部分，称左心耳。

4. 左心室

左心室有出入二口。入口即左房室口，周缘附有二尖瓣，它们也通过腱索分别与前、后乳头肌相连。出口为主动脉口，位于左房室口的右前上方，周缘附有半月形的主动脉瓣，防止血液向左心室逆流。

（三）心的传导系统

心壁内有特殊心肌纤维组成的传导系统，其功能是发生冲动并传导到心各部，使心房肌和心室肌按一定的节律收缩。这个系统包括：窦房结、房室结、房室束、位于室间隔两侧的左右房室束分支，以及分布在心室乳头肌和心室壁的许多细支（图 4-4）。其中窦房结位于右心房心外膜深部，其余的部分均分布在心内膜下层，由结缔组织把它们和心肌膜隔开。

窦房结是心节律性活动的起搏点，位于上腔静脉口附近右心房壁的心外膜下。窦房结发出冲动，传至心房肌，使心房肌收缩，同时向下传至房室结。房室结位于房间隔下部右侧心内膜下，房室结的前下端续为房室束。房室束于室间隔上部分为左束支和右束支，分别沿室间隔左、右侧心内膜下向下走行，并在心内膜深面交织成浦肯野纤维网，分布于心室肌。

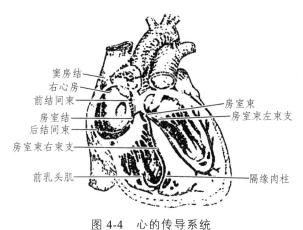

图 4-4　心的传导系统

心的传导系统主要有三型细胞：① 起搏细胞（P 细胞），存在于窦房结和房室结，细胞较小，呈梭形或多边形，是心肌兴奋的起搏点；② 移行细胞，主要存在于窦房结和房室结的周边及房室束，起传导冲动的作用；③ 浦肯野纤维细胞，这种细胞比心肌纤维短而宽，能快速传导冲动。

（四）心间隔

心的间隔把心分隔为容纳动脉血的左半心和容纳静脉血的右半心，它们之间互不相通。左、右心房之间为房间隔，左、右心室之间为室间隔，右心房与左心室之间为房室隔（图4-5、图 4-6）。

1. 房间隔

房间隔又名房中隔，位于左、右心房之间，房间隔向左前方倾斜，由两层心内膜中间夹心房肌纤维和结缔组织而构成，其前缘与升主动脉后面相适应，稍向后弯曲，后缘邻近心表面的后房间沟。房间隔右侧面中下部有卵圆窝，是房间隔最薄弱处。

2. 室间隔

室间隔又名室中隔，位于左、右心室之间，呈45°倾斜，室间隔上方呈斜位，随后向下至心尖呈顺时针方向作螺旋状扭转，其前部较弯曲，后部较平直，这种扭曲使室间隔中部明显凸向右心室，凹向左心室。室间隔可分为肌部和膜部两部分。

3. 房室隔

房室隔为房间隔和室间隔之间的过渡、重叠区域，其上界是间隔上的二尖瓣环，下界为三尖瓣隔侧尖附着缘；前界右侧为室上嵴，左侧为主动脉右瓣环；后界为冠状窦口前缘至隔侧尖的垂线。房室隔右侧面全部属于右心房，左侧面则属左心室流入道后部和流出道前部，大致呈前窄后宽的三角形。房室隔前部的膜部后下缘处主要有房室束，它与隔侧瓣尖附着缘相交叉；在前部后端，中心纤维体的右侧有房室结。

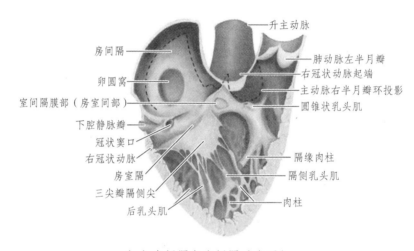

（a）房间隔与室间隔（右面）

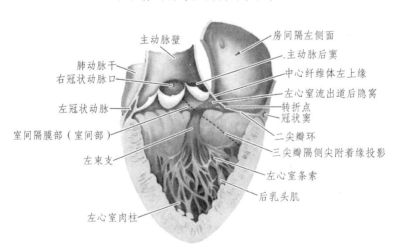

（b）房间隔与室间隔（左面）

图 4-5　房间隔与室间隔

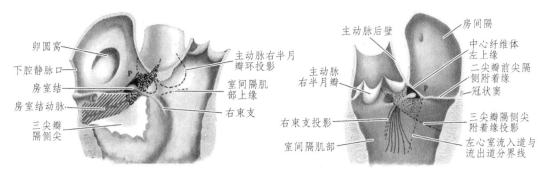

| （a）房室隔右侧面示意图 | （b）房室隔左侧面示意图 |

图 4-6　房室隔

（五）心的血管

心的血液供应来自左、右冠状动脉；回流的静脉血，绝大部分经冠状窦汇入右心房，部分直接流入右心房；极少部分流入左心房和左右心室。心本身的循环称为冠状循环。

1. 冠状动脉

（1）左冠状动脉：起于主动脉的主动脉左窦，主干很短，约 5～10 mm，向左行于左心耳与肺动脉干之间，然后分为前室间支和旋支。左冠状动脉主干的分叉处常发出对角支，向左下斜行，分布于左心室前壁，粗大者也可至前乳头肌。

（2）右冠状动脉：起于主动脉的冠状动脉右窦，行于右心耳与肺动脉干之间，再沿冠状沟右行，绕心锐缘至膈面的冠状沟内。一般在房室交点附近或右侧，分为后室间支和右旋支。右冠状动脉一般分布于右房、右室前壁大部分、右室侧壁和后壁的全部，左室后壁的一部分和室间隔后 1/3，包括左束支的后半以及房室结和窦房结。右冠状动脉的分支有：窦房结支、右缘支、后室间支、右旋支、右房支和房室结支。

2. 心的静脉

心的静脉可分为浅静脉和深静脉两个系统。浅静脉起于心肌各部，在心外膜下汇合成网、干，最后大部分静脉血由冠状窦收集汇入右心房。冠状窦的主要属支有心大、中、小静脉，此外冠状窦还收集一些零星的小静脉属支；亦有些小静脉可以直接注入心腔。深静脉也起于心肌层，直接汇入心腔，以回流至右心房者居多。图 4-7 为心的静脉模式图。

（六）心　包

心包是包裹心和出入心的大血管根部的圆锥形纤维浆膜囊，分内、外两层，外层是纤维心包，内层为浆膜心包（图 4-8）。

1. 纤维心包

纤维心包由坚韧的纤维性结缔组织构成，上方包裹出入心的升主动脉、肺动脉干、上腔静脉和肺静脉的根部，并与这些大血管的外膜相续。下方附着于膈的中心腱。

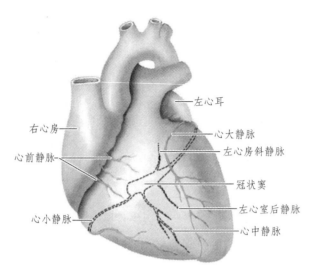

图 4-7 心的静脉模式图（前面观）

左心耳
右心房
心大静脉
左心房斜静脉
心前静脉
冠状窦
左心室后静脉
心小静脉
心中静脉

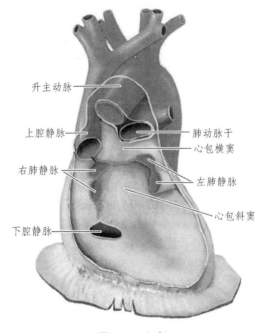

图 4-8 心包

升主动脉
上腔静脉
肺动脉干
心包横窦
右肺静脉
左肺静脉
心包斜窦
下腔静脉

2. 浆膜心包

浆膜心包位于心包囊的内层，又分脏、壁两层。壁层衬贴于纤维心包的内面，与纤维心包紧密相贴。脏层包于心肌的表面，形成心外膜。脏、壁两层在出入心的大血管的根部互相移行，两层之间的潜在性腔隙称心包腔，含少量浆液起润滑作用。

三、血　管

血管分为动脉、静脉和毛细血管 3 类。动脉和静脉可分为大、中、小三级。

(一) 动 脉

输送血液离开心的血管均称为动脉。由左心室发出的主动脉及各级分支运送动脉血；而由右心室发出的肺动脉干及其分支则输送静脉血。动脉干的分支离开主干进入器官前的段称为器官外动脉，入器官后的一段称为器官内动脉。

器官外动脉分布的一些基本规律如下：① 动脉的配布与人体的结构相适应，人体左、右对称，动脉的分支亦左、右对称。② 每一大局部（头颈、躯干和上、下肢）都有 1～2 条动脉干。③ 躯干部在结构上有体壁和内脏之分，动脉亦分为壁支和脏支，其中壁支仍保留着原始的分节状态，如肋间后动脉、腰动脉等。④ 动脉常有静脉和神经伴行，构成血管神经束，有的还包有结缔组织鞘，四肢的血管神经束的行程多与长骨平行。⑤ 动脉在行程中多居于身体的屈侧、深部或安全隐蔽的部位，如由骨、肌和筋膜所形成的沟或管内，因此不易受到损伤。⑥ 动脉常以最短的距离到达它所分布的器官，但也有个别的例外，如睾丸动脉，此种特殊情况可以从胚胎发育中得到解释。⑦ 动脉分布的形式与器官的形态有关。容积经常发生变化的器官如胃、肠等，其动脉多先在器官外形成弓状的血管吻合，再分支进入器官内部。一些位置较固定的实质性器官如肝、肾等，动脉常从其凹侧穿入，血管出入的这些部位常称为"门"。⑧ 动脉的管径有时不完全取决于它所供血器官的大小，而与该器官的功能有关。例如，肾动脉的管径就大于营养绝大部分小肠和部分结肠的肠系膜上动脉，这与肾的泌尿功能有关。图 4-9 为躯干部动脉分布模式图。

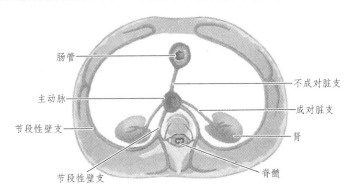

图 4-9　躯干部动脉分布模式图

1. 体循环的动脉

主动脉是体循环的动脉主干。主动脉由左心室发出，其起始段为升主动脉，自起始处向右前上方斜行，达右侧第 2 胸肋关节高度移行为主动脉弓。升主动脉发出左、右冠状动脉。主动脉弓呈弓形弯向左后方，至第 4 胸椎体的下缘向下移行为降主动脉。从主动脉弓上发出的分支由右向左分别为头臂干、左颈总动脉和左锁骨下动脉。头臂干为一粗短的干，起始后向右上方斜行至右胸锁关节的后方分为右颈总动脉和右锁骨下动脉。主动脉弓壁的外膜下有丰富的神经末梢，可感受血压的变化，称为压力感受器。主动脉弓的下方，靠近动脉韧带处有 2～3 个粟粒样的小体，称为主动脉小球，是化学感受器，可感受血液中二氧化碳分压、氧分压和氢离子浓度的变化。降主动脉为主动脉弓的延续，自第 4 胸椎体的下缘至第 4 腰椎体的下缘。降主动脉在第 12 胸椎高度穿膈的主动脉裂孔处被分为上方的胸主动脉和下方的腹主动脉两部分。腹主动脉行至第4腰椎体的下缘处分为左、右髂总动脉。图4-10为胸主动脉及其分支，图4-11为腹主动脉及其分支。

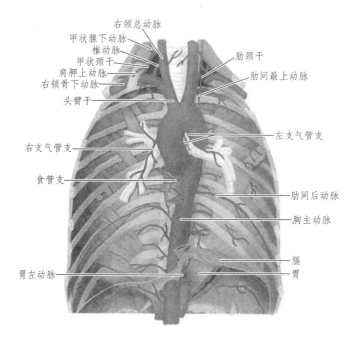

图 4-10 胸主动脉及其分支

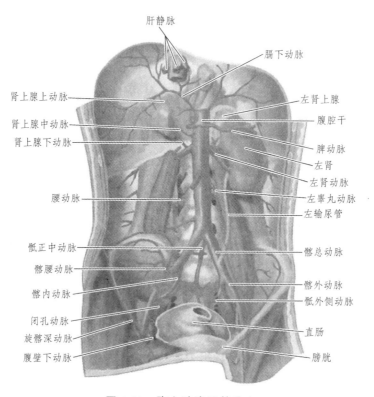

图 4-11 腹主动脉及其分支

（二）静　脉

静脉是运送血液回心的血管，起始于毛细血管，止于心房，在向心汇集的过程中，接受各级属支，逐渐增粗。静脉的数量比动脉多，与伴行的动脉相比，静脉管壁薄而柔软，管径较粗，弹性也小，压力较低，血流缓慢。标本上的静脉管壁塌陷，常含有淤血。在结构和配布方面，静脉有下列特点：① 静脉瓣成对，半月形，游离缘朝向心（图 4-12）。静脉瓣有保证血液向心流动和防止血液逆流的作用。受重力影响较大的四肢静脉的瓣膜多，而躯干较大的静脉少或无瓣膜。② 体循环静脉分为浅、深静脉。浅静脉位于皮下浅筋膜内，又称皮下静脉。浅静脉多不与动脉伴行，最后注入深静脉。临床上常经浅静脉注射、输液、输血、采血和插入导管等。深静脉位于深筋膜深面，与动脉和神经伴行，又称伴行静脉。深静脉的名称和行程与伴行动脉相同，引流范围与伴行动脉的分布范围大体一致。③ 静脉的吻合比较丰富。浅静脉在手和足等部位吻合成静脉网，深静脉环绕容积经常变动的脏器（如膀胱、子宫和直肠等）形成静脉丛。在器官扩张或受压的情况下，静脉丛仍能保证血流通畅。浅静脉之间、深静脉之间和浅、深静脉之间都存在丰富的交通支，这有利于侧支循环的建立。④ 结构特殊的静脉包括硬脑膜窦和板障静脉。硬脑膜窦位于颅内，无平滑肌，无瓣膜，故外伤时出血难以止血。板障静脉（图 4-13）位于板障内，无瓣膜，借导血管连接头皮静脉和硬脑膜窦。

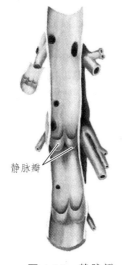

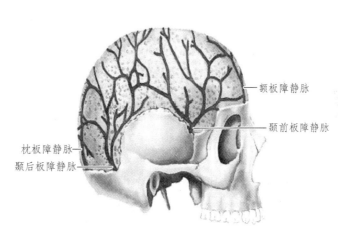

额板障静脉

颞前板障静脉

枕板障静脉

颞后板障静脉

静脉瓣

图 4-12　静脉瓣　　　　　图 4-13　板障静脉

静脉血回流的因素：静脉瓣顺血流开放，逆血流关闭，是保证静脉血回流的重要装置；心舒张时心室吸引心房和大静脉的血液。如果心收缩力显著减弱，心室排空不完全，则静脉血回流减少；吸气时，胸膜腔负压加大，胸腔内大静脉内压降低，从而促进静脉血回流；脏器运动和动脉搏动有助于静脉血回流。体位改变也对静脉血回流产生影响。静脉血回流受阻可引起组织水肿，表现为体表组织凹陷性水肿、器官肿大、胸膜腔和腹膜腔积液等。

全身的静脉分为肺循环的静脉和体循环的静脉。

第二节　心血管系统的功能

脉管系统是个相对封闭的管道系统，包括起主要作用的心血管系统和起辅助作用的淋巴系统。心血管系统由心、血管和存在于心腔与血管内的血液组成，血管部分又由动脉、毛细血管和静脉组成。在整个生命活动过程中，心脏不停地跳动，推动血液在心血管系统内循环流动，称为血液循环。血液循环的主要功能是完成体内的物质运输：运送细胞新陈代谢所需的营养物质和 O_2 到全身，以及运送代谢产物和 CO_2 到排泄器官。此外，由内分泌细胞分泌的各种激素及生物活性物质也通过血液循环运送到相应的靶细胞，实现机体的体液调节；机体内环境理化特性相对稳定的维持以及血液的防卫免疫功能的实现都要依赖于血液的循环流动。循环功能一旦发生障碍，机体的新陈代谢便不能正常进行，一些重要器官将受到严重损害，甚至危及生命。淋巴系统由淋巴管和淋巴器官组成，外周淋巴管收集部分组织液而形成淋巴液，淋巴液沿淋巴管向心流动汇入静脉血液。循环系统的活动受神经和体液因素的调节，且与呼吸、泌尿、消化、神经和内分泌等多个系统相互协调，从而使机体能很好地适应内、外环境的变化。

心脏的节律性收缩和舒张对血液的驱动作用称为心脏的泵功能或泵血功能，是心脏的主要功能。心脏收缩时将血液射入动脉，并通过动脉系统将血液分配到全身各组织；心脏舒张时则通过静脉系统使血液回流到心脏，为下一次射血做准备。正常成年人安静时，心脏每分钟可泵出血液 5~6 L。

一、心动周期

心脏舒张时内压降低，腔静脉血液回流入心，心脏收缩时内压升高，将血液泵到动脉。心脏每收缩和舒张一次构成一个机械活动周期，称为心动周期。心房与心室的心动周期均包括收缩期和舒张期。由于心室的收缩是推动血流的主要力量，因此习惯上以心室舒缩的起止作为心动周期的标志，把心室的收缩期叫作收缩期，心室的舒张期叫作舒张期。

心动周期持续的时间与心率有关。如以成年人平均心率 75 次/min 计，每一心动周期平均为 0.8 s，其中心房收缩期平均为 0.1 s，舒张期平均为 0.7 s。心室收缩期平均为 0.3 s，舒张期平均为 0.5 s。一个心动周期中首先是两心房收缩，继而心房开始舒张，不久后两心室收缩，随后心室也进入舒张期，在心室舒张的后期心房又开始收缩。在心室舒张的前 0.4 s 期间，心房也处于舒张期，这一时期也称为全心舒张期。左右两心房、两心室的活动几乎是同步的，但心房和心室不能同时收缩，以保证泵血的正常。图 4-14 为心动周期的时间分配。

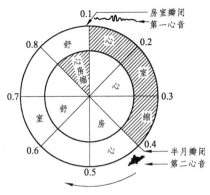

图 4-14　心动周期的时间分配

在一个心动周期中，对于心房和心室，收缩期均短于舒张期。这一特点的生理意义在于：① 使心脏有足够的时间接纳由静脉回流的血液，保证其收缩前的充盈；② 使心脏得到充分休息，利于持久工作。因此，心率增快时心动周期持续时间缩短，收缩期和舒张期也均相应缩短，但以舒张期缩短的比例较大。此时心肌收缩的工作时间相对延长，而休息时间相对缩短，不利于心脏的持久活动。图 4-15 为心动周期中心房和心室活动的顺序和时间关系。

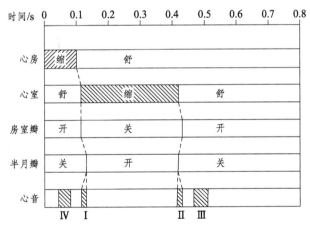

图 4-15　心动周期中心房和心室活动的顺序和时间关系

心动周期各时相心室内压、心室容积、血流与瓣膜活动的变化，如以心室的舒缩活动为中心，整个心动周期按 7 个时相进行活动，即：等容收缩期、快速射血期、减慢射血期、等容舒张期、快速充盈期、减慢充盈期、心房收缩期。

二、心脏泵血

心脏泵血是一种周期性活动，以心肌电活动为基础的心肌的机械收缩和舒张是心脏行使泵血功能的前提条件。其基本原理是由于心脏节律性收缩和舒张建立起的心脏房、室之间以及心室与动脉之间的压力梯度，再加上房室瓣与动脉瓣的定向开启，从而推动血液沿一定方向循环流动。

（一）心脏的泵血过程

左、右心室的泵血过程相似，但右心室内压变化幅度小于左心室。

1. 心室收缩期

心室收缩期可分为等容收缩期和射血期两个时相，射血期又分为快速射血期和减慢射血期。

（1）等容收缩期。心室收缩时，心室内压急剧上升，至超过心房内压时，左右心室内血液即出现向心房反流的倾向，分别推动左右房室瓣使其关闭。因此，从房室瓣关闭开始至主动脉瓣开启之前的这段时期，称为等容收缩期，历时约 0.05 s。

（2）射血期。

① 快速射血期。心室肌继续收缩，张力增高，当心室内压上升至超过主动脉压和肺动脉压时，两侧半月瓣被冲开，大量血液射入主动脉和肺动脉并很快达到最大速率。此时，心室容积明显缩小，室内压升至顶峰，称快速射血期。随着大量血液进入主动脉和肺动脉，其内压也随之迅速升高。此期历时约 0.1 s，占射血期总时间的 1/3，射出的血量占总射血量的 2/3。

② 减慢射血期。由于心室内血量减少以及心室肌收缩强度减弱，心室内压和动脉压都由峰值逐步下降，射血速度减慢，故称此期为减慢射血期，持续约 0.15 s。在此期中期或稍后，心室内压将略低于主动脉内压，但因心室内血液具有较高的动能，故心室收缩的总能量（压力能量加动能）仍然高于主动脉中的总能量水平，使血液得以继续从心室射出，然后进入心室舒张期。

2. 心室舒张期

心室舒张期可分为等容舒张期和心室充盈期，后者又可分为快速充盈期、减慢充盈期和心房收缩期。

（1）等容舒张期。

心室开始舒张后，射血停止，心室内压急速下降。左心室压原已略低于主动脉压，而右心室压迅速降至低于肺动脉压，此时两侧半月瓣迅速关闭，以阻止血液倒流入心室。但室内压仍明显高于心房压，故房室瓣依然处于关闭状态，心室又成为封闭的腔室。从半月瓣关闭到房室瓣开放这段时间内，心室内压迅速下降，而心室容积基本保持不变，故称等容舒张期，历时为 0.06~0.08 s。

（2）心室充盈期。

① 快速充盈期。当室内压下降至低于心房压时，血液将顺着房-室压力梯度冲开房室瓣，从心房快速流入心室，心室容积迅速增大，称快速充盈期，持续约 0.11 s。此期心室内压降至最低，明显低于心房内压，流入心室的血量约占总充盈量的 2/3。

② 减慢充盈期。随着心室内血液的快速充盈，静脉内血液经心房回流入心室的速度逐渐减慢，仅有少量血液进入心室，房-室压力差减小，但心室容积将进一步缓慢增大，这一段时间称为减慢充盈期，历时约 0.22 s。

③ 心房收缩期。在心室舒张期末，心房开始收缩，心房内压的升高可将残留的血液射入心室，使心室的充盈度进一步增加 10%~30%，心室压力也出现一个小的升高。此期中

心室容积达到最大，历时约 0.1 s。表 4-1 为心动周期中心腔内压力、瓣膜、血流和容积的变化情况。

表 4-1　心动周期中心腔内压力、瓣膜、血流和容积的变化

心动周期	心室内压	压力比较	房室瓣	动脉瓣	血流方向	心室容积
等容收缩期	迅速升高	P 房<P 室<P 主	关	关	无血液流动	不变
快速射血期	增至最高	P 房<P 室>P 主	关	开	心室→动脉	快速减小
减慢射血期	下降	P 房<P 室<P 主	关	开	心室→动脉	减至最小
等容舒张期	迅速降低	P 房<P 室<P 主	关	关	无血液流动	不变
快速充盈期	降至最低	P 房>P 室<P 主	开	关	心房→心室	快速增大
减慢充盈期	升高	P 房>P 室<P 主	开	关	心房→心室	增大
心房收缩期	升高	P 房>P 室<P 主	开	关	心房→心室	增至最大

（二）心脏泵功能的评定

心脏泵功能的正常与否，以及增强或减弱，是医疗实践以及实验研究工作中经常遇到的问题。因此，需要通过一定的方法和指标来测量和评定心脏泵血功能，常用的指标是心脏输出量和心脏做功量。

1. 心脏输出量

心脏在循环系统中所起的主要作用就是泵出血液以适应机体新陈代谢的需要，因此心脏输出的血液量是衡量心脏功能的基本指标。

（1）每搏输出量和射血分数。

一次心跳由一侧心室射出的血液量，称每搏输出量，简称搏出量。心室舒张末期充盈量最大，此时心室的容量称为舒张末期容量。心室射血期末，容积最小，此时心室容量称为收缩末期容量。故：

$$每搏输出量 = 舒张末期容量 - 收缩末期容量$$

在安静状态下，正常成年人左心室舒张末期容积约为 125 mL，收缩末期容积约为 55 mL，故搏出量约为 70 mL。可见，每一次心跳，心室内血液并没有全部射出。搏出量占心室舒张末期容积的百分比，称为射血分数。健康成年人搏出量较大时，射血分数为 55% ~ 65%。

在评定心泵血功能时，单纯用搏出量作指标，而不考虑心室舒张末期容积，是不全面的。正常情况下，搏出量始终与心室舒张末期容积相适应，即当心室舒张末期容积增大时，搏出量也相应增加，射血分数基本不变。但是，在心室异常扩大、心室功能减退的情况下，搏出量可能与正常人没有明显差别，但它并不与已经增大的舒张末期容积相适应，此时射血分数明显下降。若此时单纯依据搏出量来评定心泵血功能，则可能做出错误判断。通常用射血分数衡量心脏泵功能较单纯使用搏出量更为科学。

（2）每分输出量和心指数。

一侧心室每分钟射出的血液量，称每分输出量，简称心输出量。左右两心室的输出量基本相等。

心输出量 = 心率 × 搏出量

心输出量与机体新陈代谢水平相适应，可因性别、年龄及其他生理情况而不同。如健康成年男性静息状态下，心率平均为 75 次/min，搏出量约为 70 mL（60～80 mL），心输出量为 5 L/min（4.5～6.0 L/min）。女性比同体重男性的心输出量约低 10%，青年时期心输出量高于老年时期。心输出量在剧烈运动时可高达 25～35 L/min，麻醉情况下则可降至 2.5 L/min。

身体矮小的人和高大的人，新陈代谢总量不尽相同，因此，用输出量的绝对值作为指标进行不同个体之间心功能的比较，是不全面的。群体调查资料表明，人体静息时的心输出量和基础代谢率一样，并不与体重成正比，而是与体表面积成正比。

因此为了比较不同个体的心功能，常采用以单位体表面积（m²）计算的心输出量，即心指数。中等身材的成年人体表面积约为 1.6～1.7 m²，安静和空腹情况下心输出量约 5～6 L/min，故心指数约为 3.0～3.5 L/（min·m²）。安静和空腹情况下的心指数，称为静息心指数，是分析比较不同个体心功能时常用的评定指标。

心指数随不同条件而不同。年龄在 10 岁左右时，静息心指数最大，可达 4 L/（min·m²）以上，以后随年龄增长而逐渐下降，到 80 岁时，静息心指数接近 2 L/（min·m²）。肌肉运动时，心指数随运动强度的增加而成比例地增高。妊娠、情绪激动和进食时，心指数均增高。

2. 心脏做功量

心室收缩而产生和维持一定压力（室内压）并推动血液流动（心输出量）所做的机械功为外功。而心脏活动中用于完成离子跨膜主动转运、产生兴奋和收缩、产生和维持心壁张力、克服心肌组织内部的黏滞阻力等所消耗的能量称内功。

血液在心血管内流动过程中所消耗的能量，是由心脏做功所供给的。心脏做功所释放的能量转化为压强能和血流的动能，用以推动血液循环流动。心室一次收缩所做的功，称为每搏功，也称搏功，为机械外功。搏功包括心室以一定的压强将血液射入主动脉时所做的功，这是心脏做功的主要部分。同时搏功还包括心室使射出血液具有动能以加速血液流动所做的功，它在整个搏功中所占比例很小，可以忽略不计。正常情况下右心室搏出量与左心室相等，但肺动脉平均压仅为主动脉平均压的 1/6 左右，故右心室做功量也只有左心室的 1/6。

心室每分钟内收缩射血做的功称为每分功：

每分功（kg·m/min）= 搏功（g·m）× 心率（/min）×（1/1 000）

心脏做功量是评价心脏泵血功能更全面的指标。在动脉压增高的情况下，心脏要射出与原先同等量的血液就必须加强收缩；如果此时心肌收缩的强度不变，那么搏出量将会减少。实验资料表明，心肌的耗氧量与心肌的做功量是相平行的，其中心输出量的变动不如心室射血期压力和动脉压的变动对心肌耗氧量的影响大。这就是说，心肌收缩释放的能量主要用于维持血压。由此可见，作为评定心泵血功能的指标，心脏做功量要比单纯的心输出量更为全面。在需要对动脉压高低不同的个体间，以及同一个体动脉压发生变动前后的心脏泵血功能进行分析比较时更是如此。

（三）心脏泵功能的调节

心输出量取决于搏出量和心率，因此机体通过改变搏出量和心率这两方面来调节心输出量。

1. 前负荷对搏出量的影响——异长自身调节

前负荷指心室舒张末期压力，它使肌肉具有一定初长度。心室肌的初长度由心室舒张末期的血液充盈量决定，即心室舒张末期容积相当于心室的前负荷。在实践中测量心室内压较为方便，而心室舒张末期压力与心室舒张末期容积在一定范围内具有良好的相关性，故常用心室舒张末期压力来反映前负荷。

早在 1895 年和 1914 年，生理学家 Frank 和 Starling 就分别在哺乳动物身上观察到肌纤维初长度对心脏功能的影响。根据其研究结果，以心室舒张末期压力（又称充盈压）和容积（相当于前负荷或初长）为横坐标，对应的搏出量或搏功为纵坐标绘制的曲线，即为心室功能曲线（图 4-16）。

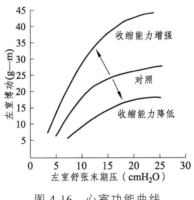

图 4-16　心室功能曲线

从心室功能曲线可知，在一定范围内增加前负荷（心室内压力）时，心肌纤维的初长度变长，心肌收缩力将加强、搏功增大。这种通过改变心肌细胞初长度而引起心肌收缩强度改变的调节，称为异长自身调节，也称为 Starling 机制，心室功能曲线也可称为 Frank-Starling 曲线。从心室功能曲线可看出，即使前负荷不断增加，也不会出现明显的降支，这与骨骼肌不同。其原因在于心肌组织具有较强的对抗过度伸展的特性，故当心室内压达到一定程度后，初长度将不再随室内压增加。只有在发生严重病理变化的心室，心功能曲线才出现降支。

在通常情况下，当心室其他条件（主要是心室肌的顺应性）不变时，凡是影响心室充盈量的因素，都能够通过异长自身调节机制使搏出量发生改变。

心室充盈的血量是静脉回心血量和心室射血剩余血量两者的总和。通常情况下，心室射血量与静脉回心血量相平衡，从而维持心室舒张末期压力和容积在正常范围内，如果因某种原因造成静脉回心血量超过射血量，则充盈压将增高，此时将通过异长自身调节机制增加搏出量来使之与回流量重新达到平衡。

异长自身调节的主要作用是对搏出量进行精细调节，如：在体位改变或左右心室搏出量不平衡时所出现的充盈量的微小变化，就是通过异长自身调节改变搏出量来使之与充盈量达到平衡的。而对于持续、剧烈的循环功能变化，如：体力劳动时搏出量持久且大幅度的增高，则主要靠心肌收缩能力的变化来调节。

2. 后负荷对搏出量的影响

后负荷是指肌肉开始收缩时才遇到的负荷。对心室而言，大动脉压起着后负荷的作用，在心率、心肌初长度和收缩力不变的情况下，如果大动脉压增高，则将使等容收缩期延长而射血期缩短，同时射血速度减慢，搏出量减少。但早期高血压患者的搏出量并不一定会比正常人减少，这是因为心肌可通过上述的异长自身调节增加心肌收缩力来进行代偿。但如果动脉压持续增高，心室肌因长期处于高负荷状态，将会出现心脏壁肥厚等病理性改变，最后导致泵血功能减退。临床上常用舒张血管药物降低动脉血压从而降低心脏的后负荷，以提高心输出量。

3. 心肌收缩能力对搏出量的影响——等长自身调节

心肌不依赖于负荷而改变其力学活动（包括收缩活动的强度和速度）的一种内在特性，称为心肌收缩能力。当心肌收缩能力发生改变时，心肌细胞的收缩强度和速度也会随之改变，从而使心脏搏出量和搏功也发生相应变化。通过收缩能力这个与初长度无关的心肌内在功能状态的改变而实现对心脏泵血功能的这种调节称为等长自身调节。

心肌收缩能力受多种因素的影响，兴奋-收缩偶联过程中各个环节都能影响收缩能力，其中活化横桥数和肌凝蛋白的 ATP 酶活性是控制收缩能力的主要因素。凡能增加兴奋时胞质 Ca^{2+} 浓度和（或）肌钙蛋白对 Ca^{2+} 亲和力的因素，均可增加活化横桥的比例，导致收缩能力的增强。例如一些强心剂（如强心苷）可抑制 Na^+-K^+ 泵，抑制 Na^+-Ca^{2+} 交换，使胞质内 Ca^{2+} 浓度增加。儿茶酚胺可使心肌兴奋后胞质 Ca^{2+} 浓度升高程度增加；一些钙增敏剂，如茶碱，可以增加肌钙蛋白对 Ca^{2+} 的亲和力，增加 ATP 酶活性；甲状腺激素和体育锻炼能提高肌球蛋白 ATP 酶活性。以上因素均可导致心肌收缩能力增强。

4. 心 率

健康成年人在安静状态下，心率平均为 75 次/min（正常范围为 60～100 次/min）。不同生理条件下心率变动范围很大，可低至 40～50 次/min，或高达 200 次/min。心输出量是搏出量与心率的乘积，心率增快，心输出量增加，但有一定的限度。如果心率超过 170～180 次/min，则心室充盈时间将明显缩短，充盈量减少，搏出量可减少到仅为正常时的一半左右，心输出量亦开始下降。当心率增快但未超过此限度时，尽管心室充盈时间有所缩短，但由于回心血量中的绝大部分是在快速充盈期内进入心室的，因此心室充盈量以及搏出量不会减少，同时由于心率增加，每分钟的输出量将增加。反之，如果心率太慢，低于

40 次/min，心输出量亦会减少。这是因为心室舒张期过长，而心室充盈早已接近限度，再延长心舒张期也不能相应增加充盈量和搏出量。可见，心跳频率最适宜时，心输出量最大，心率过快或过慢，心输出量都会减少。

心率受自主神经的控制，交感神经活动增强时，心率增快；迷走神经活动增强时，心率减慢。影响心率的体液因素主要有循环血液中的肾上腺素、去甲肾上腺素以及甲状腺素。此外，心率还受体温的影响，体温升高 1 ℃，心率将增加 12 ~ 18 次。

（四）心脏泵功能的贮备

心脏的泵血功能能够广泛适应机体不同生理条件下的代谢需要，表现为心输出量可随机体代谢增长而增加。健康成年人静息状态下心率为 75 次/min，搏出量约为 70 mL，心输出量为 5 L 左右。强体力劳动或剧烈运动时，心率可达 180 ~ 200 次/min，搏出量可增加到 150 mL 左右，心输出量可达 25 ~ 30 L，为静息时的 5 ~ 6 倍。心脏每分钟能射出的最大血量，称最大输出量，它反映心脏的健康程度。通过这些可以看出，心输出量能够在需要时成倍地增长，表明健康人心脏泵血功能有一定的贮备。心输出量随机体代谢需要而增加的能力，称为心泵功能贮备或心力贮备。健康人有相当大的心力贮备，而某些心脏疾病的患者，在静息时心输出量能满足此状态下代谢的需要，与健康人无明显差别，但在代谢活动增强时，心输出量却不能相应增加，其最大心输出量较正常人为低。而训练有素的运动员，其最大心输出量远比一般人高，可达 35 L 以上，为静息时的 8 倍左右。

（五）心肺复苏

心肺复苏（CPR）是针对骤停的心脏和呼吸所采取的救命技术，其目的是恢复患者自主呼吸和自主循环。

1. 心搏骤停

心搏骤停（CA）是指各种原因引起的、在未能预计的情况和时间内心脏突然停止搏动，从而导致有效心泵功能和有效循环突然中止，引起全身组织细胞严重缺血、缺氧和代谢障碍。如不及时抢救，4 ~ 6 min 便会造成患者的脑和其他重要器官组织的不可逆的损害，甚至失去生命。

心搏骤停时，心脏虽然丧失了有效泵血功能，但心电和心脏活动并未完全停止，根据心电图特征及心脏活动情况，心搏骤停可分为以下 3 种类型。

（1）心室颤动：心室肌发生快速而极不规则、不协调的连续颤动。心电图表现为 QRS 波群消失，代之以不规则的连续的室颤波，频率为 200 ~ 500 次/分。这种心搏骤停是最常见的类型，约占 80%。心室颤动如能立刻给予电除颤，则复苏成功率较高。

（2）心室静止：心室肌完全丧失收缩活动，呈静止状态。心电图呈一直线或仅有心房波，多在心搏骤停一段时间后（如 3 ~ 5 min）出现。

（3）心电-机械分离：缓慢而无效的心室自主节律，心室肌可断续出现缓慢而极微弱的不完整的收缩。心电图表现为间断出现并逐步增宽的 QRS 波群，频率多为 20~30 次/分以下。由于心脏无有效泵血功能，听诊无心音，周围动脉也触及不到搏动。此型多为严重心肌损伤的后果，最后以心室静止告终，复苏较困难。

2. 心肺复苏步骤

（1）通过呼喊病人或拍打其肩膀判断病人是否失去意识；

（2）若已失去意识，则应立即拨打 120 呼救；

（3）再将病人以仰卧位置于地面或硬板上；

（4）开放病人气道，并清理口腔异物；

（5）判断病人有无呼吸，若无，立即口对口吹气 2 次；

（6）保持病人头后仰，另一手检查颈动脉；

（7）如有脉搏，可仅做口对口人工呼吸；如无脉搏，则立即进行胸外心脏按压（按压区在胸骨中、下 1/3 交界处，一手的掌根放于病人胸骨按压区，再将另一手的掌根重叠放于手背上，使手指翘起脱离胸壁。抢救者双肘关节伸直，双肩在病人胸骨上方正中，肩手保持垂直用力向下按压，下压深度为 5~6 cm，若为婴幼儿则应更浅，按压频率为 100~120 次/分钟，按压与放松时间大致相等）；

（8）每按压 30 次，口对口吹气 2 次，然后重新定位，再按压 30 次，如此反复进行；

（9）心肺复苏开始 1 min，或者连续操作四个循环后，检查一次呼吸和脉搏、瞳孔变化。以后每进行 4~5 min 检查一次，每次不超过 5 s（图 4-17）。

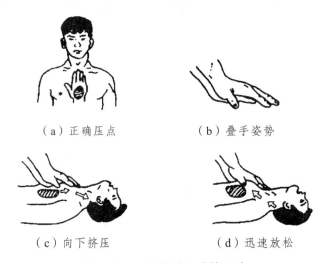

（a）正确压点　　　　　　（b）叠手姿势

（c）向下挤压　　　　　　（d）迅速放松

图 4-17　人工胸外心脏按压法

第三节　血管生理

遍布于人体各组织、器官的血管是一个连续且相对密闭的管道系统，包括动脉、毛细血管和静脉，它们与心脏一起构成心血管系统。血液由心房进入心室，再从心室泵出，依次流经动脉、毛细血管和静脉，然后返回心房，如此循环往复。体循环中的血量约为总血量的 84%，其中约 64% 位于静脉系统内，约 13% 位于大、中动脉内，约 7% 位于小动脉和毛细血管内；心腔的血量仅占 7% 左右，肺循环中的血量约占 9%。不过，全部血液都需流经肺循环，而体循环则由许多相互并联的血管环路组成，在这样的并联结构中，即使某局部血流量发生较大的变动，也不会对整个体循环产生很大影响。

一、各类血管的功能特点

血管系统中动脉、毛细血管和静脉三者依次串联，以实现血液运输和物质交换的生理功能。动脉和静脉管壁从内向外依次为内膜、中膜和外膜。内膜由内皮细胞和内皮下层组成。内皮细胞构成通透性屏障，管壁内外两侧的液体、气体和大分子物质可选择性地透过此屏障；它还可作为血管的内衬面，为血液流动提供光滑的表面；此外，内皮细胞具有内分泌功能，能合成和分泌多种生物活性物质。中膜主要由血管平滑肌、弹性纤维及胶原纤维三种成分组成，其组成成分的比例与厚度可因血管种类的不同而异（图 4-18）。血管平滑肌的收缩与舒张可调节器官和组织的血流量，弹性纤维可使动脉扩张或回缩。若动脉发生硬化则会使弹性纤维断裂，导致动脉瘤。外膜是包裹在血管外层的疏松结缔组织，其中除弹性纤维、胶原纤维以外，还含有多种细胞。

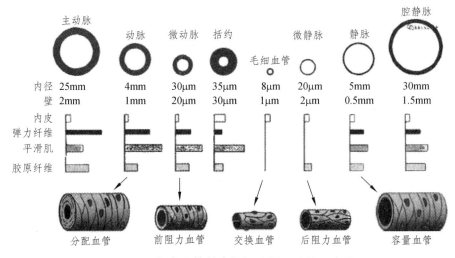

图 4-18　各类血管基本组织比例及功能示意图

血管按照组织学结构可分为大动脉、中动脉、小动脉、微动脉、毛细血管、微静脉、小静脉、中静脉和大静脉，而按生理功能的不同则分为以下几类。

1. 弹性贮器血管

弹性贮器血管是指主动脉、肺动脉主干及其发出的最大分支，其管壁坚厚，富含弹性纤维，有明显的弹性和可扩张性。当左心室收缩射血时，从心室射出的血液一部分向前流入外周，另一部分则暂时储存于大动脉中，使其管壁扩张，动脉压升高，同时也将心脏收缩产生的部分动能转化为血管壁的弹性势能。在心室舒张期，主动脉瓣关闭，大动脉管壁的弹性回缩使得储存的弹性势能转变为动能，推动射血期多容纳的那部分血液继续流向外周。大动脉的弹性贮器作用使心室的间断射血转化为血液在血管中的连续流动，同时使心动周期中血压的波动幅度减小。

2. 分配血管

分配血管是指中动脉，即从弹性贮器血管以后到分支为小动脉前的动脉管道。分配血管的功能主要是将血液运输至各器官组织。

3. 毛细血管前阻力血管

毛细血管前阻力血管包括小动脉和微动脉，其管径较细，对血流的阻力较大。微动脉是最小的动脉分支，其直径仅为几十微米。微动脉管壁血管平滑肌含量丰富，在生理状态下保持一定的紧张性收缩，其舒缩活动可明显改变血管管径，从而改变对血流的阻力及其所在器官、组织的血流量，对动脉血压的维持有重要意义。

4. 毛细血管前括约肌

毛细血管前括约肌是指环绕在真毛细血管起始部的平滑肌，属于阻力血管的一部分。其舒缩活动可控制毛细血管的开放或关闭，因此可以控制某一时间内毛细血管开放的数量。

5. 交换血管

毛细血管位于动静脉之间，分布广泛，相互连通，形成毛细血管网。毛细血管管径较小，管壁仅由单层内皮细胞组成，其外包绕一薄层基膜，故其通透性很高，是血管内、外进行物质交换的主要场所，故又称交换血管。

6. 毛细血管后阻力血管

毛细血管后阻力血管是指微静脉，其管径较小，可对血流产生一定的阻力，但其阻力仅占血管系统总阻力的一小部分。微静脉的舒缩活动可影响毛细血管前、后阻力的比值，继而改变毛细血管血压、血容量及滤过作用，影响体液在血管内、外的分配情况。

7. 容量血管

容量血管即为静脉系统。与同级动脉相比，静脉数量多、管壁薄、管径大、可扩张性大，故其容量大。在安静状态下，静脉系统可容纳 60% ~ 70% 的循环血量。当静脉管径发生较小改变时，其容积可发生较大变化，明显影响回心血量，而此时静脉内压力改变不大。因此，静脉系统具有血液储存库的作用。

8. 短路血管

短路血管是指血管床中小动脉和小静脉之间的直接吻合支。它们主要分布在手指、足趾、耳郭等处的皮肤中，当短路血管开放时，小动脉内的血液可不经毛细血管直接进入小静脉，在功能上与体温调节有关。

二、动脉血压

动脉血压是指血液对单位面积动脉管壁的侧压力，通常指主动脉内的血压，也常简称血压。由于从主动脉到中动脉血压的降落很小，故临床上常用上臂测得的肱动脉血压代表主动脉血压。

（一）动脉血压的形成

1. 心血管系统内有足够的血液充盈是形成动脉血压的前提条件

血液充盈的程度可用循环系统平均充盈压来表示。在动物实验中，用电刺激造成心室颤动，使心脏暂时停止射血，此时血流也暂停，循环系统中各处的压力很快取得平衡。此时在循环系统中各处所测得的压力基本相同，即循环系统平均充盈压。用巴比妥麻醉狗后测得的循环系统平均充盈压约为 7 mmHg[①]，人的循环系统平均充盈压也接近这一数值。

2. 心室收缩射血是形成动脉血压的基本因素

心室收缩时所释放的能量可分为两部分：一部分用于推动血液流动，作为血液的动能；另一部分作为势能形成对血管壁的侧压，并使血管壁扩张，即压强能。在心舒期，大动脉发生弹性回缩，又将部分势能转变为推动血液流动的动能，使血液在血管中能连续不断地向前流动。由于心脏射血是间断性的，因此在心动周期中动脉血压具有周期性的变化。另外，由于血液在流动过程中不断消耗能量，故血压会逐渐降低，尤其是经过毛细血管前阻力血管后，血压降落的幅度最大。

3. 外周阻力是形成动脉血压的另一个基本因素

外周阻力主要是指小动脉和微动脉对血流的阻力。由于外周阻力的存在，每次心脏射出的血量中仅有 1/3 流向外周，其余的则存留于动脉系统中形成对动脉管壁的侧压力。假如没有外周阻力，心室射出的血液将全部流至外周，即心室收缩释放的能量将全部表现为血流的动能，而不能保持对动脉管壁的侧压力。

4. 主动脉和大动脉的弹性贮器作用

这一作用可缓冲动脉血压的波动。在每个心动周期中，左心室内压随着心室的收缩和舒张将发生较大幅度的变化。而主动脉和大动脉管壁具有较大的可扩张性，当心室收缩射血时，主动脉将弹性扩张以缓冲血液对血管壁的侧压力，并将心脏做功所释放的一部分能量以势能的形式贮存于扩张的血管壁中；当心室舒张时，被扩张的血管壁发生弹性回缩，又将一部分贮存的势能转变为推动血液的动能，用以推动主动脉中的血液继续流向外周，并使主动脉压在心舒期仍能维持在一定的水平。因此，每个心动周期中，动脉血压的变动幅度远小于左心室内压的变动幅度，大动脉的弹性扩张和回缩使收缩压不致过高，舒张压不致过低，具有重要缓冲作用。老年人的大动脉管壁硬化，可扩张性减小，其弹性贮器的功能受损，因此每个心动周期中动脉血压的波动幅度将明显增大。

[①] 临床上使用的血压计量单位有 kPa 和 mmHg 两种，两者之间的换算关系：1 mmHg = 0.133 kPa，1 kPa = 7.5 mmHg。

（二）动脉血压的正常值

心室收缩时，动脉血压会急剧升高，在收缩期的中期达到的最高值称为收缩压。心室舒张时，动脉血压会下降，在心舒末期降到的最低值称为舒张压。收缩压和舒张压的差值称为脉搏压，简称脉压。一个心动周期中，每一个瞬间动脉血压的平均值称为平均动脉压。由于一个心动周期中心室舒张期时间更长，因此，平均动脉压约等于舒张压加 1/3 脉压。

动脉血压是循环功能的重要指标之一，动脉血压过高或过低都会影响各器官的血液供应及心脏的负担。若动脉血压过低，则会引起器官血液供应减少，尤其是脑和心脏等重要器官的供血不足，将导致严重后果。若血压过高，则心脏和血管的负担过重。长期高血压患者往往会引起心脏代偿性肥大以及心功能不全，甚至导致心力衰竭的发生。若血管长期受到高压，血管壁本身也会发生病理性改变，甚至可导致破裂而引起脑出血等严重后果。因此，保持动脉血压近于正常的相对稳定状态是十分重要的。我国健康青年人在安静状态时的收缩压为 100～120 mmHg，舒张压为 60～80 mmHg，脉搏压为 30～40 mmHg，平均动脉压约为 100 mmHg。

（三）影响动脉血压的因素

影响心输出量和外周阻力的各种因素以及循环系统内血液充盈的程度等均能影响动脉血压。现将影响动脉血压的因素分述如下：

1. 心脏每搏输出量

在心率和外周阻力不变的情况下，当左心室收缩力加强，每搏输出量增加时，在心缩期进入到主动脉和大动脉的血量增多，管壁所受的侧压力增大，收缩压将明显升高。但由于主动脉和大动脉管壁被扩张的程度大，心舒期其弹性回缩力量也大，推动血液向外周流动的速度加快。因此，到心舒期末，主动脉和大动脉内存留血量的增加并不多，故舒张压虽有所升高，但升高的程度不大，因而脉压增大。反之，当每搏输出量减少时，则主要使收缩压降低，脉压减小。可见，在一般情况下，收缩压的高低主要反映心脏每搏输出量的多少。临床上左心功能不全时也主要表现为收缩压降低，脉压减小。

2. 心　率

搏出量和外周阻力不变的情况下，心率增快，心舒期缩短，舒张期间流向外周的血量减少，这将使心舒期末主动脉内存留的血量增多，舒张压明显升高。由于动脉血压升高，使血流速度加快。因此，在心缩期内可有较多的血液流向外周。所以，尽管收缩压也有升高，但不如舒张压升高明显，表现为脉压减小。反之，心率减慢时，舒张压降低的幅度也比收缩压的大，脉压增大。故心率主要影响舒张压。

3. 外周阻力

如心输出量不变而外周阻力增加时（即小动脉和微动脉管径缩小），则心舒期内血液流向外周的速度减慢，使得心舒期末存留在主动脉和大动脉内的血量增多，舒张压将明显升高。在心缩期内，由于动脉血压升高使血流速度加快，因此，在心缩期内仍有较多的血液流向外周，故收缩压升高不如舒张压升高明显，脉压减小。反之，外周阻力减小时，舒张压降低的幅度也比收缩压的大，脉压增大。可见，舒张压的高低主要反映外周阻力的大小。

外周阻力主要由骨骼肌、皮肤和腹腔内脏器官阻力血管管径决定。原发性高血压的发病机制之一就是由于阻力血管广泛持续收缩或硬化使得管径变小引起,此时外周阻力增大，动脉血压升高，而舒张压升高较明显。另外，血液黏滞度增高，也会引起外周阻力增大，舒张压升高。临床上一些药物可通过舒张血管特别是主要的阻力血管（小动脉和微动脉）来治疗高血压。

4. 主动脉和大动脉的弹性贮器作用

主动脉和大动脉管壁的弹性对动脉血压能起缓冲作用，这就使得动脉血压的波动幅度明显小于心室内压的波动。当主动脉和大动脉管壁的弹性降低时，缓冲作用降低，表现为收缩压升高而舒张压不变或稍高，脉压增大。随着年龄的增长，主动脉和大动脉管壁的弹性纤维将逐渐减少且胶原纤维增多，导致血管的弹性降低、硬化。阻力血管也具有一定的弹性，其弹性也会随年龄的增长而有所降低，使其被动扩张能力减小，外周阻力增大，所以舒张压虽然也会随着年龄的增长而升高，但其升高的程度不如收缩压。临床可用软化血管的药物缓解老年人的动脉管壁硬化。

5. 循环血量和血管系统容量的比例

循环血量和血管系统容量相适应，才能使血管系统足够地充盈，从而产生一定的体循环平均充盈压。正常情况下，循环血量和血管容量是相适应的，血管系统充盈程度的变化不大。但当失血后，循环血量减少，若此时血管系统容量的改变不大，则血管充盈程度将减小，体循环平均充盈压降低，使动脉血压降低。此外，循环血量不变而血管系统容量增大也会造成动脉血压下降。

上述影响动脉血压的各种因素，都是在假设其他因素不变的前提下分析某一因素发生变化时对动脉血压产生的影响。实际上，在不同的生理情况下，上述影响动脉血压的各种因素可同时发生改变。因此，在某种生理情况下动脉血压的变化，往往是多种因素相互作用的综合结果。

（四）动脉脉搏

在每个心动周期中，由于心脏的收缩和舒张，动脉内的压力和容积也发生周期性的变化，这将导致管壁的搏动，称为动脉脉搏，简称脉搏。在手术时暴露动脉，可以直接看到动脉随每次心搏而发生的搏动；用手指也可以摸到身体浅表部位的动脉搏动。

1. 动脉脉搏波及其传播速度

这种搏动以波浪形式沿动脉管壁向末梢血管传播出去，即脉搏波。脉搏波的传播速度大大快于血流的速度，在主动脉传播速度约为 3~5 m/s，传播速度最慢；在大动脉约为 7~10 m/s；在小动脉，因其扩张性小，故传播速度最快，约为 15~35 m/s。

2. 动脉脉搏的波形

用脉搏描记仪可以记录脉搏的波形，这种记录图形称为脉搏图（图4-19）。动脉脉搏的波形可因描记方法和部位的不同而有差异，但一般都包括上升支和下降支两部分。

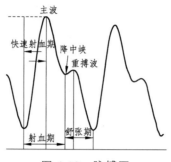

图 4-19　脉搏图

（1）上升支：上升支是由于心室快速射血期动脉压力迅速上升，管壁突然扩张而形成。其斜率（上升速度）与幅度受心输出量、射血速度、外周阻力及主动脉和大动脉管壁的弹性所影响。当心输出量增加，射血速度加快，外周阻力减小以及主动脉和大动脉管壁的弹性降低时，斜率大，波幅高。反之，则斜率小，幅度低。

（2）下降支：由于心室射血后期射血速度减慢，输出量减少，进入动脉的血量少于由动脉流至外周的血量，故动脉压力降低，动脉弹性回缩，形成下降支前段。随后，心室舒张，动脉压力迅速下降，在主动脉瓣关闭的一瞬间，血液向心室方向倒流，管壁回缩使下降支急促下降，形成一个小切迹，称为降中峡。但由于此时主动脉瓣已关闭，倒流的血液被主动脉瓣弹回，动脉压再次稍有上升，故又形成一个短暂的小波，称为降中波，又称重搏波。随后在心室舒张期中，动脉血液继续流向外周，管壁继续回缩，脉搏波继续下降，形成了下降支的后段。

下降支的形状大致反映外周阻力的大小。若外周阻力增大，则降支前段下降速度较慢，切迹位置较高，降中波以后的降支后段坡度较陡；相反，若外周阻力减小，则降支前段下降速度较快，切迹位置较低，降中波以后的降支后段坡度较平坦。

（五）血压的测量

血液在血管内流动时，对血管壁的侧压力称为血压。血压通常指动脉血压或体循环血压，是重要的生命体征之一。血压测量是评估血压水平、诊断高血压及观察降压疗效的主要手段。

1. 测量方法

被检者在测量血压前30 min内不能吸烟、喝浓茶或咖啡之类的饮料，应排空膀胱，并在安静的环境中坐在有靠背的椅子上休息至少 5 min，以使全身放松。血压的测量有以下两种方法。

（1）直接测量法：经皮穿刺将导管由周围动脉送至主动脉，导管末端接监护测压系统，自动显示血压值。本法仅适用于危重、疑难病例。

（2）间接测量法：即袖带加压法，以血压计测量。常用的血压计有汞柱式、弹簧式和电子血压计这几种，诊所及医院最常用汞柱式血压计。测量时将听诊器紧贴肘窝内侧肱动脉处，另一手关闭气门上的螺旋帽，握住输气球向袖带内打气至肱动脉搏动音消失后再升高 20～30 mmHg。然后慢慢放开气门，使汞柱慢慢下降，并注意汞柱所指的刻度。当听到听诊器中第一声搏动时，汞柱所指刻度即为收缩压。当搏动声突然变弱或消失时，此时汞柱所指刻度即为舒张压（图 4-20）。

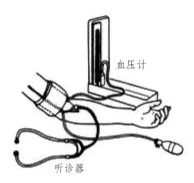

图 4-20　汞柱式血压计测量血压

2. 正常值范围

收缩压的正常范围为 90～140 mmHg；舒张压为 60～90 mmHg；脉压为 30～40 mmHg。

3. 异常情况

（1）低血压：血压低于 90/60 mmHg，常见于大量失血、休克、急性心衰患者。

（2）高血压：在未服用抗高血压药的情况下，成人收缩压≥140 mmHg 或舒张压≥90 mmHg。

（3）脉压异常。① 脉压减小：脉压低于 30 mmHg 称脉压减小，见于心包积液、主动脉瓣狭窄等；② 脉压增大：脉压超过 40 mmHg 称脉压增大，见于动脉硬化、主动脉瓣关闭不全、甲状腺功能亢进症等。

第四节　心肌细胞电生理、心电图和心音

心脏有顺序的、节律性的收缩和舒张活动是心脏实现泵血功能、推动血液循环的根本原因。心肌细胞膜的兴奋过程则是触发心肌收缩和泵血的始动因素。因此，学习心肌电生理对于掌握心脏活动规律是非常重要的。

一、心肌细胞的生物电现象

心肌细胞为横纹肌，不受意识支配，属于不随意肌。根据组织学特点、电生理特性以

及功能特点，可将心肌细胞分为两大类。① 工作细胞：这类细胞是普通的心肌细胞，包括心房肌和心室肌，含有丰富的肌原纤维，执行收缩功能，故称工作细胞。单个的工作肌细胞接受心脏传导系统的电冲动产生兴奋和收缩偶联。而整个心房肌或心室肌作为一个整体，以完成泵血功能。这类细胞具有兴奋性、传导性和收缩性，正常情况下不具有自动节律性。② 自律细胞：这类细胞是一些特殊分化了的心肌细胞，组成心脏的特殊传导系统，主要包括 P 细胞和浦肯野细胞。它们除了具有兴奋性和传导性之外，还具有自动产生节律性兴奋的能力，故称自律细胞。其胞质中肌原纤维含量甚少或完全没有，基本不具有收缩功能。表 4-2 为心肌细胞的分类。

表 4-2　心肌细胞的分类

心肌细胞类型	0 期去极化速率	4 期有无自动去极化
快反应自律细胞	快	有
快反应非自律细胞	快	无
慢反应自律细胞	慢	有
慢反应非自律细胞	慢	无

心肌细胞、神经细胞与骨骼肌细胞三者生物电产生的原理基本相同，都是由跨膜扩散的离子流形成。但由于心肌细胞膜上具有较多的离子通道，故其跨膜电位形成机制中涉及的离子流要复杂得多。同时，不同类型心肌细胞的跨膜电位所具有的特征也不尽相同（图 4-21）。

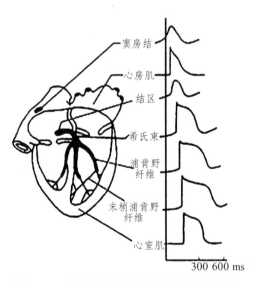

图 4-21　心脏各部分心肌细胞的跨膜电位

（一）工作细胞的跨膜电位及其形成机制

工作细胞的跨膜电位及其形成机制都是相似的，故下面重点讨论心室肌细胞。

1. 静息电位

心室肌细胞的静息电位值约为 – 90 mV。其形成机制与骨骼肌相同，是由于静息状态下细胞膜上主要是钾通道（I_{k1}）开放，细胞膜对 K^+ 的通透性较高，而对其他离子的通透性很低，故 K^+ 将顺其浓度梯度由膜内向膜外扩散，即主要表现为 K^+ 外流。

2. 动作电位

心室肌细胞的动作电位与骨骼肌和神经细胞的明显不同，其主要特征在于复极化过程比较复杂，持续时间很长，动作电位下降支与上升支不对称。可将心室肌细胞动作电位分为去极化过程和复极化过程，且常用 0、1、2、3、4 共五期来分别代表心室肌细胞动作电位的各个时期。

（1）去极化过程：去极化过程又称 0 期。此期中膜电位由原来的静息电位变成了动作电位，由 – 90 mV 上升至 +30 mV 左右，构成了动作电位的上升支。该期的特点是去极化速度快，历时仅 1~2 ms，且去极化幅度很大。因此，又将心室肌细胞（以及具有同样特征的心肌细胞）称为快反应细胞，其动作电位称为快反应电位。

心室肌细胞 0 期去极化的离子机制与骨骼肌和神经细胞类似。心室肌细胞受刺激兴奋后引起快钠通道开放，钠离子将顺电-化学梯度由膜外快速进入膜内，进一步使膜去极化，当膜去极化到 0 mV 左右时，快钠通道就开始失活而关闭，最后终止钠离子的继续内流。这种决定 0 期去极化的 Na^+ 通道是一种快通道，其激活、开放、失活的速度都很快，所以心室肌细胞 0 期去极化速度很快，动作电位升支非常陡峭。心室肌细胞快 I_{Na} 通道尽管也可被河豚毒素（TTX）选择性阻断，但它对 TTX 的敏感性要比脑细胞和骨骼肌细胞的敏感性低得多。

（2）复极化过程：当心室肌细胞去极化达到峰值之后，便立即开始复极，整个复极化过程较缓慢，历时 200~300 ms，包括 4 个时期：

① 1 期：又称快速复极初期。此期膜内电位由 +30 mV 迅速下降至 0 mV 左右，历时约 10 ms。0 期去极化和 1 期复极化这两个时期的膜电位的变化速度都很快，记录图形上表现为尖峰状，故常将这两部分合称为心肌细胞的峰电位。

1 期的形成机制是该期心肌细胞膜对钠离子的通透性迅速下降，快钠通道关闭，钠离子停止内流，但激活了一种一过性外向电流（I_{to}），即膜内钾离子的快速外流，从而使外膜迅速复极到 2 期电位水平。I_{to} 通道在膜电位去极化到 – 40 mV 时被激活，约开放 5~10 ms。

② 2 期：又称为平台期。当 1 期复极化膜内电位达到 0 mV 左右时，复极化过程将变得非常缓慢，持续约 100~150 ms，膜电位波形比较平坦。这是整个动作电位持续时间长的主要原因，也是心肌细胞的动作电位区别于骨骼肌和神经细胞动作电位的主要特征。

平台期的形成主要是由于此期间外向 K^+ 电流（I_k 和 I_{k1}）和内向 Ca^{2+} 电流同时存在。心肌细胞膜上有一种电压门控式的慢钙通道，当心肌膜去极化到 – 40 mV 时即被激活，Ca^{2+} 顺其浓度梯度向膜内缓慢扩散从而使膜倾向于去极化。在平台期早期，Ca^{2+} 的内流和 K^+ 的外流所负载的跨膜电荷相等，膜电位稳定于 1 期复极化所达到的 0 mV 水平。随着时间推移，Ca^{2+} 通道逐渐失活，K^+ 外流逐渐增加，流出膜外的净正电荷量逐渐增加，膜内电位逐渐下降，其中尤以平台期晚期下降明显。

③ 3期：又称为快速复极末期。其特点是细胞膜复极化速度加快，膜内电位由 0 mV 较快地下降到 –90 mV，完成整个复极化过程，历时约 100-150 ms。此期 Ca^{2+} 通道完全失活，Ca^{2+} 停止内流，而心肌细胞膜对钾离子的通透性恢复并增高，外向钾离子流（I_k）进一步增强。到 3 期末，I_{k1} 也参与，使复极化过程进一步加快，膜电位恢复到静息电位。3 期的 K^+ 外流是正反馈的过程，K^+ 的外流促使膜内电位向负电性转化，而随着复极的进程 K^+ 外流也越来越快，直至最后复极化完成。

④ 4期：心室肌细胞或其他非自律细胞的 4 期又称静息期，此期膜电位已恢复并稳定于静息电位水平。此期离子的跨膜转运仍然在活跃进行，通过肌膜上 Na^+-K^+ 泵、Ca^{2+} 泵和 Na^+-Ca^{2+} 交换体的活动，将内流的 Na^+ 和 Ca^{2+} 排出膜外，并将外流的 K^+ 转运入膜内，使动作电位产生过程中跨膜扩散的离子转运回去，细胞内外离子分布恢复到静息状态水平，从而保持心肌细胞正常的兴奋性。由于 4 期离子跨膜转运所携带进出的电荷量基本相等，因此膜电位能维持在稳定的水平。图 4-22 为心室肌细胞跨膜电位及其形成的离子机制。

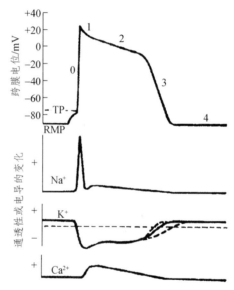

电导与细胞膜对某种离子通透性的大小成正比。图中向上代表内向离子流的电导，向下代表外向离子流的电导。

图 4-22　心室肌细胞跨膜电位及其形成的离子机制

（二）自律细胞的跨膜电位及其形成机制

自律细胞与非自律细胞（工作细胞）跨膜电位的最大区别在第 4 期。自律细胞的动作电位在 3 期复极达到最大值（最大复极电位）后，4 期的膜电位并不稳定于这一水平，而是立即开始自动、缓慢的去极化，当去极化达到阈电位水平后又会引起另一个动作电位。4 期的自动去极化是自律细胞产生自动节律性兴奋的基础。

自律细胞能在 4 期自动去极化，是因为该期出现了一种逐渐增强的净内向电流。这种进行性增强的净内向电流产生的原因，可能有以下三种：① 内向电流的逐渐增强；② 外向电流的逐渐衰退；③ 两者兼有。不同类型的自律细胞，其净内向电流的成分并不完全相同。

1. 浦肯野细胞

浦肯野细胞广泛分布于心室，其显著的电生理特点是传导性强、传导速度快，可达4 000 mm/s，是一种快反应自律细胞，但其自律性强度明显低于窦房结 P 细胞。浦肯野细胞动作电位主要部分的形态与心室肌细胞相似，产生的离子基础也基本相同，但其 4 期可产生自动去极化。

浦肯野细胞 4 期自动去极化形成的离子机制包括一种外向电流（I_k）的逐渐衰减和一种随时间推移而逐渐增强的内向电流（I_f）。两者中以 I_f 更为重要，因而其又被称为起搏电流。I_f 电流的主要离子成分为 Na^+，其通道可被铯（Cs）所阻断。I_f 通道也表现出电压和时间依从性，在动作电位 3 期复极达 – 60 mV 左右开始被激活开放，并随复极的进程进一步激活，在 – 100 mV 左右可被充分激活。此后的 4 期自动去极化，一方面使膜电位达到阈电位引发下一个动作电位，另一方面当膜电位去极化达 – 50 mV 左右时，这种内向 I_f 电流因通道失活而中止。图 4-23 为浦肯野细胞的起搏机制。

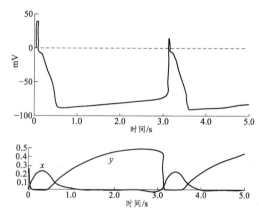

A：浦肯野细胞跨膜电位；B：x 代表 I_k 的钾电导，y 代表 I_f 的离子电导

图 4-23　浦肯野细胞的起搏机制

2. 窦房结 P 细胞的跨膜电位及其形成机制

窦房结内含丰富的自律细胞，称为起搏细胞（P 细胞）。窦房结 P 细胞是一种慢反应自律细胞，其跨膜电位具有许多不同于心室肌快反应非自律细胞和浦肯野快反应自律细胞的特征：① 最大复极电位（ – 70 mV）和阈电位（ – 40 mV）的绝对值均小于快反应细胞；② 0 期去极化膜电位仅达到 0 mV 左右，不出现明显的极性倒转；③ 0 期去极化幅度（70 mV）和速度（约 10 V/s）都不及快反应细胞（200～1 000 V/s），因此，动作电位上升支远不如后者陡峭；④ 没有明显的复极 1 期和 2 期；⑤ 4 期自动去极化速度（约 0.1 V/s）比浦肯野细胞（约 0.02 V/s）快。

引起窦房结 P 细胞动作电位 0 期去极化的内向电流是由 Ca^{2+} 负载的。当膜电位由最大复极电位自动去极化达阈电位水平时，将激活膜上 L 型钙通道，引起 Ca^{2+} 内流（Ica-L），导致 0 期去极化，随后钙通道逐渐失活，Ca^{2+} 内流也相应减少。同时，在复极初期，有一种 K^+ 通道被激活，K^+ 也开始外流（I_k）。随着 Ca^{2+} 内流的逐渐减少和 K^+ 外流的逐渐增加，膜便逐渐复极。窦房结细胞动作电位的主要特征是：① 由"慢"通道所控制；② 0 期缓

慢去极由 Ca^{2+} 内流引起。因而，将窦房结细胞称为慢反应细胞，其动作电位称为慢反应电位，以区别于前述心室肌等快反应细胞和快反应电位。图 4-24 为心室肌细胞与窦房结 P 细胞跨膜电位的比较。

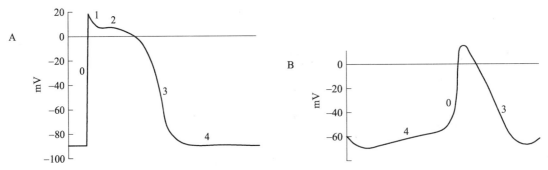

图 4-24　心室肌细胞（A）与窦房结 P（B）细胞跨膜电位的比较

窦房结 P 细胞的 4 期自动去极化也是由随时间增长的净内向电流引起，但其构成成分比较复杂，是多种跨膜离子电流共同作用的结果（图 4-25）。目前，在窦房结 P 细胞 4 期中可以记录到三种膜电流，包括一种外向电流和两种内向电流，但它们在窦房结细胞起搏活动中所起作用的大小以及发挥作用的时间有所不同。三种膜电流如下：

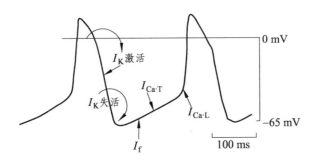

图 4-25　窦房结 P 细胞动作电位及其离子机制

① I_k 电流：4 期外向的钾离子电流因其通道的逐渐失活而进行性衰减，这是窦房结细胞 4 期自动去极化最重要的原因。

② I_f 电流：这是一种进行性增强的内向钠离子电流，虽然在窦房结 P 细胞 4 期也可记录到 I_f，但它对起搏活动所起的作用不如上述 I_k 衰减电流大。这是因为 I_f 通道的最大激活电位为 – 100 mV 左右，而正常情况下窦房结 P 细胞的最大复极电位仅为 – 70 mV，在这种电位水平下，I_f 通道的激活十分缓慢，电流强度也较小。

③ I_{Ca-T} 电流：窦房结 P 细胞中还存在 T 型 Ca^{2+} 通道，其阈电位为 – 50 mV。当 4 期自动去极化使膜电位达到 – 50 mV 时，该通道才被激活，引起少量 Ca^{2+} 内流，故其只在 4 期自动去极化的后期发挥作用。

二、心肌的电生理特性

心肌细胞具有兴奋性、自律性、传导性和收缩性四种生理特性。其中，心肌的收缩性是心肌能在动作电位的触发下产生收缩反应的特性，这是心肌的一种机械活动特性。而兴奋性、自律性和传导性，则是以肌膜的生物电活动为基础，故又称为电生理特性。心脏的正常功能活动就是由心肌细胞的这些生理特性所决定的。

（一）心肌的兴奋性

所有心肌细胞都具有兴奋性，即具有在受到刺激时产生兴奋的能力。心肌的兴奋性，可用刺激的阈值作指标，阈值大则表示兴奋性低，阈值小则兴奋性高。

1. 决定和影响兴奋性的因素

兴奋的产生是静息电位去极化到阈电位水平，引起 0 期去极化的相关离子通道激活所致。当这些因素发生变化时，心肌细胞的兴奋性也将随之发生改变。

（1）静息电位水平：静息电位（在自律细胞则为最大复极电位）绝对值增大时，距离阈电位的差距就增大，即引起兴奋所需的刺激阈值增大，表现为兴奋性降低。反之，当静息电位绝对值在一定范围内减小时，距离阈电位的差距缩小，所需的刺激阈值也减小，表现为兴奋性增高。

（2）阈电位水平：若阈电位水平上移，则其和静息电位之间的差距增大，即引起兴奋所需的刺激阈值增大，兴奋性降低；反之亦然。

静息电位水平和（或）阈电位水平的改变，都能够影响兴奋性，但对于心肌，以静息电位水平的改变更为多见。

（3）引起 0 期去极化的离子通道的性状：引起快反应细胞和慢反应细胞 0 期去极化的离子流分别是 Na^+ 通道和 Ca^{2+} 通道，这些通道都有激活、失活和备用三种功能状态。通道处于何种状态，取决于当时的膜电位以及有关的时间进程，而膜电位水平是决定通道是否处于或能否复活到备用状态的关键。只有当这些通道处于备用状态时，才构成心肌细胞兴奋的前提条件。

2. 一次兴奋过程中兴奋性的周期性变化

心肌细胞每次产生兴奋时，膜电位都将发生一系列有规律的变化。故而膜通道也会经历备用、激活、失活和复活的变化过程，兴奋性也随之发生相应的周期性改变。心室肌细胞一次兴奋过程中，其兴奋性的变化可分以下几个时期（图 4-26）：

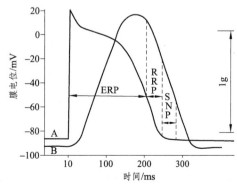

A：动作电位；B：机械收缩；ERP：有效不应期；RRP：相对不应期；SNP：超常期

图 4-26　心室肌动作电位期间兴奋性随时间的变化及其与机械收缩的关系

（1）有效不应期：心肌细胞发生一次兴奋后，在去极化开始到复极 3 期膜电位达到约 -55 mV 这一段时期内，Na^+ 通道由激活变为失活，因此不论给予强度多大的刺激，心肌细胞都不会发生任何程度的去极化，不会产生动作电位，故称该期为绝对不应期。在膜电位由 -55 mV 继续恢复到约 -60 mV 的这段时间内，Na^+ 通道刚刚开始复极，但还没有恢复到激活的备用状态，若给予的刺激强度足够大，则细胞可发生一定程度的去极化反应，但不能产生动作电位，此期称为局部反应期。因此，从 0 期去极化开始至复极化到 -60 mV 膜电位水平的这段时间，即绝对不应期和局部反应期的总和，总称为有效不应期（ERP）。有效不应期存在的原因即在于这一时期的 Na^+ 通道仍完全处于失活状态，或刚刚开始复活，但还远远没有恢复到可以再产生动作电位的状态。

（2）在绝对不应期后，细胞的兴奋性逐渐回复，在膜内电位由约 -60 mV 复极化到约 -80 mV 的这段时间内，细胞受刺激后可发生兴奋，但刺激强度必须大于原来的阈强度，称这段时间为相对不应期（RRP）。此期说明心肌的兴奋性已逐渐恢复，但仍低于正常，原因是 Na^+ 通道只有部分恢复活性。

（3）在相对不应期后，从复极 3 期膜内电位 -80 mV 开始恢复到 -90 mV 这段时期内，用阈下刺激就能引起心肌产生动作电位，说明心肌的兴奋性超过了正常，故称为超常期（SNP）。在此期间，心肌细胞的膜电位已基本恢复，Na^+ 通道也已基本复活到可以再被激活的备用状态。但膜电位的绝对值尚低于静息电位，距阈电位的差距较小，故兴奋性高于正常水平。

由此可看出，心肌细胞在发生一次兴奋后，将依次经历有效不应期、相对不应期和超常期的变化，最后复极完毕，膜电位恢复到正常静息水平，兴奋性也恢复正常。

3. 心肌兴奋性的特点

与神经和骨骼肌细胞相比，心肌细胞的有效不应期特别长，一直延续到了机械反应的舒张期开始之后，即：从机械收缩期到舒张早期的这段时间，心肌细胞不可能再产生第二次兴奋和收缩。这一特点使得心肌不会像骨骼肌那样产生完全强直收缩，保证了心脏收缩和舒张过程的交替进行，有利于心室的充盈和射血，从而实现其泵血功能。

正常情况下，窦房结产生的每一次兴奋传播到心房肌或心室肌时，都在它们上一次兴奋的不应期结束之后，因此整个心脏能够按照窦房结的节律而兴奋。但在某些情况下，如心室在有效不应期之后受到人工的或窦房结之外的病理性异常刺激，则可产生一次期前兴奋，由期前兴奋引起的收缩称为期前收缩或额外收缩。期前兴奋也具有有效不应期，当紧接期前兴奋后的一次窦房结兴奋传到心室肌时，常常落在期前兴奋的有效不应期内，因而不能引起心室兴奋和收缩，这就形成一次"脱失"，必须等到再一次窦房结的兴奋传到心室时才能引起心室收缩。因此，在一次期前收缩之后往往会出现一段较长的心室舒张期，称为代偿性间歇（图 4-27）。

（二）心肌的自动节律性

心肌组织能够在没有外来刺激的情况下自动地发生节律性兴奋的特性，称为自动节律性，简称自律性。组织或细胞在单位时间（每分钟）内能够自动发生兴奋的次数，即自动兴奋的频率，是衡量自动节律性高低的指标。

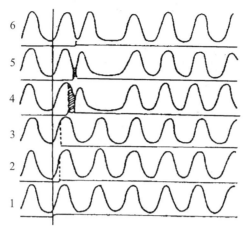

虚线指示给予刺激的时间。曲线 1～3：刺激落在有效不应期内，不引起反应；
曲线 4～6：刺激落在相对不应期内，引起期前收缩和代偿性间歇。

图 4-27　期前收缩和代偿性间歇

1. 心肌的自动节律性和各级自律细胞的相互关系

生理情况下，只有心脏特殊传导组织内的某些自律细胞才具有自动节律性。并且特殊传导系统各个部位的自律性具有等级差异，其中以窦房结细胞的自律性最高，其自动兴奋频率约为 100 次/min；末梢浦肯野细胞自律性最低，约 25 次/min；而房室交界（约 50 次/min）和房室束支的自律性则依次介于前两者之间。

正常情况下，窦房结自动产生的兴奋向外扩布，依次激动心房肌、房室交界、房室束、心室内传导组织和心室肌，从而引起整个心脏兴奋和收缩。由此可见，窦房结是主导整个心脏兴奋的正常部位，也称为正常起搏点。其他部位的自律组织一般并不表现出它们自身的自动节律性，只起着兴奋传导作用，故称为潜在起搏点。在某种异常情况下，如窦房结以外的自律细胞的自律性增高或窦房结的兴奋因传导阻滞不能下传时，则潜在起搏点的自律细胞也可代替窦房结而主导心脏的活动。不是由窦房结发出的冲动引起的心搏都是"异位心搏"，引发异位心搏的起搏点被称为异位起搏点。异位起搏点包括潜在起搏点，但不限于潜在起搏点。

窦房结对于潜在起搏点的控制，通过以下两种方式实现。

① 抢先占领：窦房结的自律性高于其他潜在起搏点，在潜在起搏点 4 期自动去极化尚未达到阈电位水平之前，它们就已经接受到了窦房结发出的、依次传来的兴奋的刺激而产生动作电位，故其自身的节律性兴奋就不能表现出来。

② 超速驱动压抑：窦房结对于潜在起搏点，还可产生一种直接的抑制作用。在自律性很高的窦房结的兴奋驱动下，潜在起搏点"被动"兴奋的频率远远超过它们本身的自动节律性兴奋频率。潜在起搏点这种长时间的"超速"兴奋，将导致抑制效应的出现，一旦窦房结的驱动中断，心室潜在起搏点需要一定时间才能从被压抑的状态中恢复过来，从而表现其自身的自动兴奋能力。因此，临床上更换人工起搏器时，在中断起搏器之前其驱动频率应逐步减慢，以避免发生心搏暂停。

2. 影响自律性的因素

自律细胞的自动节律性兴奋，是 4 期膜自动去极化，膜电位从最大复极电位达到阈电位水平的结果。因此，自律性的高低，既受最大复极电位与阈电位差距的影响，也取决于 4 期自动去极化的速度（图 4-28）。

（1）最大复极电位与阈电位之间的差距：最大复极电位绝对值减少和（或）阈电位下移，均使两者之间的差距减少，自动去极化达到阈电位水平所需时间缩短，自律性增高；反之亦然。

（2）4 期自动去极化速度：4 期自动去极化速度关系到膜电位从最大复极电位水平去极化达到阈电位水平所需的时间。若去极化速度增快，则达到阈电位水平所需时间缩短，单位时间内发生兴奋的次数增多，自律性增高。例如，儿茶酚胺可以增强 I_f，因而可以加速浦肯野细胞 4 期去极化速度，提高其自律性。

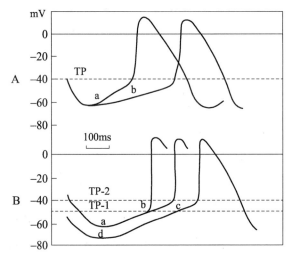

A：起搏电位斜率由 a 减少到 b 时，自律性降低；B：最大复极电位水平由 a 达到 d，
或阈电位由 TP-1 升至 TP-2 时，自律性均降低。其中 TP 指阈电位。

图 4-28　影响自律性的因素

（三）心肌的传导性

构成心脏的心肌是功能上的合胞体，任何部位的心肌细胞产生的兴奋都可以通过闰盘（即相邻两心肌纤维的连接处）迅速传递给所有的心肌细胞，从而引起所有心肌的同步兴奋和收缩。动作电位沿细胞膜传播的速度可作为衡量传导性的指标。

1. 心脏内兴奋传播的途径和特点

正常情况下，窦房结发出的兴奋通过心房肌传播到整个右心房和左心房，同时沿着心房肌组成的"优势传导通路"迅速传到房室交界区，再经房室束和左、右束支传到浦肯野纤维网，最后经浦肯野纤维网由心内膜侧向心外膜侧的心室肌扩布，最终引起整个心室肌兴奋。其中，"优势传导通路"是在窦房结与房室交界之间有一些排列较为整齐的心房细胞，起传导速度比其他心房肌细胞快得多，从而在功能上构成了心房的特殊传导通路。

但是，兴奋在心脏各个部分传播的速度不尽相同，其特点为"两头快中间慢"。一般心房肌的传导速度约为 0.4 m/s；"优势传导通路"的传导速度相对更快，使窦房结的兴奋能很快传播到房室交界区；心室肌的传导速度约为 1 m/s；而心室内浦肯野纤维传导速度可达 4 m/s。但房室交界区细胞的传导速度很慢，仅为 0.02 m/s，这就使得兴奋传导到这里会延搁一段时间，称为"房-室延搁"。这样的传导特点一方面保证了房、室同步收缩；另一方面又避免出现房、室收缩重叠，从而使心脏各部分能有序、协调地活动。

2. 影响传导性的因素

兴奋在心脏内的传导取决于心肌细胞的结构特点和电生理特性。

（1）结构因素：细胞直径越小，细胞内电阻越大，兴奋传导速度就越慢。心房肌、心室肌和浦肯野细胞的直径均大于房室交界区细胞，且其中以末梢浦肯野细胞的直径最大（在某些动物可达 70 μm），兴奋传导速度最快；而房室交界区细胞直径最小，因而传导速度也最慢。

（2）生理因素：心脏内兴奋的传导也是通过已兴奋部位和邻近未兴奋部位之间形成的局部电流而实现的，因此，与局部电流形成有关的因素都可影响兴奋的传导。

① 已兴奋部位动作电位 0 期去极化的速度和幅度：已兴奋部位 0 期去极化的速度越快，局部电流的形成也就越快，从而能更快地促使邻近未兴奋部位膜去极化达到阈电位水平，使兴奋传导越快。同时，0 期去极化幅度越大，兴奋和未兴奋部位之间的电位差就越大，形成的局部电流越强，可使邻近更远部位的细胞膜去极化达到阈电位，从而兴奋传导也越快。如快反应细胞 0 期去极化的速度快、幅度大，故其兴奋的传导也更快。而因病理因素（如心肌缺血）造成快反应细胞部分 Na^+ 通道失活，则 0 期去极化的速度和幅度会减慢、减小，兴奋传导速度也将减慢。

② 邻近未兴奋部位膜的兴奋性：心脏兴奋的传导是心肌细胞依次兴奋的过程，因此，下游部位细胞的兴奋性也将影响兴奋的传导。兴奋性的高低除了与静息膜电位（或最大复极电位）与阈电位的差距有关外，还取决于邻近未兴奋部位膜上 0 期去极化相关的离子通道的性状，后者又受膜电位水平的影响，膜电位越接近静息电位水平，能够开放的 Na^+ 通道数量就越多，细胞就越容易兴奋。如果邻近部位细胞膜的 Na^+ 通道很多尚处于失活状态（如处于相对不应期），则会导致传导减慢，甚至发生传导阻滞。

一些抗心律失常药，便正是通过影响离子通道的性状而影响兴奋的产生以及传导速度。如奎尼丁、利多卡因为钠通道阻滞剂，可以延长动作电位时程，从而用于治疗某些心律失常。

三、心电图

在每个心动周期中，心脏的兴奋由窦房结开始，按一定的途径和速度，依次传向心房和心室，从而引起整个心脏的兴奋。因此，每一个心动周期中，心脏各部分出现电变化的顺序和时间都有一定的规律。这种电变化可经人体组织传导至体表，因而可以在体表记录到心脏的电活动。将测量电极放置在体表一定部位记录的心脏每一心动周期所产生的电活动变化图形，就是心电图（ECG）。心电图反映心脏在兴奋产生、传导和恢复过程中的综合电位变化、与心脏的机械收缩活动无直接关系。

其中，记录心电图时电极在人体体表的放置位置以及电极与放大器的连接方式称为心电图的导联，为心电图中的专业术语。

（一）心电图产生的原理

心肌细胞膜是半透膜，静息状态时，膜外排列一定数量带正电荷的阳离子，膜内排列相同数量带负电荷的阴离子，膜外电位高于膜内，称为极化状态。静息状态下，由于心脏各部位心肌细胞都处于极化状态，没有电位差，电流记录仪描记的电位曲线平直，即为体表心电图的等电位线。

心肌细胞在受到一定强度的刺激时，细胞膜通透性发生改变，大量阳离子短时间内涌入膜内，使膜内电位由负变正，这个过程称为除极。对整体心脏来说，心肌细胞从心内膜向心外膜顺序除极过程中的电位变化，由电流记录仪描记的电位曲线称为除极波，即体表心电图上心房的 P 波和心室的 QRS 波。

细胞除极完成后，细胞膜又排出大量阳离子，使膜内电位由正变负，恢复到原来的极化状态，此过程由心外膜向心内膜进行，称为复极。同样心肌细胞复极过程中的电位变化，由电流记录仪描记出称为复极波。由于复极过程相对缓慢，故复极波较除极波低。心房的复极波低、且埋于心室的除极波中，在体表心电图中不易辨认；心室的复极波在体表心电图上表现为 T 波。

整个心肌细胞全部复极后，则再次恢复极化状态，各部位心肌细胞间没有电位差，体表心电图记录到等电位线。图 4-29 为心室肌细胞电变化曲线与常规心电图的比较。

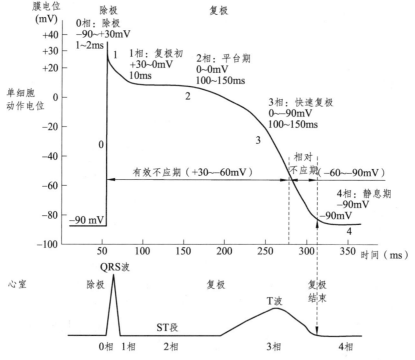

图 4-29　心室肌细胞电变化曲线与常规心电图的比较

（二）心电图记录纸

心电图记录的是电压随时间变化的曲线。心电图记录纸上有横线和纵线划出的长和宽均为 1 mm 的小方格。其中横向小格表示时间，每一小格相当于 0.04 s（即走纸速度为 25 mm/s）；纵向小格表示电压，每一小格相当于 0.1 mV 的电位差。

（三）心电图中各波及波段的意义

测量电极的安放位置和连线方式（也称导联方式）不同，所记录到的心电图波形也会有所不同，但基本上都包括一个 P 波、一个 QRS 波群和一个 T 波，有时在 T 波后还会出现一个小的 U 波（图 4-30）。

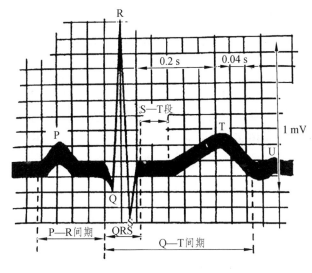

图 4-30　正常人心电模式图

1. P 波

P 波反映左右两心房的去极化过程，即心房肌动作电位 0 期。正常心脏的电激动从窦房结开始，由于窦房结位于右心房与上腔静脉的交界处，所以窦房结的激动首先传导到右心房，再通过房间束传到左心房，由此形成心电图上的 P 波。P 波代表了心房的激动，前半部代表右心房激动，后半部代表左心房的激动。P 波波形小而圆钝，历时 0.08 ~ 0.12 s，波幅不超过 0.25 mV。但当心房扩大，两房间传导出现异常时，P 波可表现为高尖或双峰的 P 波。

2. PR 间期

PR 间期是指从 P 波起点到 QRS 波起点之间的时程，通常与基线同一水平。代表由窦房结产生的兴奋经由心房、房室交界和房室束到达心室并引起心室肌开始兴奋所需要的时间，故也称为房室传导时间。正常 PR 间期在 0.12 ~ 0.20 s。当房室传导出现阻滞时，将表现为 PR 间期延长或 P 波之后心室波消失。

3. QRS 波群

该波群反映左右两心室去极化过程的电位变化，即心室肌动作电位 0 期。正常 QRS 波群历时约 0.06-0.10，代表心室肌兴奋扩布所需的时间。当出现心脏左右束支的传导阻滞、心室扩大或肥厚等情况时，QRS 波群将增宽、变形和时限延长。

4. J 点

J 点是 QRS 波结束、ST 段开始的交点，代表心室肌细胞全部除极完毕。

5. ST 段

ST 段指从 QRS 波群终点到 T 波起点之间的时段，即心室肌全部除极完成，复极尚未开始的一段时间。此时心室各部分细胞均处于动作电位的平台期（即心室肌动作电位 2 期），各部分之间没有电位差存在，因此正常情况下该段曲线位于基线水平。但当某部位的心肌出现缺血或坏死时，心室在除极完毕后仍存在电位差，表现为心电图上 ST 段发生偏移。

6. T 波

T 波代表心室复极过程中的电位变化，波幅一般为 0.1 ~ 0.8 mV，历时 0.05 ~ 0.25 s。在 R 波较高的导联中 T 波不应低于 R 波的 1/10。在 QRS 波主波向上的导联中，T 波的方向应与 QRS 波群的主波方向相同。

心电图上 T 波的改变受多种因素的影响，例如心肌缺血时可表现为 T 波低平倒置；T 波的高耸可见于高血钾、急性心肌梗死的超急期等。

7. U 波

U 波是 T 波后可能出现的一个低而宽的波，其方向与 T 波一致。U 波的意义和成因均不十分清楚，目前认为可能与心室的复极有关。

8. QT 间期

该期指从 QRS 波起点到 T 波终点的时程，代表心室开始兴奋去极化到完全复极化所经历的时间，即心室肌动作电位 0 ~ 4 期。QT 间期的长短与心率呈反变关系，正常 QT 间期为 0.44 s。QT 间期的延长往往与恶性心律失常的发生相关。

四、心 音

在心动周期中，心肌收缩、心脏瓣膜启闭、血液撞击心室壁和大动脉壁等因素引起的机械振动所产生的声音，称为心音。心音可通过周围组织传递到胸壁，能在胸壁一定部位用听诊器听取，也可通过换能器等仪器将这些机械振动转换成电信号记录下来，便可得到心音图（图 4-31）。从心脏产生的心音经过组织的介导传到胸壁表面，其中以骨传导最好，血液和肌肉次之，肺和脂肪组织最差，所以从肺气肿和肥胖的患者的胸壁听录到的心音较正常人为轻，振幅低。

心音发生在心动周期的某些特定时期，其音调和持续时间有一定的规律。心音强度、频率及其相互关系常常也可以反映心瓣膜、心肌功能以及心内血流的状况。正常心脏一次心动周期中可产生 4 个心音：即第一、第二、第三和第四心音。多数情况下只能听到第一和第二心音；在某些健康儿童和青年人也可听到第三心音；40 岁以上的健康人也有可能出现第四心音，但较为少见。

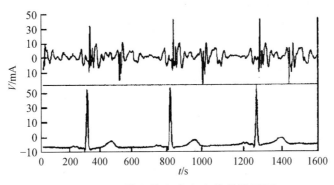

图 4-31　正常人的心音心电信号波形图

（1）第一心音（S_1）：发生在心缩期，其音调低（40～60 Hz），持续时间相对较长（0.10～0.12 s），较响，在心尖搏动处（前胸壁第 5 肋间隙左锁骨中线内侧）听得最清楚。在心缩期心室射血引起心室壁和动脉壁的振动、血液产生涡流以及房室瓣突然关闭所引起的振动，是听诊第一心音的主要成分。因此，通常可用第一心音作为心室收缩期开始的标志。

（2）第二心音（S_2）：发生在心舒期，其频率较高（60～100 Hz），持续时间较短（0.08 s），响度较弱。它分为主动脉音和肺动脉音两个成分，分别在主动脉和肺动脉听诊区（胸骨右、左缘第二肋间隙）听得最清楚。它是因主动脉瓣和肺动脉瓣迅速关闭，血流冲击使主动脉和肺动脉壁根部以及心室内壁振动而产生。其强弱可反映主动脉压和肺动脉压的高低，动脉压升高，则第二心音亢进。因其主要与主动脉瓣的关闭有关，故可作为心室舒张期开始的标志。

（3）第三心音（S_3）：发生在心室舒张早期、快速充盈期末，其频率和振幅较低，持续时间也较短（0.04～0.05 s）。它是在心室舒张早期，随着房室瓣的开放，血液快速流入心室（心房收缩前），引起心室壁、腱索和乳头肌的紧张、振动而产生。

（4）第四心音（S_4）：是发生在第一心音前的低频振动，持续约 0.04 s。它是由于心房收缩，血流快速充盈心室所引起的振动，又称心房音。

在正常心脏，心脏喷血速度加快等因素可产生生理性杂音。在心脏与大血管病变时，心肌收缩力改变、心瓣膜口狭窄或关闭不全，或心内血流速度变化，均可使心脏舒缩活动中振动幅度及频率发生明显变化，改变正常心音的强度和频率，还可产生异常的心音或心脏病理性杂音。这些变化有助于诊断心脏血管疾病，以及推断疾病发生的病理生理、选择合适的治疗方法、估计预后等。因此，听取心音或记录心音图对于心脏疾病的诊断具有重要的意义。

第五节　动脉血压的调节

动脉血压的调节包括短期调节和长期调节。

（1）短期调节：对短时间内发生的血压变化起即刻调节作用，包括神经调节和体液调节两个部分。

（2）长期调节：血压在较长时间内（数小时、数天、数月或更长时间）发生变化时血压的调节，主要通过肾脏调节细胞外液量来实现，因而构成肾-体液控制系统。

一、神经调节

心肌和血管平滑肌接受自主神经支配。机体对心血管活动的神经调节是通过各种心血管反射实现的。

（一）心脏和血管的神经支配

1. 心脏的神经支配

支配心脏的传出神经为心交感神经和心迷走神经。

（1）心交感神经及其作用：心交感神经的节前神经元位于脊髓第 1～5 胸段的中间外侧柱，其发出的节前神经轴突末梢释放的递质为乙酰胆碱，能激活心交感神经节细胞膜上的 N 型胆碱能受体。心交感节后神经元位于星状神经节或颈交感神经节内。节后神经元的轴突组成心脏神经丛，支配心脏的窦房结、房室交界、房室束、心房肌和心室肌。心交感神经能产生的作用有：

① 正性变力作用：心交感节后神经元末梢释放的递质为去甲肾上腺素，与心肌细胞膜上的 β_1 肾上腺素能受体结合后激活腺苷酸环化酶，使细胞内 cAMP 的浓度升高，继而激活蛋白激酶和细胞内蛋白质的磷酸化过程，使心肌膜上的钙通道激活，故在心肌动作电位平台期 Ca^{2+} 的内流增加，细胞内肌浆网释放的 Ca^{2+} 也增加，这可导致心房肌和心室肌的收缩能力加强，称正性变力作用。

② 正性变时作用：交感神经兴奋也使窦房结起搏细胞 4 期自动去极化加速，心率加快。

③ 正性变传导作用：使房室交界慢反应细胞 0 期 Ca^{2+} 内流加速，房室交界的兴奋传导加快。

这些作用最终产生的效应是心肌收缩力增强，每搏功增加。临床上应用选择性 β_1 受体阻断剂，可使心率降低，心肌收缩力减弱和心输出量减少。

左右两侧心交感神经对心脏的支配存在差异。支配窦房结的交感节后纤维主要来自右侧的心交感神经，兴奋时以正性变时作用为主。左侧心交感神经主要支配房室交界、心房肌和心室肌，兴奋时以正性变传导和正性变力作用为主。

（2）心迷走神经及其作用：心迷走神经的节前和节后神经元都是胆碱能神经元，其节后神经纤维支配窦房结、心房肌、房室交界、房室束及其分支。心室肌也有迷走神经支配，但纤维末梢的数量远较心房肌中为少。

心迷走神经节后纤维末梢释放的乙酰胆碱作用于心肌细胞膜的 M 型胆碱能受体，主要能增大细胞膜对 K^+ 的通透性，促进 K^+ 外流。还可直接抑制 Ca^{2+} 通道，减少 Ca^{2+} 内流，使心率减慢，心房肌收缩能力减弱，心房肌不应期缩短，房室传导速度减慢，即：具有负性变时、变力和变传导作用。两侧心迷走神经对心脏的支配也有差异，右侧迷走神经对窦房结的影响占优势，左侧迷走神经对房室交界的作用占优势。

一般说来，心迷走神经和心交感神经对心脏的调节效应常相互拮抗。但在多数情况下，心迷走神经的作用比交感神经的作用占有更大的优势。

（3）支配心脏的肽能神经：用免疫细胞化学方法证明，心脏还受到多种肽能神经纤维支配，其释放的递质如神经肽 Y、血管活性肠肽、降钙素基因相关肽、阿片肽等。目前对这类神经的生理功能还不完全清楚，其可能参与对心肌和冠状血管活动的调节作用。

2. 血管的神经支配

除真毛细血管外，血管壁都有平滑肌分布。几乎所有的血管平滑肌都受自主神经支配，从而调节血管平滑肌的收缩和舒张活动。支配血管平滑肌的神经纤维可分为缩血管神经纤维和舒血管神经纤维两大类，统称为血管运动神经纤维。

（1）缩血管神经纤维。缩血管神经纤维都是交感神经纤维，故一般称为交感缩血管纤维。其节前神经元位于脊髓胸腰段的中间外侧柱内，节前神经末梢释放的递质为乙酰胆碱。节后神经元位于椎旁和椎前神经节内，节后神经元末梢释放的递质为去甲肾上腺素。血管平滑肌细胞膜上有 α 和 $β_2$ 两类肾上腺素能受体，去甲肾上腺素与 α 受体结合后，可导致血管平滑肌收缩；与 $β_2$ 受体结合，则导致血管平滑肌舒张。但去甲肾上腺素与 α 肾上腺素能受体结合的能力较其与 $β_2$ 受体结合的能力强，故缩血管纤维兴奋时引起缩血管效应。

体内几乎所有的血管都受交感缩血管纤维支配，但不同部位的血管中缩血管纤维分布的密度不同。其中，皮肤血管中缩血管纤维分布最密，骨骼肌和内脏的血管次之，冠状血管和脑血管中分布较少。在同一器官中，动脉中缩血管纤维的密度高于静脉，其中微动脉中的密度最高，但毛细血管前括约肌中缩血管纤维分布很少。

（2）舒血管神经纤维。人体内大多数血管只受交感缩血管纤维的单一支配，但仍有一部分血管除接受缩血管纤维支配外，还接受舒血管纤维支配。舒血管神经纤维主要有以下几种：

① 交感舒血管神经纤维。有些动物，如狗和猫，支配骨骼肌微动脉的交感神经中除有缩血管纤维外，还有舒血管纤维。交感舒血管纤维末梢释放的递质为乙酰胆碱，与血管平滑肌的 M 型胆碱能受体结合后引起血管舒张，阿托品可阻断其效应。交感舒血管纤维在平时没有紧张性活动，只有当动物处于情绪激动状态和发生防御反应时才发放冲动，使骨骼肌血管舒张，血流量增多。人体可能也存在交感舒血管神经纤维。

② 副交感舒血管神经纤维。少数器官如脑膜唾液腺、胃肠外分泌腺和外生殖器等，其血管平滑肌除接受交感缩血管纤维支配外，还接受副交感舒血管纤维支配。其节前神经元的胞体位于脑干的某些神经核团和脊髓低段灰质中。节后纤维末梢释放的递质乙酰胆碱与

血管平滑肌的 M 型胆碱能受体结合，引起血管舒张。副交感舒血管纤维的活动只对器官组织局部血流起调节作用，对循环系统总外周阻力的影响很小。

（二）心血管中枢

神经系统对心血管活动的调节是通过各种神经反射来实现的。在生理学中，与控制心血管活动有关的神经元集中的部位称为心血管中枢。控制心血管活动的神经元并非只集中在中枢神经系统的一个部位，而是分布在中枢神经系统从脊髓到大脑皮质的各个水平，它们各具不同的功能，又互相密切联系，使整个心血管系统的活动协调一致，并与整个机体的活动相适应。

1. 延髓心血管中枢

最基本的心血管中枢位于延髓。延髓心血管中枢的神经元是指位于延髓内的心迷走神经元和控制心交感神经与交感缩血管神经活动的神经元。延髓心血管中枢至少包括以下四个部位的神经元：

（1）缩血管区：引起交感缩血管神经紧张性活动的延髓心血管神经元的细胞体位于延髓头端的腹外侧部，称为 C1 区。其轴突下行到脊髓的中间外侧柱。心交感紧张也起源于此区神经元。

（2）舒血管区：位于延髓尾端腹外侧部 A1 区（即在 C1 区的尾端）的神经元，兴奋时可抑制 C1 区神经元的活动，导致交感缩血管紧张性降低，血管舒张。

（3）传入神经接替站：延髓孤束核的神经元接受由颈动脉窦、主动脉弓压力感受器和心肺感受器的传入神经，即舌咽神经和迷走神经传入的信息，然后发出纤维至延髓和中枢神经系统其他部位的神经元，继而影响心血管活动。

（4）心抑制区：心迷走神经元的细胞体位于延髓的迷走神经背核和疑核。

2. 延髓以上的心血管中枢

在延髓以上的脑干部分以及大脑和小脑中，也都存在与心血管活动有关的神经元。它们在心血管活动调节中主要起着整合心血管活动与机体其他功能的作用。

（三）心血管反射

当机体处于不同的生理状态如变换姿势、运动、睡眠时，或当机体内、外环境发生变化时，可引起各种心血管反射，使心输出量、各器官的血管收缩状况以及动脉血压发生相应的改变。心血管反射一般都能很快完成，其生理意义在于使循环功能适应当时机体所处的状态或环境的变化。

1. 颈动脉窦和主动脉弓压力感受性反射

当动脉血压升高时，可通过压力感受性反射使心率减慢，外周血管阻力降低，血压回降，故又称减压反射。

（1）动脉压力感受器：压力感受性反射的感受装置是位于颈动脉窦和主动脉弓血管外膜下的感觉神经末梢，称为动脉压力感受器。动脉压力感受器并非直接感受血压的变化，而是感受血管壁的机械牵张程度。当动脉血压升高时，动脉管壁被牵张的程度升高，压力感受器发放的神经冲动就增多。在一定范围内，压力感受器的传入冲动频率与动脉管壁扩张程度成正比。

（2）传入神经和中枢联系：颈动脉窦压力感受器的传入神经纤维组成颈动脉窦神经，窦神经加入舌咽神经，进入延髓后和孤束核的神经元发生突触联系。主动脉弓压力感受器的传入神经纤维行走于迷走神经干内，然后进入延髓，到达孤束核。兔的主动脉弓压力感受器传入纤维自成一束，与迷走神经伴行，称为主动脉神经。

压力感受器的传入神经冲动到达孤束核后，可通过延髓内的神经通路使延髓头端腹外侧部 C1 区的血管运动神经元抑制，进而使交感神经的紧张性活动减弱；孤束核神经元还与延髓内其他神经核团以及脑干其他部位如脑桥、下丘脑等的一些神经核团发生联系，其效应也是使交感神经的紧张性活动减弱。另外，压力感受器的传入冲动到达孤束核后还与迷走神经背核和疑核发生联系，使迷走神经的紧张性活动加强。

（3）反射效应：动脉血压升高时，压力感受器传入冲动增多，通过中枢机制，使心迷走神经紧张性加强、心交感神经紧张性和交感缩血管神经紧张性减弱，导致心率减慢，心输出量减少，外周血管阻力降低，故动脉血压下降。反之，当动脉血压降低时，压力感受器传入冲动减少，使心迷走神经紧张性减弱、心交感神经紧张性加强，于是心率加快，心输出量增加；同时使交感缩血管神经紧张性加强，外周血管阻力增高，血压回升。

（4）压力感受性反射的生理意义：压力感受性反射在心输出量、外周血管阻力、血量等突然发生变化时，能对动脉血压进行快速调节，使动脉血压不致发生过分的波动，从而维持血压的相对稳定，属于典型的负反馈调节。生理学上也将动脉压力感受器的传入神经称为缓冲神经。

但在慢性高血压患者或实验性高血压动物中，压力感受性反射功能曲线会向右移。这种现象称为压力感受性反射的重调定，表示在长期高血压的情况下，该反射活动的工作范围发生改变，即在较正常血压更高的水平上进行工作，使动脉血压被维持在较高的水平。压力感受性反射重调定的机制比较复杂，重调定可发生在感受器的水平，也可发生在反射的中枢部分。

2. 颈动脉体和主动脉体化学感受性反射

在颈总动脉分叉处和主动脉弓区域分布有颈动脉体和主动脉体化学感受器。当血液的某些化学成分发生变化时，如缺氧、PCO_2 过高、H^+ 浓度过高等，可刺激这些感受装置。这些化学感受器在受到刺激后，其感觉信号分别由颈动脉窦神经和迷走神经传入至延髓孤束核，然后使延髓内呼吸神经元和心血管活动神经元的活动发生改变。化学感受性反射的效应主要是使呼吸加深加快。

化学感受性反射在平时对心血管活动并不起明显的调节作用。只有在低氧、窒息、失血、动脉血压过低和酸中毒的情况下才发生作用。

3. 心肺感受器引起的心血管反射

在心房、心室和肺循环大血管壁存在许多感受器，总称为心肺感受器，其传入神经纤维行走于迷走神经干内。大多数心肺感受器受刺激时引起的反射效应是心交感神经和交感缩血管神经紧张性降低、心迷走神经紧张性加强，导致心率减慢，心输出量减少，外周血管阻力降低，故血压下降。引起心肺感受器兴奋的适宜刺激有以下两大类。

（1）血管壁的机械牵张：当心房、心室或肺循环大血管中压力升高或血容量增多而使心脏或血管壁受到牵张时，这些感受器才发生兴奋。在生理情况下，心房壁的牵张主要是由血容量增多而引起的，因此心房壁的牵张感受器也称为容量感受器。

（2）一些化学物质：如前列腺素、缓激肽等。

二、体液调节

心血管活动的体液调节是指血液和组织液中一些化学物质对心肌和血管平滑肌活动的调节作用。

（一）肾素-血管紧张素系统

肾素是由肾近球细胞合成和分泌的一种酸性蛋白酶，经肾静脉进入血液循环。血浆中的血管紧张素原，在肾素的作用下能水解产生一个十肽，即血管紧张素Ⅰ。血管紧张素Ⅰ在血浆和组织中，特别是肺循环血管内皮表面存在的血管紧张素转换酶的作用下，水解生成八肽的血管紧张素Ⅱ。血管紧张素Ⅱ在血浆和组织中的血管紧张素酶A的作用下，再失去一个氨基酸，成为七肽的血管紧张素Ⅲ。血管紧张素Ⅱ和血管紧张素Ⅲ作用于血管平滑肌和肾上腺皮质等细胞的血管紧张素受体，从而引起相应的生理效应。图4-32为血管紧张素Ⅱ的生成过程。

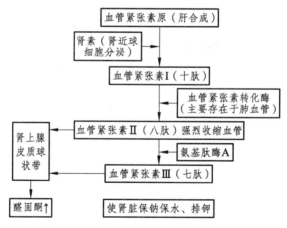

图 4-32 血管紧张素Ⅱ的生成过程

当各种原因引起肾血流灌注减少时，肾素分泌就会增多。血浆中 Na^+ 浓度降低时，肾素分泌也会增加。肾素分泌受神经和体液机制的调节。对体内多数组织、细胞来说，血管紧张素Ⅰ不具有活性。血管紧张素中最重要的是血管紧张素Ⅱ，其主要生理作用如下：

① 血管紧张素Ⅱ可直接使全身微动脉收缩，血压升高；也可使静脉收缩，回心血量增多。

② 血管紧张素Ⅱ可刺激肾上腺皮质球状带细胞合成和释放醛固酮，后者可促进肾小管对 Na^+ 的重吸收，并使细胞外液量增加。血管紧张素Ⅱ还引起或增强渴觉，并导致饮水行为。

③ 血管紧张素Ⅱ可作用于交感缩血管纤维末梢上的接头前血管紧张素受体，使交感神经末梢释放递质增多；作用于中枢神经系统内一些神经元的血管紧张素受体，使交感缩血管紧张性加强；使血管升压素和肾上腺素的释放增多。

临床常应用血管紧张素转换酶抑制剂或血管紧张素Ⅱ受体阻断剂来治疗高血压。

（二）肾上腺素和去甲肾上腺素

肾上腺素和去甲肾上腺素在化学结构上都属于儿茶酚胺类。循环血液中的肾上腺素和去甲肾上腺素主要由肾上腺髓质分泌而来，肾上腺髓质释放的儿茶酚胺中，肾上腺素约占80%，去甲肾上腺素约占 20%。肾上腺素能神经末梢释放的递质去甲肾上腺素也有一小部分进入血液循环。血液中的肾上腺素和去甲肾上腺素对心脏和血管的作用有许多共同点，但因两者对不同肾上腺素能受体的结合能力不同，故其作用并不完全相同。

1. 肾上腺素

肾上腺素可与α和β两类肾上腺素能受体结合。在心脏，肾上腺素与β_1受体结合，产生正性变时、变传导和变力作用，使心输出量增加。肾上腺素对血管的作用取决于血管平滑肌上α和β_2肾上腺素能受体分布的情况。在皮肤、肾、胃肠道的血管平滑肌上，α受体的数量占优势，肾上腺素的作用是使这些器官的血管收缩。在骨骼肌和肝脏血管平滑肌，β_2受体占优势，小剂量的肾上腺素常以兴奋β_2受体的效应为主，引起血管舒张；大剂量的肾上腺素也使α受体兴奋，引起血管收缩。

2. 去甲肾上腺素

去甲肾上腺素主要与α受体结合，也能与心肌的β_1受体结合，但其与血管平滑肌的β_2受体结合的能力较弱。静脉注射去甲肾上腺素后，可使全身血管广泛收缩，动脉血压升高，进而使压力感受性反射活动加强。由于压力感受性反射对心脏活动的抑制效应超过去甲肾上腺素对心脏的直接兴奋效应，故心率减慢。

（三）血管升压素

血管升压素是在下丘脑视上核和室旁核一部分神经元内合成的。这些神经元的轴突行走在下丘脑垂体束中并进入垂体后叶，其末梢释放的血管升压素作为垂体后叶激素进入血液循环。血管升压素的合成和释放过程也称为神经分泌。

血管升压素在肾集合管可促进水的重吸收，故又称为抗利尿激素。血管升压素作用于血管平滑肌的相应受体，可引起血管平滑肌收缩，是已知最强的缩血管物质之一。在正常情况下，血浆中血管升压素浓度升高时首先出现抗利尿效应，只有当其血浆浓度明显高于正常时，才引起血压升高。

（四）血管内皮生成的血管活性物质

内皮细胞可以生成并释放若干种血管活性物质，引起血管平滑肌舒张或收缩。体内存在多种血管内皮生成和释放的舒血管物质：

1. 前列环素 I_2

前列环素 I_2（PGI_2）由内皮细胞内的前列环素合成酶合成，能使血管舒张。内皮细胞 PGI_2 的释放与血管内的搏动性血流对内皮产生的切应力有关。

2. 内皮舒张因子

内皮生成的另一类舒血管物质即内皮舒张因子（EDRF），其调节效应更为重要。目前认为 EDRF 的本质是一氧化氮（NO），是 L-精氨酸（L-Arg）在一氧化氮合成酶（简称 NOS）作用下，由末端的胍基氮原子氧化而成。EDRF 可使血管舒张，血流对血管内皮产生的切应力可引起 EDRF 的释放，低氧也可使内皮释放 EDRF。

此外，血管内皮细胞也可产生多种缩血管物质。内皮素是内皮细胞合成和释放的由 21 个氨基酸构成的多肽，是已知的最强烈的缩血管物质之一。给动物注射内皮素可引起持续时间较长的升血压效应。

（五）激肽释放酶-激肽系统

激肽释放酶是体内的一类蛋白酶，可使高分子量激肽原和低分子量激肽原分解为激肽，如缓激肽和血管舒张素。激肽具有舒血管和增加毛细血管通透性的作用，在人体和动物实验中证实，缓激肽和血管舒张素是已知的最强烈的舒血管物质。在一些腺体器官中生成的激肽，可以使器官局部的血管舒张，血流量增加。

（六）心钠素

心钠素是由心房肌细胞合成和释放的一类多肽。在人的循环血液中，最主要的心钠素是一种由 28 个氨基酸构成的多肽。心钠素可使血管舒张，又有较强的利钠和利尿作用，总的效应是使血压下降。

（七）前列腺素

前列腺素是一族二十碳不饱和脂肪酸。前列腺素按其分子结构的差别，可分为多种类型。各种前列腺素对血管平滑肌的作用是不同的，如：前列腺素 E_2 具有强烈的舒血管作用；前列腺素 $F_{2\alpha}$ 则使静脉收缩；前列环素（即前列腺素 I_2）是在血管组织中合成的一种前列腺素，有强烈的舒血管作用。

（八）阿片肽

体内的阿片肽有多种，垂体释放的β-内啡肽和促肾上腺皮质激素来自同一个前体。在应激等情况下，β-内啡肽和促肾上腺皮质激素一起被释放入血液，β-内啡肽可使血压降低。

（九）组　胺

组胺是由组氨酸在脱羧酶的作用下产生的。许多组织，特别是皮肤、肺和肠黏膜的肥大细胞中含有大量的组胺。当组织受到损伤或发生炎症和过敏反应时，都可释放组胺。组胺有强烈的舒血管作用，并能使毛细血管和微静脉的管壁通透性增加，导致血浆漏入组织，引起局部组织水肿。

三、局部血流调节

体内各器官的血流量除了受神经、体液调节外，也受到器官组织的代谢活动的影响。代谢活动愈强，耗氧愈多，血流量也就愈多。器官血流量控制主要通过对灌注该器官的阻力血管管径的调节而实现。除了前述的神经调节和体液调节机制外，还有局部组织内的调节机制。在不同器官和血管，神经、体液和局部调节机制三者所起作用的相互关系是不同的，在多数情况下，几种机制起协同作用，但在有些情况下也可起相互对抗的作用。另外，不同器官的血流量变化范围也有较大的差别，功能活动变化较大的器官，如骨骼肌、胃肠、肝、皮肤等，血流量的变化范围较大；脑、肾等器官的血流量则比较稳定。

实验证明，即使将调节血管活动的外部神经、体液因素都去除，在一定的血压变动范围内，器官、组织的血流量仍能通过局部的机制得到适当的调节。这种调节机制存在于器官组织或血管本身，故也称为自身调节。

课后思考题

1. 简述血液循环。
2. 简述心的位置和外形；心的内腔和瓣膜。
3. 简述心的血管。
4. 简述心的传导系统。
5. 简述心包的组成。
6. 全身有哪些动脉可在体表摸到其搏动？哪些动脉可以用于压迫止血？止血时又各自将动脉压向何处？
7. 胸腔、腹腔和盆腔重要脏器的血供分别来自哪些动脉？
8. 如何检测心室的收缩功能和舒张功能？有何临床意义？
9. 试述心肌快、慢反应细胞的特点。
10. 心室肌细胞和窦房结细胞的动作电位各有何特征？产生的离子机制是什么？
11. 影响心肌兴奋性、传导性、自律性和收缩性的因素有哪些？
12. 心肌细胞兴奋性的周期性变化有何意义？
13. 心电图各波、段和间期的意义是什么？哪些情况下可导致各波、段和间期的改变？
14. 影响动脉血压的因素有哪些？
15. 重力对动、静脉血压可以产生什么影响？为什么对静脉影响更大？
16. 为什么长期站立过久可造成下肢水肿？
17. 如何测定压力感受性反射？高血压病人的压力感受性反射有何变化？
18. 学习和掌握有关心血管活动体液调节的知识对治疗心血管疾病有何指导意义？
19. 试述肾脏在动脉血压调节中的作用，以及肾血管损伤后可能造成的对心血管功能的影响。
20. 冠脉循环有哪些特点？有何临床意义？

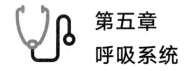

第五章
呼吸系统

第一节　呼吸系统的组成

　　呼吸系统是人体与外界空气进行气体交换的一系列器官的总称，由呼吸道和肺组成（图 5-1）。呼吸道包括鼻、咽、喉、气管和支气管等。临床上通常称鼻、咽、喉为上呼吸道，气管和各级支气管为下呼吸道。肺由肺实质和肺间质组成，前者包括支气管树和肺泡；后者包括结缔组织、血管、淋巴管、淋巴结和神经等。呼吸系统的主要功能是进行气体交换，即吸入氧气，呼出二氧化碳。此外，呼吸系统还有发音、嗅觉、神经内分泌、协助静脉血回流入心和参与体内某些物质代谢等功能。

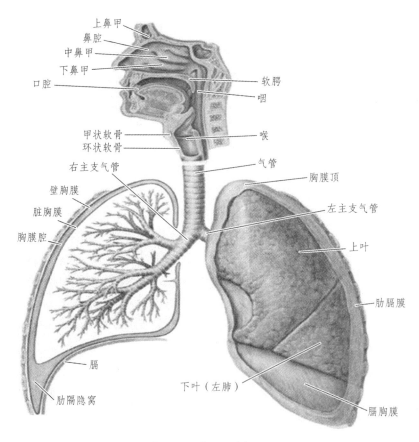

图 5-1　呼吸系统概观

一、呼吸道

呼吸道包括鼻、咽、喉、气管和各级支气管，是气体进出肺的通道。呼吸道除作为气体流动的通道外，同时还具有保护或防御功能，包括对吸入气体的加温、加湿、过滤、清洁等。

（一）鼻

鼻是呼吸道的起始部，也是嗅觉器官，分为外鼻、鼻腔和鼻旁窦三部分，鼻腔和鼻旁窦能在发音时产生共鸣。

1. 外鼻

外鼻是指突出于面部的部分，由骨和软骨为支架、外面覆以皮肤而成。外鼻形如三边锥体，上端位于两眼之间的较窄部分为鼻根，下端高突的部分为鼻尖，中间隆起的部分为鼻梁。鼻尖两侧呈弧形隆突的部分为鼻翼，当呼吸困难时，可出现鼻翼扇动。鼻尖和鼻翼处的皮肤较厚，富含皮脂腺和汗腺，与深部皮下组织和软骨膜连接紧密，容易发生疖肿，发炎时局部肿胀压迫神经末梢，可引起较剧烈的疼痛。

2. 鼻腔

鼻腔由骨和软骨围成，内面衬以皮肤和黏膜。鼻腔是顶狭底宽、前后径大于左右径的不规则狭长腔隙，前方经鼻孔通外界，后方经鼻后孔通鼻咽部。鼻腔由鼻中隔分为左、右两腔，每侧鼻腔可分为鼻前庭和固有鼻腔两个部分。

鼻前庭是指由鼻翼所围成的扩大的空间，内面衬以皮肤，生有鼻毛，有阻滞灰尘的作用。

固有鼻腔是指鼻前庭以后的部分，内壁为鼻中隔。外侧壁结构复杂，上有三个突出的呈阶梯状排列的、略呈贝壳形的长条骨片外覆黏膜，称鼻甲。鼻甲突向鼻腔，由上而下依次称上鼻甲、中鼻甲和下鼻甲。各鼻甲下方的间隙分别称上鼻道、中鼻道和下鼻道。在上、中鼻道有鼻旁窦的开口，下鼻道前方有鼻泪管的开口。

鼻腔的内表面覆盖着黏膜。鼻黏膜依结构和功能的不同可分为呼吸区和嗅区。呼吸区范围较广，正常情况下呈淡红色，表面光滑湿润，上皮有纤毛，内含丰富的毛细血管和黏液腺，黏液腺可分泌黏液，可以温暖和湿润吸入的空气。感冒时鼻腔不通，便是鼻黏膜内的毛细血管肿胀，堵塞鼻腔造成的。嗅区分布于上鼻甲内侧面及与其相对的鼻中隔部分，呈淡黄色或苍白色，内含嗅细胞，能感受气味的刺激。

3. 鼻旁窦

鼻旁窦是指鼻腔周围含气颅骨内的空腔，分别位于额骨、筛骨、蝶骨和上颌骨内，窦壁内衬黏膜并与鼻腔黏膜相移行，有温暖、湿润空气及对发音产生共鸣的作用，又称副鼻窦。一般左右成对，共有四对，即上颌窦、额窦、筛窦和蝶窦各一对，分别开口于上、中鼻道。鼻旁窦黏膜通过各窦开口与鼻腔黏膜相续，因此鼻腔炎症往往可引起鼻旁窦发炎。

（二）咽

咽为前后略扁的漏斗状肌性管道，上以盲端起自颅底，下续于食管，两侧是颈部的血管和神经。食物由口腔经咽再进入食道，吸入鼻腔的空气经咽再进入气管，故而咽是消化道和呼吸道的共用通道。咽的上壁、后壁及两侧壁均完整，只有前壁不完整，自上而下分别与鼻腔、口腔和喉腔相通，借此将咽分为鼻咽、口咽和喉咽三个部分。其中，在鼻咽的两侧壁有咽鼓管咽口，鼻咽腔经此口借咽鼓管通中耳鼓室。

（三）喉

喉位于颈前部正中，上经喉口通向咽的喉部，下续于气管腔（图5-2）。喉既是呼吸的管道，又是发音的器官，主要由喉软骨和喉肌构成。上界是会厌上缘，下界是环状软骨下缘。借喉口通喉咽部，以环状软骨气管韧带连接气管。成年人喉位于第3～6颈椎前方。喉的前方被皮肤、颈筋膜及舌骨下肌群所覆盖，喉的后方紧邻喉咽部，两侧有颈血管、神经和甲状腺侧叶。

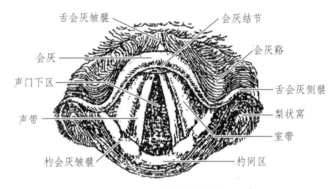

图 5-2　喉的正面观

喉的支架由甲状软骨、环状软骨、会厌软骨和成对的杓状软骨等喉软骨构成。软骨支架中以甲状软骨最大，其中部上端向前突出处称喉结。环状软骨位于甲状软骨下方，是呼吸道软骨支架中唯一完整的软骨环，其下缘与第一气管软骨环借韧带相连。会厌软骨位于舌骨体后方，形似树叶，上宽下窄，上端游离，下端借甲状会厌韧带连于甲状软骨前角内面的上部。会厌软骨被覆黏膜构成会厌（图5-3）。会厌是喉口的活瓣，吞咽运动时，喉随咽上提并向前移动，会厌封闭喉口，阻止食团入喉并引导食团入咽。呼吸时，会厌软骨则抬起，使空气畅通无阻。有的人边吃饭边说笑，在咽时会厌软骨来不及盖下，食物进入气管，就会引起剧烈的咳嗽。

喉腔内有上、下2对黏膜皱襞自外侧壁突入腔内，上方1对称前庭襞。两侧前庭襞之间的裂隙，称前庭裂。下方1对黏膜皱襞称声襞或声带。位于两侧声襞之间的窄裂，称声门裂，是喉腔中最狭窄的部位。

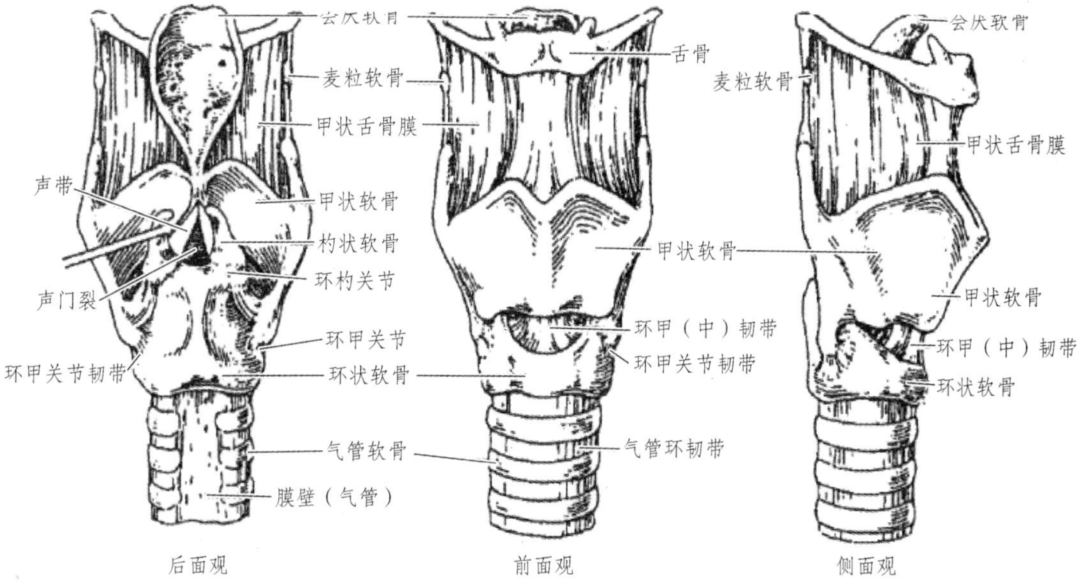
会厌软骨
麦粒软骨
甲状舌骨膜
声带
甲状软骨
杓状软骨
环杓关节
声门裂
环甲关节
环甲关节韧带
环状软骨
气管软骨
膜壁（气管）
后面观
舌骨
甲状软骨
环甲（中）韧带
环甲关节韧带
气管环韧带
前面观
会厌软骨
麦粒软骨
甲状舌骨膜
甲状软骨
环甲（中）韧带
环状软骨
侧面观

图 5-3　喉的关节、软骨和韧带

（四）气管和支气管（图 5-4）

1. 气　管

气管为富有弹性、后壁略平的圆筒形管道，连接喉与支气管。气管不仅是空气的通道，而且具有防御、清除异物、调节空气温度和湿度的作用。气管位于喉与气管杈之间，成年男、女性气管平均长分别是 10.31 cm 和 9.71 cm。气管起自环状软骨下缘（约平第 6 颈椎），向下至胸骨角平面（约平第 4 胸椎体下缘），分叉形成左、右主支气管，分叉处称气管杈。气管全长以胸廓上口为界，分为气管颈部和气管胸部。在气管杈的内面，有一矢状位向上凸出的半月状峙称气管隆峭，略偏向左侧，是支气管镜检查时判断气管分叉的重要标志。

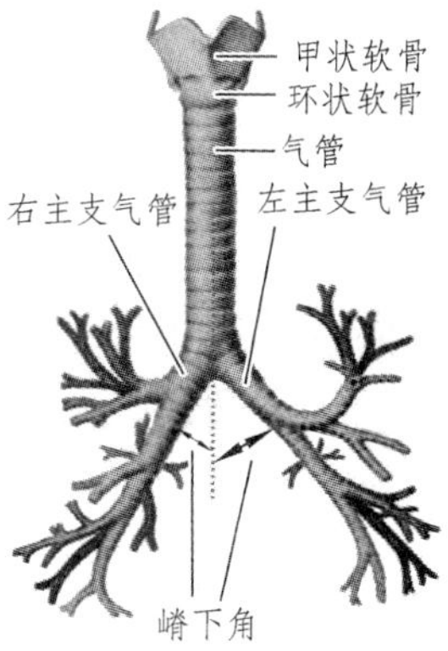
甲状软骨
环状软骨
气管
右主支气管
左主支气管
嵴下角

图 5-4　气管及支气管

气管由黏膜、气管软骨、平滑肌和结缔组织构成，内面衬以由假复层纤毛柱状上皮构成的黏膜。纤毛向咽喉方向不停地摆动，可将吸入的灰尘、病菌与黏液一起送到咽部，再通过咳嗽排至体外，咳出物便是痰。气管软骨由 14 ~ 17 个呈缺口向后的透明软骨环构成，彼此借韧带相连，并由平滑肌和结缔组织构成的膜性壁所封闭。其支架作用能使管腔保持开放状态而管壁不致塌陷，从而保证气流畅通无阻，维持呼吸功能的正常进行。气管软骨后壁缺口由气管的膜壁封闭，该膜壁由弹性纤维和平滑肌构成，这些平滑肌纤维又称气管肌。甲状腺峡多位于第 2 ~ 4 气管软骨环前方，气管切开术常在第 3 ~ 5 气管软骨环处施行。

2. 支气管

支气管指由气管分出的各级分支，其中一级分支是左、右主支气管。其中右主支气管是气管杈与右肺门之间的通气管道。右主支气管在男性平均长 2.1 cm，在女性平均长 1.9 cm。其外径在男性平均是 1.5 cm，在女性平均是 1.4 cm。气管中线与主支气管下缘间的夹角称嵴下角，男性右嵴下角平均是 21.96°，女性平均是 24.7°。左主支气管是气管杈与左肺门之间的通气管道。左主支气管在男性平均长 4.8 cm，在女性平均长 4.5 cm。其外径在男性平均是 1.4 cm，在女性平均是 1.3 cm。男性左嵴下角平均是 36.4°，女性平均是 39.3°。左主支气管细而长，嵴下角大，斜行，通常有 7~8 个软骨环；右主支气管短而粗，嵴下角小，走行较陡直，通常有 3~4 个软骨环，因此，经气管坠入的异物多进入右主支气管。

二、肺

肺位于胸腔内，纵隔的两侧，分为左肺和右肺，是与外界进行气体交换的器官，并兼有内分泌功能，由肺实质（支气管树及肺泡）和肺间质（结缔组织、血管、淋巴管、神经等）组成。肺的表面覆盖脏胸膜，透过胸膜可见许多呈多角形的小区，称为肺小叶，如感染称小叶性肺炎。生活状态下的正常肺呈浅红色，质柔软呈海绵状，富有弹性。一般成人肺的质量约等于本人身体质量的 1/50，男性平均为 1 000~1 300 g，女性平均为 800~1 000 g健康成年男性两肺的气容量约为 5 000~6 500 mL，女性则小于男性。

1. 肺的形态和位置

肺是以支气管反复分支形成的支气管树为基础构成的，略呈圆锥形，上端钝圆叫肺尖，下端为肺底，位于膈上。对向肋和肋间隙的面叫肋面，朝向纵隔的面叫内侧面。内侧面中央的凹陷为支气管、肺动脉、肺静脉和淋巴管等结构出入肺的门户，称肺门。左肺斜裂为上、下二个肺叶，右肺除斜裂外，还有一水平裂将其分为上、中、下三个肺叶（图 5-5）。

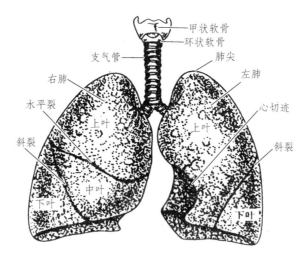

图 5-5　肺的外形

两肺下缘的体表投影相同，在同一部位肺下界一般较胸膜下界高出两个肋的距离。即在锁骨中线处肺下缘与第 6 肋相交，在腋中线处与第 8 肋相交，在肩胛线处与第 10 肋相交，再向内于第 11 胸椎棘突外侧 2 cm 左右向上与肺后缘相移行。

两肺外形不同，右肺宽而短，左肺狭而长肺呈圆锥形，包括一尖、二底、三面、三缘。肺尖即肺的上端，钝圆，经胸廓上口突入颈根部，达锁骨内侧 1/3 段上方 2~3 cm。左、右两肺位于胸腔内，纵隔的两侧，膈的上方。右肺因膈下有向上隆凸的肝，故较宽而短；左肺因受偏向左侧的心脏的影响，较窄而长（图 5-6）。

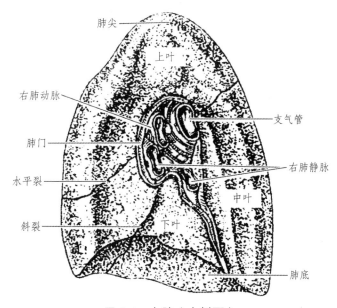

图 5-6　右肺（内侧面）

肺表面为脏胸膜所被覆，光滑润泽。幼儿新鲜肺呈淡红色，但随着年龄的增长，从外界不断吸入的空气中的尘埃、炭末等沉积于肺，使肺的颜色逐渐变成灰或深灰色，并混有许多黑色斑点。

肺内含有大量的空气及弹性纤维，质软而轻，富有弹性。密度小于 1，可浮于水中。但胎儿和未经呼吸过的新生儿肺，其内不含空气，故密度大于 1，入水下沉，法医借此鉴别生前死亡和生后死亡的胎儿。

2. 肺泡和支气管树

肺中的支气管经多次反复分支形成无数细支气管，其末端膨大成由单层上皮细胞构成的半球状囊泡，即肺泡（图 5-7）。肺泡的大小形状不一，平均直径 0.2 mm。成人约有 3 亿~4 亿个肺泡，总面积近 100 m^2。肺泡是肺部气体交换的主要部位，也是肺的功能单位。氧气从肺泡向血液弥散，要依次经过肺泡内表面的液膜、肺泡上皮细胞膜、肺泡上皮与肺毛细血管内皮之间的间质、毛细血管的内皮细胞膜等四层膜。这四层膜合称为呼吸膜。呼吸膜平均厚度不到 1 μm，有很高的通透性，故气体交换十分迅速。肺泡内的表面液膜含有表面活性物质，起着降低肺泡表面液体层表面张力的作用，使细胞不易萎缩，同时吸气时更易扩张。临床上新生儿患肺不张症，便是缺乏肺表面活性物质所致。

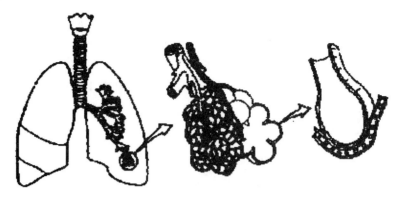

图 5-7　肺内支气管分支及肺泡

支气管的分支呈树枝状，称支气管树（图 5-8）。如以气管为 0 级，则主支气管为 1 级，每发生一次分支即为一级，最终分支可达 23 ~ 25 级。最初的 16 级为肺的导管部，包括小支气管、细支气管和终末细支气管，均无气体交换功能。

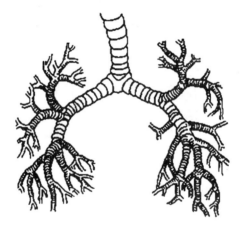

图 5-8　支气管树

3. 肺的血管

肺有两套血管系统。一套是组成小循环的肺动脉和肺静脉，是肺的功能血管，具有完成气体交换的作用；一套是属于大循环的支气管动脉和支气管静脉，是肺的营养血管。

三、胸膜及胸膜腔

胸膜是衬覆于胸壁内面、膈上面、纵隔两侧面和肺表面等部位的一层浆膜。依据衬覆部位不同，将胸膜分为壁胸膜和脏胸膜两部分。脏、壁两层胸膜间密闭、狭窄、呈负压的腔隙称胸膜腔，胸膜腔内有少许浆液，可减少脏、壁胸膜之间的摩擦。脏、壁两层胸膜在肺根表面及其下方互相移行，两层胸膜的移行处在两肺根下方融合，形成三角形的皱襞，称为肺韧带。

壁胸膜衬覆于胸腔内表面及纵隔两侧，根据其所附着的部位不同可分为相互移行转折的四部分。覆盖于肺尖上方，突出胸廓上口并延伸至颈根部的部分称为胸膜顶；贴附在胸壁内面的部分称为肋胸膜；覆盖在膈上面的部分称为膈胸膜；包被在纵隔外侧面的部分称为纵隔胸膜。壁层胸膜各部之间互相移行，在某些部位形成隐窝，即使深吸气时肺缘也不能伸入其内，这些隐窝即胸膜隐窝。其中在肋胸膜与膈胸膜的转折处形成的膈肋隐窝是最大最重要的隐窝，它也是胸膜腔的最低点，胸膜炎时渗出液首先积聚于此。

脏胸膜被覆于肺的表面，光滑、湿润并富有光泽，与肺实质紧密结合并折入肺裂内。

四、纵　隔

纵隔是两侧纵隔胸膜间全部器官、结构和结缔组织的总称。纵隔稍偏左，上窄下宽、前短后长呈矢状位，因其中心脏的位置偏左，故纵隔位于胸腔正中偏左。纵隔的前界是胸骨，后界是脊柱胸段，两侧是纵隔胸膜，上界是胸廓上口，下界是膈。纵隔分区方法较多，解剖学常用四分法。该方法是在胸骨角水平面将纵隔分为上纵隔和下纵隔。下纵隔以心包为界，分为前、中、后纵隔（图 5-9）。正常情况下，纵隔位置较固定。但一侧发生气胸时，纵隔向对侧移位。

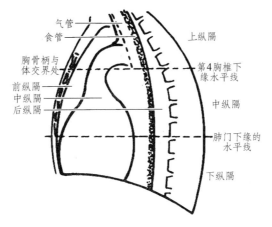

图 5-9　纵隔分区示意图

上纵隔是胸骨角平面以上的纵隔部分。其上界为胸廓上口，下界为胸骨角至第四胸椎体下缘的平面，前方为胸骨柄，后方为第 1～4 胸椎体。上纵隔内自前向后有胸腺（成人为胸腺遗迹）、左右头臂静脉、上腔静脉、膈神经、迷走神经、喉返神经、主动脉弓及其三大分支及其后方的气管、食管、胸导管等。

下纵隔是胸骨角平面以下的纵隔部分。上界为上纵隔的下界，下界是膈，左、右侧为纵隔胸膜，分为 3 部分。其中心包前方与胸骨体之间为前纵隔，非常狭窄，只容纳胸腺或胸腺遗迹、纵隔前淋巴结、胸廓内动脉纵隔支、疏松结缔组织及胸骨心包韧带等，是胸腺瘤、皮样囊肿和淋巴瘤的好发部位。心包连同其包裹的心脏所在部位为中纵隔，位于前、后纵隔之间，容纳心包、心脏以及出入心的大血管，如升主动脉、肺动脉干、上腔静脉根部、肺动脉及其分支等，是心包囊肿的多发部位。心包后方与脊椎胸段之间为后纵隔，容纳气管杈及左、右主支气管、食管、胸主动脉及奇静脉、半奇静脉、胸导管、交感干胸段和淋巴结等，为支气管囊肿、神经瘤、主动脉瘤与膈疝等的多发部位。

第二节　肺通气

呼吸是机体与外界环境之间的气体交换过程。在人和高等动物，呼吸的全过程包括 3 个环节：① 外呼吸。这是指肺毛细血管血液与外界环境之间的气体交换过程，包括肺通气和肺换气两个过程，前者是指肺泡与外界环境之间的气体交换过程，后者则为肺泡与肺毛细血管血液之间的气体交换过程；② 气体运输。它是指 O_2 和 CO_2 在血液中的运输，这是衔接外呼吸和内呼吸的中间环节；③ 内呼吸。这是指组织细胞与组织毛细血管之间的气体交换以及组织细胞内的氧化代谢的过程，其中组织细胞与组织毛细血管之间的气体交换过程也称组织换气。这三个环节是相互衔接且同时进行的。

呼吸系统的主要功能是从外界环境摄取机体新陈代谢所需要的 O_2 并向外界排出代谢所产生的 CO_2。因此，呼吸是机体维持正常代谢和生命活动所必需的基本功能之一，呼吸一旦停止，生命便将终止。呼吸系统的功能与血液循环系统的功能紧密相连，气体在肺部与外界环境之间进行交换依赖于肺循环，而在全身器官组织与细胞进行交换则依赖于体循环。另外，呼吸系统和肾脏共同调节机体的酸碱平衡和维持内环境的稳定。

肺通气是肺与外界环境之间的气体交换过程，包括气体经呼吸道由外界进入肺内的吸气和经呼吸道自肺内流出的呼气过程。实现肺通气的器官包括呼吸道、肺泡和胸廓等。其中呼吸道是沟通肺泡与外界的通道；肺泡是肺泡气与血液气进行交换的主要场所；而胸廓的节律性呼吸运动则是实现通气的动力。

一、肺通气的原理

肺通气的实现需要推动气体流动的动力克服阻碍气体流动的阻力。

（一）肺通气的动力

实现肺通气的直接动力是肺内压和外界大气压之间的压力差，原动力是呼吸运动。

1. 呼吸运动

呼吸肌收缩和舒张引起的胸廓节律性的扩大和缩小称为呼吸运动。主要的吸气肌为膈肌和肋间外肌，主要的呼气肌为肋间内肌和腹肌；此外，还有一些辅助吸气肌，如斜角肌、胸锁乳突肌等。

1）呼吸运动型式

（1）根据参与呼吸的呼吸肌的主次可将呼吸运动分为胸式呼吸和腹式呼吸（图 5-10）。

① 胸式呼吸：由肋间外肌的舒缩使肋骨和胸骨运动所产生的呼吸运动，称为胸式呼吸，此时胸壁的起落动作比较明显。

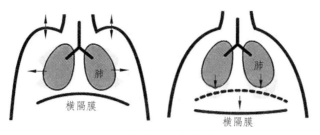

图 5-10 胸式呼吸与腹式呼吸

② 腹式呼吸：膈肌收缩而膈下移时，腹腔内的器官因受压迫而使腹壁突出；膈肌舒张时，腹腔内脏恢复原位。这种呼吸运动主要由膈肌的舒缩引起，以腹壁的起伏较为明显，称为腹式呼吸。

通常成人呼吸运动呈现胸式和腹式的混合式呼吸。但在婴儿（胸廓的发育相对迟缓）、胸膜炎、胸腔积液等使胸部活动受限时以腹式呼吸为主。在肥胖、妊娠后期、腹腔巨大肿块、严重腹水等情况下，膈肌运动受阻，则以胸式呼吸为主。

根据呼吸的用力程度可将呼吸运动分为平静呼吸和用力呼吸。

① 平静呼吸：即安静状态下的呼吸运动。其特点是呼吸运动较为平衡均匀，每分钟呼吸频率约 12～18 次，吸气是主动的，呼气是被动的。

② 用力呼吸：当机体活动时，或吸入气中的二氧化碳含量增加或氧含量减少时，呼吸将加深、加快，这种形式的呼吸运动称为用力呼吸或深呼吸。这时除膈肌和肋间外肌收缩外，胸锁乳突肌、胸肌和背肌等辅助吸气肌也参与收缩，使胸廓进一步扩大，吸气运动增强，吸入更多气体。用力呼气时，除吸气肌舒张外，还有腹壁肌、肋间内肌等辅助呼气肌主动收缩，此时呼气动作也是主动过程。肋间内肌收缩时使胸腔的前后、左右径进一步缩小，呼气运动增强，呼出更多气体。腹肌收缩使胸腔容积缩小，协助呼气。

2）呼吸运动过程（图 5-11）

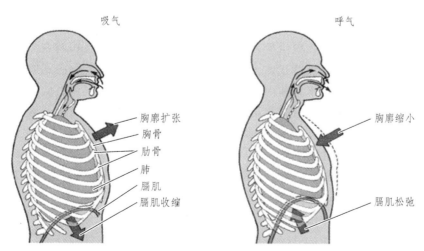

图 5-11 呼吸运动示意图

（1）吸气。平静呼吸时，吸气主要由膈肌和肋间外肌收缩来完成，是主动的。膈肌收缩时，膈隆起的中心下移，从而增大了胸腔的上下径。膈下移的距离视其收缩强度而异，平静吸气时，下移约 1 ~ 2 cm，深吸气时，下移可达 7 ~ 10 cm。由于胸廓呈圆锥形，其横截面积上部较小，下部明显加大。因此，膈稍稍下降就可使胸腔容积大大增加。据估计，平静呼吸时因膈肌收缩而增加的胸腔容积相当于总通气量的 4/5，所以膈肌的舒缩在肺通气中起重要作用。当肋间外肌收缩时，肋骨和胸骨都向上提，肋骨下缘还向外侧偏转，从而增大了胸腔的前后径和左右径。肋间外肌收缩越强，胸腔容积增大越多，但在平静呼吸中肋间外肌所起的作用较膈肌为小。

胸腔的上下、前后和左右径增大，引起胸腔和肺容积增大，使得肺内压低于大气压，外界气体进入肺内，产生吸气。

（2）呼气。平静呼吸时，呼气由膈肌和肋间外肌舒张所致。膈肌和肋间外肌舒张时，肺依靠其自身的回缩力而回位，并牵引胸廓，使之缩小，恢复其吸气开始前的位置，从而引起胸腔和肺容积的减小，肺内压高于大气压，肺内气体被呼出，产生呼气。所以平静呼吸时，呼气是被动的。用力呼吸时，呼气肌才参与收缩，此时呼气则有了主动的成分。表5-1 为呼吸运动时身体各组织状态变化情况。

表 5-1　呼吸运动时身体各组织状态变化情况

状态组织	吸气	呼气
肋间外肌	收缩	舒张
膈肌	收缩	舒张
膈顶	下降	上升
胸廓容积	增大	缩小
肋骨	上升	下降

2. 肺内压

肺内压是指肺泡内气体的压力。

（1）呼吸过程中肺内压的变化：在呼吸过程中，肺内压呈现周期性变化。在呼吸暂停、声带开放、呼吸道畅通时，肺内压与大气压相等。吸气之初，肺容积增大，肺内压暂时下降，当低于大气压时，外界气体在此压差的推动下进入肺泡，随着肺内气体量逐渐增加，肺内压也逐渐升高，至吸气末，肺内压已升高到和大气压相等，气流也就停止。反之，在呼气初，肺容积减小，肺内压暂时升高，至超过大气压时，气体便流出，使肺内气体逐渐减少，肺内压逐渐下降，至呼气末，肺内压又降至与大气压相等，气流也再次停止（图 5-12）。

呼吸过程中肺内压变化的程度，视呼吸的缓急、深浅和呼吸道是否通畅而定。若呼吸慢，呼吸道通畅，则肺内压变化较小；若呼吸较快，呼吸道不够通畅，则肺内压变化较大。平静呼吸时，呼吸缓和，肺容积的变化也较小，吸气时，肺内压较大气压约低 1 ~ 2 mmHg；呼气时较大气压约高 1 ~ 2 mmHg。用力呼吸时，呼吸深快，则肺内压变化的程度增大。当呼吸道不够通畅时，肺内压的升降将更大。如紧闭声门，尽力做呼吸动作，吸气时，肺内压可为 − 100 ~ − 30 mmHg，呼气时可达 60 ~ 140 mmHg。

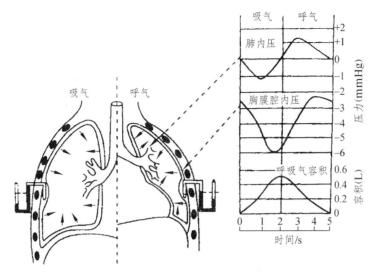

图 5-12　呼吸过程中肺内压、胸内压及呼吸气容积的变化过程

（2）人工呼吸：在呼吸过程中，正是肺内压的周期性交替升降，造成肺内压和大气压之间产生压力差，这一压力差成为推动气体进出肺的直接动力。根据这一原理，当机体因某种原因如溺水、电击等而不能进行呼吸运动时，便可通过人为的方法来造成肺内压和大气压之间的压力差从而维持肺通气，这便是人工呼吸。人工呼吸的方法很多，如用人工呼吸机或更加简便易行的口对口人工呼吸法进行正压通气，或有节律地举臂压背或挤压胸廓进行负压通气等。但在施行人工呼吸时，首先要保持呼吸道畅通，否则对于肺通气而言，操作将是无效的。图 5-13 为人工呼吸过程。

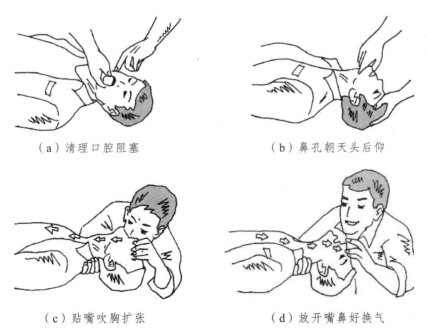

（a）清理口腔阻塞　　　　　　　　（b）鼻孔朝天头后仰

（c）贴嘴吹胸扩张　　　　　　　　（d）放开嘴鼻好换气

图 5-13　人工呼吸过程

3. 胸膜腔内压

在呼吸运动的过程中，肺能随胸廓的运动而运动，是因为在肺和胸廓之间存在一密闭的胸膜腔以及肺本身具有的可扩张性。胸膜腔内仅有少量浆液，没有气体，这一薄层浆液有两方面的作用：一是在两层胸膜之间起润滑作用，减小呼吸运动时的摩擦；二是浆液分子间的内聚力使两层胸膜贴附在一起，不易分开，故而使肺能随胸廓的运动而运动。

胸膜腔内的压力称为胸膜腔内压。

（1）胸膜腔内压的测定。

① 直接法：将与检压计相连接的注射针头斜刺入胸膜腔内，检压计的液面即可直接指示胸膜腔内的压力。其缺点是有刺破胸膜脏层和肺的危险。

② 间接法：让受试者吞下带有薄壁气囊的导管至下胸部食管，通过测量呼吸过程中食管内压的变化来间接地指示胸膜腔内压的变化。这是因为食管在胸内介于肺和胸壁之间，且食管壁薄而软，在呼吸过程中两者的变化值基本一致。故可测量食管内压力的变化以间接反映胸膜腔内压的变化。

测量结果显示胸膜腔内压比大气压低，为负压，并且该负压值随呼吸运动而变化。平静呼吸时，不论吸气或呼气胸膜腔内压均低于大气压，呈负压。平静呼气末胸膜腔内压约为 – 5 ~ – 3 mmHg，吸气末约为 – 10 ~ – 5 mmHg。关闭声门，用力吸气时，胸膜腔内压可降至 – 90 mmHg，用力呼气时，可升高到 110 mmHg。

（2）胸膜腔负压的形成：有两种力通过胸膜脏层作用于胸膜腔：一是肺内压，使肺泡扩张；二是肺的弹性回缩力，使肺泡缩小。因此，胸膜腔内的压力实际上是这两种方向相反的力的代数和，即：

$$胸膜腔内压 = 肺内压 - 肺弹性回缩力$$

在吸气末或呼气末，肺内压等于大气压，因而：

$$胸膜腔内压 = 大气压 - 肺弹性回缩力$$

若以 1 个大气压为 0 位标准，则：

$$胸膜腔内压 = - 肺弹性回缩力$$

如果肺弹性回缩力是 5 mmHg，胸膜腔内压就是 – 5 mmHg，实际的压力值便是 760 mmHg – 5 mmHg = 755 mmHg。由此可见，胸膜腔负压是由肺的弹性回缩力造成的。吸气时，肺扩张，肺的弹性回缩力增大，胸膜腔负压也更大；呼气时，肺缩小，肺弹性回缩力也减小，胸膜腔负压也减少，但在呼气末胸膜腔内压仍然为负。这是因为胎儿出生后，胸廓生长的速度比肺快，以致胸廓经常牵引着肺，即便在胸廓因呼气而缩小时，仍使肺处于一定程度的被动扩张状态，只是扩张程度小些而已。所以，正常情况下，肺总是表现出回缩倾向，因此胸膜腔内压常为负。

（3）胸膜腔负压的生理意义：① 作用于肺，维持肺的扩张状态，以及随胸廓的运动而张缩；② 作用于胸腔内其他壁薄而可扩张性大的器官如腔静脉和胸导管等，降低中心静脉压，促进静脉血和胸腔淋巴液的回流。

胸膜腔的密闭性和两层胸膜间浆液分子的内聚力有重要的生理意义。如果胸膜受损（如胸壁贯通伤或肺损伤累及胸膜脏层时），胸膜腔与大气相通，空气将顺压力差进入胸膜腔，使两层胸膜彼此分开，形成气胸。此时胸膜腔负压减小，甚至消失或变为正压，肺也将因其本身的回缩力而塌陷，造成肺不张。这时尽管呼吸运动仍在进行，肺却减小或失去了随胸廓运动而运动的能力，其程度视气胸的程度和类型而异。气胸时肺的通气功能受到影响，并能导致静脉回心血量骤减，患者可出现休克，应及时进行抢救。

（二）肺通气的阻力

肺通气的动力需要克服肺通气的阻力方能实现肺通气。肺通气的阻力有两种：① 弹性阻力；② 非弹性阻力。

阻力增高是临床上肺通气障碍最常见的原因。

1. 弹性阻力和顺应性

弹性组织受外力作用发生变形时所产生的对抗变形的力称为弹性阻力，是平静呼吸时主要阻力，约占总阻力的70%。同等大小的外力作用时，弹性阻力大者，变形程度小；弹性阻力小者，变形程度大。一般用顺应性来度量弹性阻力。顺应性是指在外力作用下弹性组织的可扩张性，容易扩张者顺应性大，弹性阻力小；不易扩张者，顺应性小，弹性阻力大。可见，顺应性（C）与弹性阻力（R）成反变关系，即：

$$C = 1/R$$

顺应性用单位压力变化（ΔP）所引起的容积变化（ΔV）来表示，单位是 L/cmH_2O，即：$C = \dfrac{\Delta V}{\Delta P}$（$L/cmH_2O$）。

肺顺应性还受肺总量影响，肺总量大的，其顺应性较大；反之，则较小。例如用 0.5 kPa（5 cmH_2O）的压力将 1 L 的气体注入一个人的两肺，计算得出全肺顺应性为 0.2 L/cmH_2O。如果左、右两肺的容积和顺应性是一样的，那么同样以 0.5 kPa 的压力，将同样 1 L 气体送入肺内，每侧肺容量仅增加 0.5 L，计算出每侧肺的顺应性只有 0.1 L/cmH_2O，而不是 0.2 L/cmH_2O。这是因为吸入同等容积的气体，在肺总量较大者，其扩张程度较小，弹性回缩也较小，弹性阻力小，仅需较小的跨肺压变化即可，顺应性大；而在肺总量较小者，其扩张程度大，弹性回缩也大，弹性阻力大，需较大的跨肺压变化，故顺应性小。由于不同个体间肺总量存在着差别，在比较其顺应性时必须排除肺总量的影响。因此可测定单位肺容量下的顺应性，即测定比顺应性，来反映弹性阻力的大小。

比顺应性＝测得的肺顺应性（L/cmH_2O）/肺总量（L）

1）肺弹性阻力和肺顺应性

（1）肺弹性阻力：肺弹性阻力有两种来源，一是肺组织本身的弹性回缩力，约占1/3；二是肺泡内侧的液体层同肺泡内气体之间的液-气界面的表面张力所产生的回缩力，约占2/3。两者均使肺具有回缩倾向，故成为肺扩张的弹性阻力。

肺组织的弹性阻力主要来自弹力和胶原纤维，当肺扩张时，这些纤维便被牵拉倾向于回缩。肺扩张越大，对纤维的牵拉程度也越大，回缩力也越大，弹性阻力也越大，反之则越小。

（2）肺泡表面张力：肺泡内壁的表层覆盖一薄层液体，它与肺泡内气体间形成液-气界面，其表面张力的合力的方向指向肺泡中央，可影响肺泡内压（P）。根据 Laplace 定律，$P = 2T/r$，其中 T 是肺泡表面张力，r 为肺泡半径。如果大、小两个肺泡的表面张力相同，那么小肺泡内压力大于大肺泡内压力。如果这两个肺泡彼此连通，则小肺泡内的气体将流入大肺泡，导致小肺泡塌陷，大肺泡膨胀，肺泡将失去稳定性。吸气时肺泡也将趋于膨胀破裂，呼气时去于萎缩塌陷。但实际并不会发生这种情况，这是因为肺泡表面存在着可降低表面张力的表面活性物质（图 5-14）。

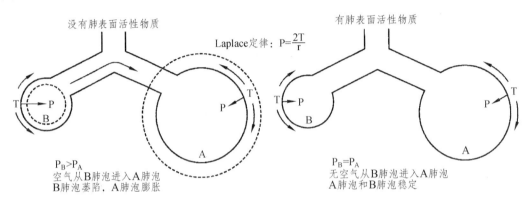

图 5-14　肺泡表面张力方向图示

（3）肺泡表面活性物质。肺泡表面活性物质是复杂的脂蛋白混合物，主要成分是二软脂酰卵磷脂（DPL 或 DPPC）和表面活性物质结合蛋白，由肺泡Ⅱ型细胞合成并释放。二软脂酰卵磷脂分子的一端是非极性疏水的脂肪酸，不溶于水；而另一端呈极性，易溶于水。因此，DPPC 分子垂直排列于液-气界面，极性端插入水中，非极性端伸入肺泡气中，形成单分子层分布在液-气界面上，并随肺泡的张缩而改变其密度。正常肺泡表面活性物质会不断更新，以保持其正常的功能。

肺泡表面活性物质的作用是降低肺泡液-气界面的表面张力，具有以下几点重要的生理意义。① 维持大小肺泡的稳定性：小肺泡表面活性物质的密度大，降低表面张力的作用强，表面张力小，可使小肺泡内压力不致过高，防止了小肺泡的塌陷；而大肺泡表面张力则因表面活性物质分子的稀疏而不致明显下降，维持了肺泡内压力，不致过度膨胀，有利于吸入气在肺内得到较为均匀的分布；② 减弱了因表面张力对肺泡间质的"抽吸"作用而导致的组织液渗入肺泡，使肺泡得以保持相对干燥，防止肺水肿；③ 降低吸气阻力，减少吸气做功，保持肺的扩张。

成年人患肺炎、肺血栓等疾病时，可因表面活性物质减少而发生肺不张。早产儿由于肺泡Ⅱ型细胞尚未成熟，也易因缺乏表面活性物质而发生肺不张和肺泡内表面透明质膜形成，造成呼吸窘迫综合征，导致死亡。临床上已可应用抽取羊水并检查其表面活性物质含量的方法，协助判断发生这种疾病的可能性，以便于尽早采取措施加以预防。例如，如果表面活性物质含量缺乏，则可延长妊娠时间或用药物（如糖皮质激素）促进其合成、加速肺成熟，或直接吸入肺泡表面活性物质来进行治疗。

（4）肺顺应性：肺的弹性阻力可以用肺顺应性表示。

肺顺应性（CL）＝肺容积变化（ΔV）/跨肺压的变化（ΔP）（L/cmH$_2$O）

跨肺压是指肺内压与胸膜腔内压之差。正常成年人在平静呼吸时，肺的顺应性约为0.2 L/cmH$_2$O。

2）胸廓的弹性阻力和顺应性

（1）胸廓弹性阻力：胸廓也具有弹性，呼吸运动时也产生弹性阻力。但是，因胸廓弹性阻力增大而使肺通气发生障碍的情况较为少见，所以临床意义相对较小。胸廓处于自然位置时的肺容量，相当于肺总量的67%左右，此时胸廓无变形，弹性阻力为0；当肺容量小于肺总量的67%时，胸廓被牵引向内而缩小，胸廓的弹性阻力向外，是吸气的动力，呼气的阻力；当肺容量大于肺总量的67%时，胸廓被牵引向外而扩大，其弹性阻力向内，成为吸气的阻力，呼气的动力。所以胸廓的弹性阻力既可能是吸气或呼气的阻力，也可能是吸气或呼气的动力，视胸廓所处的位置而定。这一点与肺不同，肺的弹性回缩力总是吸气的弹性阻力。

（2）胸廓的顺应性：胸廓的弹性阻力可以用胸廓的顺应性表示。

胸廓顺应性＝胸腔容积变化（ΔV）/跨胸壁压变化（ΔP）（L/cmH$_2$O）

跨胸壁压为胸膜腔内压与大气压之差。正常成年人胸廓的顺应性约为0.2 L/cmH$_2$O。在肥胖、胸廓畸形、胸膜增厚和腹腔内占位性病变等情况下，胸廓顺应性降低。

因为肺和胸廓的弹性阻力呈串联排列，所以肺和胸廓的总弹性阻力是两者弹性阻力之和。

2. 非弹性阻力

非弹性阻力，是在气体流动时产生的，并随流速加快而增加，故为动态阻力。非弹性阻力包括气道阻力、惯性阻力和组织的黏滞阻力，约占总阻力的30%。

（1）惯性阻力是气流在发动、变速、换向时因气流和组织的惯性所产生的阻止运动的因素。平静呼吸时，呼吸频率低、气流流速慢，惯性阻力小，可忽略不计。

（2）黏滞阻力来自呼吸时组织相对位置所发生的摩擦。

（3）气道阻力来自气体流经呼吸道时，气体分子间和气体分子与气道壁之间的摩擦，是非弹性阻力的主要成分，约占80%～90%。

气道阻力的大小可用维持单位时间内气体流量所需的压力差来表示：

气道阻力＝大气压与肺内压之差（cmH$_2$O）/单位时间内气体流量（L/s）

健康人平静呼吸时的总气道阻力为 1～3 cmH$_2$O/L·s^{-1}，主要发生在直径 2 mm 细支气管以上的鼻（约占总阻力的 50%）、声门（约占 25%）及气管和支气管（约占 15%）等部位，仅 10% 的阻力发生在口径小于 2 mm 的细支气管。

气道阻力受气流流速、气流形式和管径大小影响。气流的流速快，阻力大；流速慢，阻力小。气流形式有层流和湍流，层流阻力小，湍流阻力大。气流太快和管道不规则容易发生湍流。如气管内有黏液、渗出物或肿瘤、异物等时，可用排痰、清除异物、减轻黏膜肿胀等方法减少湍流，降低阻力。气道管径大小是影响气道阻力的另一重要因素。管径缩小，阻力增大。而气道管径主要又受以下四方面因素的影响：

① 气道的跨壁压。跨壁压指呼吸道内外的压力差。吸气时，呼吸道内压力高，跨壁压增大，管径被动扩大，阻力变小；呼气时则增大。

② 肺实质对气道壁的外向放射状牵引作用：吸气时，由于肺的扩大，肺实质中弹性纤维和胶原纤维对气道壁外向牵引作用增强，使细支气管更加通畅，阻力变小。呼气时，纤维塌陷，气道阻力增加。

③ 自主神经系统对气道管壁平滑肌舒缩活动的调节：呼吸道平滑肌受交感、副交感双重神经支配，两者均有紧张性。呼气时副交感神经兴奋，使气道平滑肌收缩，气道管径变小，气道阻力增加；吸气时交感神经兴奋，使平滑肌舒张，管径变大，阻力减小。因此临床上常用拟上腺素能药物（如沙丁胺醇）解除支气管痉挛，缓解呼吸困难。近来发现呼吸道平滑肌的舒缩还受自主神经释放的非乙酰胆碱的共存递质的调制，如神经肽（血管活性肠肽、神经肽 Y、速激肽等），它们或作用于接头前受体，调制递质的释放，或作用于接头后，调制对递质的反应或直接改变效应器的反应；

④ 体液中化学因素的影响：血中儿茶酚胺类物质（如肾上腺素、去甲肾上腺素）可使气道平滑肌舒张；前列腺素的某些亚型，如 $PGF_{2\alpha}$ 可使之收缩，而 PGE_2 和 PGI_2 使之舒张；过敏反应时由肥大细胞释放的组胺和慢反应物质（如白三烯）等物质使支气管平滑肌收缩；吸入气中 CO_2 合理的增加可以刺激支气管、肺的 C 类纤维，反射性地使支气管收缩，气道阻力增加；气道上皮合成、释放的内皮素，使气道平滑肌收缩，哮喘病人肺内皮素的合成和释放增加，提示内皮素可能参与哮喘的病理生理过程。

在上述四种因素中，前三种均随呼吸而发生周期性变化，气道阻力也因而出现周期性改变：吸气时，阻力减小；呼气时，阻力增大。这也是支气管哮喘患者呼气比吸气更为困难的主要原因。临床上用糖皮质激素用于哮喘的治疗，其主要作用是干扰花生四烯酸代谢、增加气道平滑肌对 β_2 受体激动剂的反应性等。

3. 新型冠状病毒性肺炎

新型冠状病毒性肺炎（COVID-19），简称"新冠肺炎"，是指 2019 新型冠状病毒（SARS-CoV-2）感染导致的肺炎。感染患者的临床表现主要以发热、乏力、干咳为主，鼻塞、流涕等上呼吸道症状较少见，还会出现缺氧低氧状态。一些专家的研究表明，新冠病毒感染者的主要致死原因是一种严重的呼吸衰竭，即急性呼吸窘迫综合征，简称 ARDS。绝大部分患者在受到感染并出现 ARDS 后，其整个肺部都会发生炎症，这将导致体液渗入组织间隙。紧接着，炎症处的毛细血管开始渗漏，并且体液也开始渗入肺泡腔。渗入的脓液使得数亿个肺泡当中的大多数都被阻塞，也阻止了氧气通过呼吸膜进入血液，患者开始缺氧并出现呼吸困难。此时，患者必须依靠呼吸机才能维持生命，但部分患者往往等不到肺部炎症消失就已经死亡。

4. 呼吸机

呼吸机是一种能够起到预防和治疗呼吸衰竭，减少并发症，挽救及延长病人生命的至关重要的医疗设备。它是一种人工的机械通气装置，用以辅助或控制患者的自主呼吸运动，以达到肺内气体交换的功能，降低人体的消耗，以利于呼吸功能的恢复。呼吸机的临床应用分为两大类：第一类以呼吸系统疾病为主，包括肺部感染、肺不胀、哮喘、肺水肿等影响肺内气体交换功能的疾病，此时呼吸机的治疗主要改善肺内气体交换，提高血液中氧浓度和排除二氧化碳；第二类以外科手术为主，有利于病人麻醉恢复，维持正常的呼吸功能，减少呼吸肌运动，降低氧耗量。任何呼吸机的工作原理都在于气体的压力差，如气道正压呼吸机，其原理即是使气体压力增高，并通过管道与患者呼吸道插管连接，气体经气道、支气管，直接流向肺泡，此时为吸气期；呼气时呼吸机管道与大气相通，由于肺泡内压力大于大气压力，肺泡内气体即自行排除，直至与大气压相等。

二、肺通气功能的评价

肺容量和肺通气量是衡量肺通气功能的指标。

（一）肺容量

肺容量是指肺所容纳的气体量（图 5-15）。

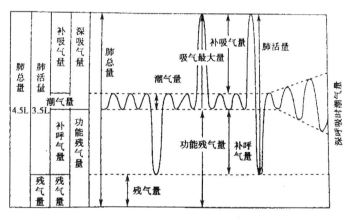

图 5-15　肺容量示意图

1. 潮气量

每次呼吸时吸入或呼出的气量为潮气量（TV）。平静呼吸时，潮气量为 400 ~ 600 mL，一般以 500 mL 计算。运动时，潮气量将增大。

2. 补吸气量

平静吸气末，再尽力吸气所能吸入的气量为补吸气量（IRV）或吸气贮备，正常成年人约为 1 500 ~ 2 000 mL。

3. 深吸气量

从平静呼气末做最大吸气时所能吸入的气量为深吸气量。它是潮气量和补吸气量之和，是衡量最大通气潜力的一个重要指标。胸廓、胸膜、肺组织和呼吸肌等的病变，可使深吸气量减少而降低最大通气潜力。

4. 补呼气量

平静呼气末，再尽力呼气所能呼出的气量为补呼气量（ERV）或呼气贮备量，正常成年人约为 900 ~ 1 200 mL。

5. 残气量

最大呼气末尚存留于肺中不能再呼出的气量为残气量（RV）或余气量。只能用间接方法测定，正常成人约为 1 000 ~ 1 500 mL。支气管哮喘和肺气肿患者的余气量增加，这是由于最大呼气之末，细支气管特别是呼吸性细支气管关闭所致。

6. 功能残气量

平静呼气末尚存留于肺内的气量为功能残气量（FRC）或功能余气量，为残气量和补呼气量之和，正常成年人约为 2 500 mL。肺气肿患者的功能残气量增加，肺实质性病变时减小。功能残气量的生理意义是缓冲呼吸过程中肺泡气氧和二氧化碳分压（PO_2 和 PCO_2）的过度变化。由于功能残气量的稀释作用，吸气时，肺内 PO_2 不至于突然升得太高，PCO_2 不致降得太低；呼气时，肺内 PO_2 则不会降得太低，PCO_2 不致升得太高。这样，肺泡气和动脉血液的 PO_2 和 PCO_2 就不会随呼吸而发生大幅度的波动，以利于气体交换。

7. 肺活量、用力肺活量和时间肺活量

最大吸气后，从肺内所能呼出的最大气量称作肺活量（VC），是潮气量、补吸气量和补呼气量之和。肺活量有较大的个体差异，与身材大小、性别、年龄、呼吸肌强弱等有关。正常成年男性平均约为 3 500 mL，女性为 2 500 mL。

用力肺活量（Forced Vital Capacity，TVC）是指尽力最大吸气后，尽力尽快呼气所能呼出的最大气量，略小于在没有时间限制条件下测得的肺活量。

肺活量反映了肺一次通气的最大能力，在一定程度上可作为肺通气功能的指标。但由于测定肺活量时不限制呼气的时间，所以不能充分反映肺组织的弹性状态和气道的通畅程度，即通气功能的好坏。例如，某些病人肺组织弹性降低或呼吸道狭窄，通气功能已经受到损害，但是如果延长呼气时间，所测得的肺活量却是正常的。

因此，提出时间肺活量（Timed Vital Capacity，TVC），也称用力呼气量的概念，以反映一定时间内所能呼出的气量。时间肺活量是一种动态指标，不仅反映肺活量容量的大小，而且反映了呼吸所遇阻力的变化，所以是评论肺通气功能的较好指标。时间肺活量指尽力最大吸气后再尽力尽快呼气，计算在第 1、2、3 秒末呼出的气体量占用力肺活量的百分数。

正常成年人各为83%、96%和99%。其中第1秒内呼出的气量称为1秒用力呼气量（FEV$_1$），在临床上最为常用，正常时FEV$_1$/FVC%约为80%。在哮喘等阻塞性肺部疾病患者中，FEV$_1$的降低比FVC更明显，因而FEV$_1$/FVC%也降低，往往需要较长时间才能呼出相当于肺活量的气体。

8. 肺总量

肺所能容纳的最大气量为肺总量（TLC），是肺活量和残气量之和。其值因性别、年龄、身材、运动锻炼情况和体位而异。成年男性平均约为5 000 mL，女性约为3 500 mL。

（二）肺通气量和肺泡通气量

1. 每分通气量

每分通气量是指每分钟进或出肺的气体总量，等于呼吸频率乘以潮气量。平静呼吸时，正常成年人呼吸频率为每分12~18次，潮气量为500 mL，则每分通气量为6~9 L。每分通气量随性别、年龄、身材和活动量的不同而有差异。为便于比较，最好在基础条件下测定，并以每平方米体表面积的通气量为单位来计算。劳动和运动时，每分通气量增大。

尽力作深、快呼吸时，每分钟所能吸入或呼出的最大气量为最大随意通气量，等于最大限度潮气量乘以最快呼吸频率。它反映单位时间内充分发挥全部通气能力所能达到的通气量，是估计一个人能进行多大运动量的生理指标之一。测定时，一般只测量10 s或15 s最深最快的呼出或吸入量，再换算成每分钟的最大通气量，一般可达70~120 L。比较平静呼吸时的每分通气量和最大随意通气量，便可以了解通气功能的贮备能力。最大随意通气量通常用通气贮量百分比表示：

通气贮量百分比＝[（最大通气量－每分平静通气量）/最大通气量]×100%

通气贮量百分比正常值等于或大于93%。

2. 无效腔和肺泡通气量

每次呼吸吸入的气体，总有一部分将留在鼻、咽、喉、气管、支气管等呼吸道内，这部分呼吸道无气体交换功能，故这部分气体均不参与肺泡与血液之间的气体交换，这部分空腔称为解剖无效腔，其容积约为150 mL。进入肺泡内的气体，也可因血液在肺内分布不均匀等原因而导致部分气体不能与血液进行交换。不能与血液发生气体交换的这部分肺泡腔，称为肺泡无效腔。肺泡无效腔与解剖无效腔一起合称为生理无效腔。健康人平卧时生理无效腔等于或接近于解剖无效腔。

由于无效腔的存在，每次吸入的新鲜空气不能全都到达肺泡进行气体交换。因此，为了计算真正有效的气体交换量，应以肺泡通气量为准。肺泡通气量是每次吸气时真正达到肺泡的新鲜空气量，等于潮气量减去无效腔容量，即：

每分肺泡通气量＝（潮气量－解剖无效腔容量）×呼吸频率。如潮气量是500 mL，解剖无效腔是150 mL，呼吸频率为12次/分，则每分肺泡通气量为4 200 mL/min。潮气量和呼吸频率的变化，对肺通气和肺泡通气有不同的影响。由表5-2可见，当潮气量减半和呼吸频率加倍或潮气量加倍而呼吸频率减半时，每分通气量保持不变，但是肺泡每分通气量却发生明显的变化，前者要比后者每分肺泡通气量明显减少。故从气体交换的效果而言，深而慢的呼吸比浅而快的呼吸效率高。

表 5-2　不同呼吸频率的潮气量、肺通气量和肺泡通气量

呼吸频率（次/分）	潮气量（mL）	肺通气量（mL/min）	肺泡通气量（mL/min）
16	500	8 000	5 600
8	1 000	8 000	6 800
32	250	8 000	3 200

3. 高频通气

临床上在某些情况下（如配合支气管镜检查，治疗呼吸衰竭等）会使用一种特殊形式的人工通气，即高频通气。这是一种频率很高、潮气量很低的人工通气，其频率可为每分钟 60~100 次或更高。这种通气中，潮气量小于解剖无效腔，但仍可以保持有效的通气和换气，这似乎与上述浅快呼吸不利于气体交换的观点矛盾。对于高频通气何以能维持有效的通气和换气还不太清楚，可能其通气原理与通常情况下的通气原理不尽相同，现在有观点认为它和气体对流的加强以及气体分子扩散的加速有关。高频通气的临床应用和通气原理都还有待进一步研究。

第三节　肺换气和组织换气

肺换气是指肺泡与肺毛细血管内血液之间的气体交换过程。组织换气是指体循环中毛细血管内的血液与组织细胞之间进行气体交换的过程。

一、肺换气和组织换气的基本原理

（一）气体的扩散

气体交换的动力是气体分压差。气体总是从分压高处向分压低处扩散，气体的分压差决定气体交换的方向。所谓分压（P）是指混合气体中各组成气体分子运动产生的压力。气体分子从分压高处向分压低处发生净转移的过程称为气体扩散，机体内的气体交换便是以扩散的方式进行的。

溶解的气体分子从液体中逸出的力称为张力，也可以说，气体的张力就是某一气体在液体中的分压。根据气体中 O_2 和 CO_2 的分压值，便可判断肺换气和组织换气中两种气体扩散的方向。

（二）气体扩散速率及影响因素

单位时间内气体扩散的容积称为气体扩散速率（D），它受以下几个因素的影响：

1. 气体的分压差

气体的分压差（ΔP）是气体扩散的动力。气体的分压差越大，则扩散越快，扩散速率越大；反之，分压差小则扩散速率低。

2. 气体的溶解度与分子量

气体扩散速率与气体分子量（MW）的平方根成反比。如果扩散发生于气相和液相之间，则扩散速率还与气体在溶液中的溶解度（S）成正比。溶解度是单位分压下溶解于单位容积的溶液中的气体量。一般以1个大气压下，38 ℃时，100 mL液体中溶解的气体毫升数来表示。气体的溶解度与分子量的平方根之比称为扩散系数，它取决于气体分子本身的特性。因为 CO_2 在血浆中的溶解度（51.5%）约为 O_2（2.14%）的24倍，CO_2 的分子量（44）略大于 O_2 的分子量（32），所以 CO_2 的扩散系数约为 O_2 的20倍。尽管 O_2 的分压差比 CO_2 的分压差大将近10倍，但 CO_2 的扩散速度仍为氧气的2倍。因此临床上缺 O_2 比 CO_2 潴留更为常见。

3. 扩散面积和距离

气体扩散速率与扩散面积（A）成正比，与扩散距离（d）成反比。

4. 温　度

气体扩散速率与温度（T）成正比。因正常情况下，人体的温度相对恒定，故温度因素可忽略不计。

二、肺换气

（一）肺换气的过程

如图5-16所示，经肺通气进入肺泡的新鲜空气与流经肺毛细血管的静脉血进行气体交

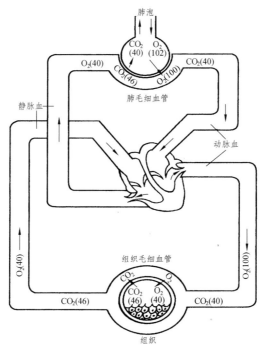

图中数字为气体分压（mmHg），1 mmHg = 0.133 kPa

图 5-16　肺换气和组织换气示意图

换，O_2 从肺泡顺着分压差扩散入血，而静脉血中的 CO_2 则向肺泡扩散。这样，静脉血中的氧分压逐渐升高，二氧化碳分压逐渐降低，最后接近于肺泡气的氧分压和二氧化碳分压。由于氧气和二氧化碳的扩散速度极快，故仅需约 0.3 s 即可完成肺部气体交换，使静脉血在流经肺部之后变成了动脉血。一般血液流经肺毛细血管的时间约 0.7 s，因此当血液流经肺毛细血管全长约 1/3 时，肺换气过程基本上就已完成。

（二）影响肺换气的因素

前已述及，气体分压差、扩散面积、扩散距离、温度和扩散系数等因素均会影响气体扩散速率，从而影响肺换气。下面就与肺组织结构密切相关的三种因素进行详细阐述。

1. 呼吸膜的厚度

肺泡气通过呼吸膜与血液气体进行交换。气体扩散速率与呼吸膜厚度成反比关系，膜越厚，单位时间内交换的气体量就越少。

呼吸膜又称为肺泡-毛细血管膜，电子显微镜下可见其由 6 层结构组成（图 5-17），自肺泡内表面向外依次为：含肺表面活性物质的极薄的液体层、肺泡上皮细胞层、上皮基底膜层、肺泡上皮和毛细血管基膜之间含有胶原纤维和弹性纤维的间隙、毛细血管基膜层及毛细血管内皮细胞层。呼吸膜的总厚度（d）不到 1 μm，最薄处只有 0.2 μm，气体易于扩散通过。此外，由于肺毛细血管平均直径不足 8 μm，血液层很薄，红细胞膜通常能接触到毛细血管壁，使 O_2 和 CO_2 不经大量的血浆层即可到达红细胞或进入肺泡，扩散距离短，气体交换速度快。病理情况下，如肺纤维化、肺水肿时呼吸膜增厚或扩散距离加大都会降低扩散速率，减少 O_2 和 CO_2 扩散量。此时若增加运动，则可因血流加速缩短气体在肺部的交换时间，进一步降低气体交换而使呼吸困难加重，出现低氧血症。

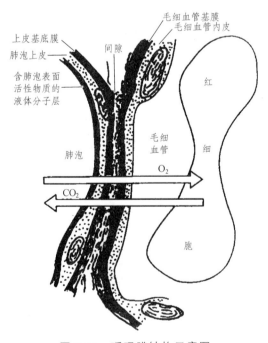

图 5-17　呼吸膜结构示意图

2. 呼吸膜的面积

正常成人有约 3 亿个肺泡，呼吸膜总面积约 70 m²。在安静状态下，机体仅需 40 m² 的呼吸膜便足以完成气体交换。因此，呼吸膜有 30 m² 的贮备面积。在运动时，肺毛细血管开放数量和开放程度增加，呼吸膜面积（A）增加，O_2 和 CO_2 的扩散速度加快。反之，肺不张、肺实变、肺气肿或毛细血管关闭和阻塞均使呼吸膜扩散面积减小，气体交换也减少。

3. 通气/血流比值

通气/血流比值（V_A/Q）是指每分钟肺泡通气量（V_A）和每分钟肺血流量（Q）的比值（V_A/Q），可作为衡量肺换气功能的指标。正常成年人安静时肺泡通气量约为 4 200 mL/min，心输出量约为 5 000 mL/min，因此 V_A/Q 约为 0.84。这个值表示肺泡通气量与肺血流量的比例适宜，即肺泡气体与血液进行气体交换的效率最高。如果 V_A/Q 比值增大，则表明通气过度或血流不足，使得部分肺泡气未能与血液气体充分交换，相当于肺泡无效腔增大。反之，V_A/Q 下降，则意味着通气不足或血流相对过剩，造成部分血液流经通气不良的肺泡，混合静脉血中的气体未能充分得到更新，在流经肺部之后仍然是静脉血，相当于功能性动-静脉短路（图 5-18）。因此，从气体交换的角度来看，V_A/Q 增大或减小时肺换气的效率都差。如果肺内某一区域，或者整个肺的肺泡通气量和血流量按比例同向变化，保持 V_A/Q 值为 0.84，则能维持气体的交换效率。因此，决定肺换气效率的因素是肺泡通气量和肺血流量的比值，而非它们的绝对值。

健康成人全肺的 V_A/Q 为 0.84，但在肺的各个局部区域的 V_A/Q 存在差异。这与肺泡通气量和肺毛细血管血流量的不均匀分布有关。人在直立位时，由于重力等因素的作用，肺泡通气量由上（肺尖部）至下（肺底部）逐渐递增，肺底部的肺泡通气量是肺尖部的 3 倍。肺血流量亦发生同样由上至下的递增，肺底部的血流量是肺尖部的 10 倍。也就是说，肺尖部的肺泡通气量的减少幅度小于肺血流量，肺尖部的 V_A/Q 较大，可达 3 以上；而肺底部的肺泡通气量增加幅度小于肺血流量，肺底部的 V_A/Q 比值较小，可低至 0.6。正常情况下，虽然存在肺泡通气和血流的不均匀分布，导致肺不同部位的 V_A/Q 不一致，但由于呼吸膜面积远远超过肺换气的实际需要面积，因而并不会影响正常气体交换的进行。

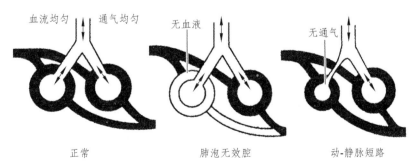

图 5-18　通气/血流比值变化的三种模式

三、组织换气

组织换气的机制和影响因素与肺换气相似，所不同的是气体交换发生在液相（血液、组织液及细胞内液）之间。扩散膜两侧 O_2 和 CO_2 的分压差随着细胞内氧化代谢的强度、局部血流量、毛细血管的功能状态等发生改变。

当血液流经组织毛细血管时，O_2 顺分压差由血液扩散入细胞，CO_2 则由细胞扩散入血液，完成组织换气，其结果是使流经组织的动脉血变成了静脉血，组织由此获得了 O_2，排出了 CO_2。

第四节　气体在血液当中的运输

从肺泡扩散入血液的 O_2 必须通过血液循环运送到各组织，从组织扩散入血液的 CO_2 也必须由血液循环送到肺泡。因此，气体在血液中的运输是实现肺换气和组织换气的重要环节。

O_2 和 CO_2 在血液中的运输形式有两种，即：

① 物理溶解：气体直接溶解于血浆中。量小，且溶解量与分压呈正比。

② 化学结合：气体与某些物质进行化学结合。量大，为主要运输形式。

但由于进入血液的气体必须先溶解才能进行化学结合，同样，结合状态的气体也要先溶解于血液，然后才能从血液中逸出。所以物理溶解的量虽然少，但却是气体实现化学结合的必要环节。气体的化学结合和物理溶解两种状态之间保持着动态平衡（表 5-3）。

表 5-3　血液中 O_2 和 CO_2 的含量（mL/100 mL 血液）

血液类型	动脉血			混合静脉血		
存在形式	物理溶解	化学结合	总量	物理溶解	化学结合	总量
O_2	0.31	20.0	20.31	0.11	15.2	15.31
CO_2	2.53	46.4	48.93	2.91	50.0	52.91

一、氧的运输

（一）氧在血液中的存在形式

由于 O_2 的溶解度小，因此血液中以物理溶解形式存在的 O_2 量仅占血液总 O_2 含量的 1.5% 左右，而以化学结合为主要运输形式，约占 98.5%。血红蛋白（Hb）是血液运输气体的主要工具。扩散入血液的 O_2 进入红细胞后，便与红细胞内的 Hb 以氧合血红蛋白（HbO_2）的形式进行化学结合，然后再被运输。此外，Hb 还参与 CO_2 的运输。

1. Hb 分子的结构（图 5-19）

每一个 Hb 分子由 1 个珠蛋白和 4 个血红素（又称亚铁原卟啉）组成。每个血红素又由 4 个吡咯基组成一个环，中心为 Fe^{2+}。每个珠蛋白有 4 条多肽链，每条多肽链与 1 个血红素连接，构成 Hb 的 1 个单体或亚单位。Hb 是由 4 个单体构成的四聚体。不同 Hb 分子的珠蛋白的多肽链的组成不同。

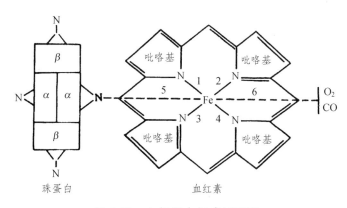

图 5-19　血红蛋白组成示意图

2. Hb 与 O_2 结合的特征

（1）结合反应快速且可逆，不需要酶的催化，反应方向取决于 PO_2 的高低：当血液流经 PO_2 高的肺部时，血液中的 O_2 扩散入红细胞内与 Hb 结合，形成 HbO_2；当血液流经 PO_2 低的组织时，HbO_2 迅速解离，释放出 O_2，成为去氧血红蛋白，可用下式表示：

$$Hb + O_2 \underset{PO_2低}{\overset{PO_2高}{\rightleftharpoons}} HbO_2$$

（2）Fe^{2+} 与 O_2 结合后仍是二价铁：所以该反应是氧合反应，而不是氧化反应。当 Fe^{2+} 被氧化为 Fe^{3+}（即亚铁血红素被氧化成正铁血红素）时，Hb 与 O_2 可逆结合的能力丧失。

（3）1 分子 Hb 可以结合 4 分子 O_2：在足够 PO_2 下，1 g Hb 可以结合 1.34 ~ 1.39 mL O_2。100 mL 血液中，Hb 所能结合的最大 O_2 量称为 Hb 的氧容量，而实际结合的 O_2 量称为 Hb 的氧含量。Hb 氧含量占氧容量的百分比称为 Hb 的氧饱和度。

由于物理溶解的 O_2 极少，故通常将 Hb 的氧容量、Hb 的氧含量和 Hb 的氧饱和度分别视为血氧容量、血氧含量和血氧饱和度。血液含 O_2 的程度通常用血氧饱和度表示。HbO_2 呈鲜红色，去氧 Hb 呈紫蓝色，故当体表表浅毛细血管床血液中去氧 Hb 含量达 5 g/100 mL 血液以上时，皮肤或黏膜将呈浅蓝色，称为发绀，又称紫绀。

（4）Hb 的变构效应：目前认为 Hb 有两种构型，去氧 Hb 为紧密型（T 型）；氧合 Hb 为疏松型（R 型）。R 型 Hb 对 O_2 的亲和力为 T 型的数百倍。也就是说，Hb 的 4 个亚单位无论在结合 O_2 或释放 O_2 时，彼此间有协同效应，即 1 个亚单位与 O_2 结合后，由于变构效应，其他亚单位将更易与 O_2 结合；反之，当 HbO_2 的 1 个亚单位释出 O_2 后，其他亚单位将更易释放 O_2。这就是氧解离曲线呈 S 形的重要原因。

（二）氧解离曲线

氧解离曲线（氧合血红蛋白解离曲线）是表示 PO_2 与 Hb 氧结合量或 Hb 氧饱和度的关

系的曲线（图5-20）。该曲线呈S形，是由上面已提及的Hb的变构效应所致，具有重要的生理意义。下面分析氧解离曲线各段的特点及其功能意义。

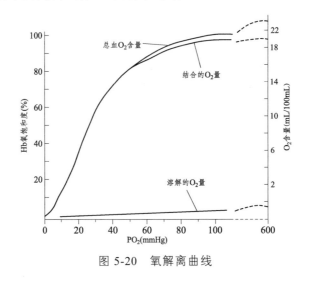

图 5-20　氧解离曲线

1. 氧解离曲线的上段（图5-20右段）

该段相当于PO_2为60~100 mmHg，即PO_2较高的水平，可以认为是Hb与O_2结合的部分。这段曲线较平坦，表明PO_2的变化对Hb氧饱和度的影响不大。例如当PO_2为100 mmHg时（相当于动脉血PO_2），Hb氧饱和度为97.4%，血O_2含量约为19.4 mL/100 mL血液；如将吸入气的PO_2提高到150 mmHg，Hb氧饱和度增加为100%，只增加了2.6%。这就解释了为何V_A/Q不匹配时，肺泡通气量的增加几乎无助于O_2的摄取；反之，如使PO_2下降到70 mmHg，Hb氧饱和度为94%，也不过只降低了3.4%。因此，即使吸入气或肺泡气PO_2有所下降，如在高原、高空或患有某些呼吸系统疾病时，只要PO_2不低于60 mmHg，Hb氧饱和度仍能保持在90%以上，血液仍可携带足够量的O_2，而不致发生明显的低氧血症。

2. 氧解离曲线的中段（图5-20中段）

该段曲线较陡，相当于PO_2为40~60 mmHg，是HbO_2释放O_2的部分，反映安静状态下向组织供氧的情况。PO_2为40 mmHg，相当于混合静脉血的PO_2，此时Hb氧饱和度约为75%，血氧含量约为14.4 mL/100 mL血液，即每100 mL动脉血流过组织时释放了约5 mL O_2，保证安静状态下组织代谢所需O_2量。血液流经组织液时释放出的O_2容积占动脉血氧含量的百分数称为O_2的利用系数，安静时为25%左右。以心输出量为5 L计算，安静状态下人体每分钟耗O_2量约为250 mL。

3. 氧解离曲线的下段（图5-20左段）

该段相当于PO_2为15~40 mmHg，是HbO_2与O_2解离的部分，反映代谢增强时向组织增加供氧的情况。该段是曲线坡度最陡的一段，此时PO_2稍降，HbO_2就可大大下降。当组织活动加强时，PO_2可降至15 mmHg，HbO_2进一步解离，Hb氧饱和度降至更低的水平，血氧含量仅约 4.4 mL/100 mL 血液，这样每 100 mL 血液能供给组织 15 mL O_2，O_2 的利用系数提高到 75%，是安静时的 3 倍。可见该段曲线表明血液向组织供氧时具有较大的贮备。

（三）影响氧解离曲线的因素

Hb 与 O_2 的结合和解离可受多种因素影响从而使氧解离曲线的位置偏移，即：使 Hb 对 O_2 的亲和力发生变化。通常用 P_{50} 表示 Hb 对 O_2 的亲和力。P_{50} 是使 Hb 氧饱和度达 50% 时的 PO_2，正常情况下约为 26.5 mmHg。P_{50} 增大，表明 Hb 对 O_2 的亲和力降低，需更高的 PO_2 才能达到 50% 的 Hb 氧饱和度，曲线右移；P50 降低，表示 Hb 对 O_2 的亲和力增加，达 50%Hb 氧饱和度所需的 PO_2 降低，曲线左移。影响 Hb 与 O_2 亲和力或 P_{50} 的因素有血液的 pH、PCO_2、温度和有机磷化物等（图 5-21）。

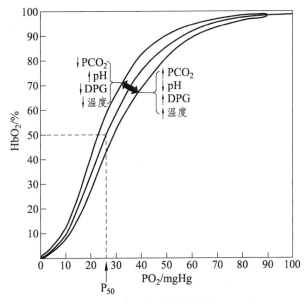

图 5-21　影响氧解离曲线的主要因素

1. 血液 pH 和 PCO_2 的影响

pH 降低或 PCO_2 升高时，Hb 对 O_2 的亲和力降低，P_{50} 增大，曲线右移，Hb 氧饱和度下降，有利于 O_2 的释放；而 pH 升高或 PCO_2 降低时，Hb 对 O_2 的亲和力增加，P_{50} 降低，曲线左移，不利于 O_2 的释放。酸度对 Hb 氧亲和力的这种影响称为波尔效应。波尔效应有重要的生理意义，它既可促进肺毛细血管血液的氧合，又有利于组织毛细血管内的血液释放 O_2。

2. 温度的影响

温度升高时，氧解离曲线右移，促进 O_2 的释放；温度降低时，曲线左移，不利于 O_2 的释放。温度对氧解离曲线的影响，可能与温度变化会影响 H^+ 的活度有关。温度升高时，H^+ 活度增加，可降低 Hb 对 O_2 的亲和力；反之，则可增加其亲和力。

3. 2, 3-二磷酸甘油酸（2, 3-diphosphoglycerate，2, 3-DPG）

2, 3-DPG 是红细胞糖酵解的产物，在调节 Hb 与 O_2 的亲和力中具有重要作用。2, 3-DPG 浓度升高时，Hb 对 O_2 的亲和力降低，氧解离曲线右移；反之，曲线左移。此外，红细胞膜对 2, 3-DPG 的通透性较低，当红细胞内 2, 3-DPG 生成增多时，还可提高细胞内 H^+ 浓度，进而通过波尔效应降低 Hb 对 O_2 的亲和力。

在高山缺氧的情况下，糖酵解加强，红细胞 2, 3-DPG 增加，氧解离曲线右移，有利于 O_2 的释放。但是在高山低氧的情况下，肺泡 PO_2 也降低，红细胞过多的 2, 3-DPG 也妨碍 Hb 与 O_2 的结合。所以缺氧时 2, 3-DPG 增加并使氧解离曲线右移对机体是否有利尚无定论。用枸橼酸-葡萄糖液保存三周后的血液，由于糖酵解停止，红细胞 2, 3-DPG 含量下降，Hb 不易与 O_2 解离。所以，用大量贮存血液给患者输血，其运输 O_2 功能较差。

4. CO 的影响

CO 与 Hb 的亲和力是 O_2 的 210 倍，这意味着在极低的 PCO 时，CO 就可以从 HbO_2 中取代 O_2，阻断其结合位点。此外，CO 一旦与 Hb 分子中某个血红素结合后，将增加其余 3 个血红素对 O_2 的亲和力，使氧解离曲线左移，妨碍 O_2 的解离。所以 CO 中毒既妨碍 Hb 与 O_2 的结合，又妨碍 Hb 与 O_2 的解离，危害极大。实际生活中的煤气中毒就是 CO 中毒。

5. 其他因素

Hb 与 O_2 的结合还受其自身性质的影响。如果 Hb 分子中的 Fe^{2+} 氧化成 Fe^{3+}，Hb 便失去运 O_2 的能力。胎儿的 Hb 与 O_2 的亲和力较高，有助于胎儿血液流经胎盘时从母体摄取 O_2。异常 Hb 的运 O_2 功能则较低。

二、二氧化碳的运输

（一）CO_2 的运输形式（图 5-22）

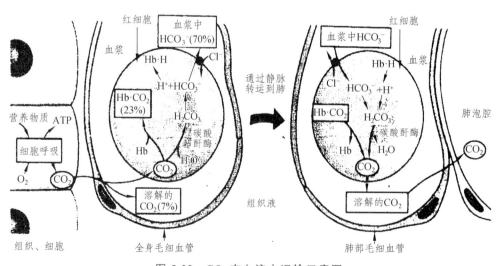

图 5-22　CO_2 在血液中运输示意图

CO_2 在血浆中的溶解度比 O_2 大，血液中物理溶解的 CO_2 约占 CO_2 总运输量的 5%。化学结合的约占 95%，为主要形式。其中化学结合的形式有两种：一种是碳酸氢盐形式，约占 CO_2 总运输量的 88%；一种是氨基甲酰血红蛋白形式，约占 7%。

1. 碳酸氢盐

从组织扩散进入血液的大部分 CO_2，在红细胞内碳酸酐酶（CA）的催化作用下与水反应生成 H_2CO_3，H_2CO_3 又解离成 HCO_3^- 和 H^+，反应迅速且可逆。红细胞内增多的 HCO_3^- 顺浓度梯度通过红细胞膜扩散进入血浆，导致红细胞内负离子减少。但红细胞膜不允许正离子自由通过，而小的负离子可以通过。因此为了维持电荷平衡，血浆中的 Cl^- 便扩散进入红细胞，这一现象称为氯转移。在红细胞膜上有特异的 HCO_3^--Cl^- 载体，可同时帮助这两种离子进行跨膜转移。HCO_3^- 在红细胞内与 K^+ 结合，在血浆中则与 Na^+ 结合生成碳酸氢盐。上述反应中产生的 H^+，则大部分与 Hb 结合，因此，Hb 是强的缓冲剂。

在肺部，反应则向相反方向进行。因为肺泡气 PCO_2 比静脉血的低，血浆中溶解的 CO_2 首先扩散入肺泡，红细胞内的 HCO_3^- 与 H^+ 生成 H_2CO_3，碳酸酐酶又催化 H_2CO_3 分解成 CO_2 和 H_2O，CO_2 又从红细胞扩散入血浆，而血浆中的 HCO_3^- 便进入红细胞以补充消耗的 HCO_3^-，Cl^- 则转移出红细胞。这样，以 HCO_3^- 形式运输的 CO_2，在肺部又转变成 CO_2 释出。

2. 氨基甲酰血红蛋白（HHbNHCOOH）

一部分 CO_2 与 Hb 的氨基结合生成氨基甲酰血红蛋白，这一反应无需酶的催化，迅速、可逆，主要影响因素是氧合作用。

HbO_2 与 CO_2 结合形成 HHbNHCOOH 的能力比去氧 Hb 的小。在组织中，HbO_2 解离释出 O_2，部分 HbO_2 变成去氧 Hb 后再与 CO_2 结合生成 HHbNHCOOH。此外，去氧 Hb 酸性较 HbO_2 弱，容易与 H^+ 结合，也促进反应向右侧进行，并缓冲了 pH 的变化。在肺部，HbO_2 生成增多促使 HHbNHCOOH 解离释放 CO_2 和 H^+，反应向相反方向进行。

（二）CO_2 解离曲线

CO_2 解离曲线（carbon dioxide dissociation curve）是表示血液中 CO_2 含量与 PCO_2 关系的曲线（图 5-23）。血液中 CO_2 含量随 PCO_2 上升而增加，与氧解离曲线不同，两者之间几乎成线性关系，而非 S 形曲线，也没有饱和点。当 PCO_2 不断上升，CO_2 含量也增加。所以其纵坐标不用饱和度而用浓度来表示。

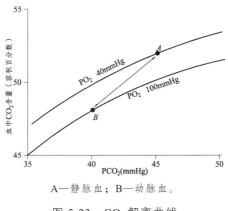

A—静脉血；B—动脉血。

图 5-23 CO_2 解离曲线

（三）O_2 与 Hb 的结合对 CO_2 运输的影响

O_2 与 Hb 结合将促使 CO_2 释放，这一效应称为何尔登效应。在 CO_2 解离曲线上有两条差不多的平行曲线，上一曲线为静脉血中 CO_2 容积百分比，下一曲线为动脉血中 CO_2 容积百分比。由图 5-23 可知，在同样的 PCO_2 情况下，动脉血中 CO_2 含量较小，即在氧合血红蛋白影响下，CO_2 容易从 HCO_3^- 中释放出来。

由此可见，O_2 和 CO_2 的运输不是孤立进行的：CO_2 通过波尔效应影响 O_2 的结合和释放，O_2 又通过何尔登效应影响 CO_2 的结合和释放。

第五节　呼吸运动的调节

呼吸运动是一种节律性的活动，呼吸肌的这种节律性活动来自中枢神经系统。呼吸运动的深度和频率可以随体内外环境的变化而改变，例如劳动或运动时，代谢增强，呼吸加深加快，肺通气量增大，摄取更多的 O_2，排出更多的 CO_2，以与代谢水平相适应。呼吸运动对环境改变所做出的反应主要是通过神经调节实现的。

一、呼吸中枢与呼吸节律的形成

（一）呼吸中枢

呼吸中枢是指中枢神经系统内产生呼吸节律和调节呼吸运动的神经细胞群。多年来，为了研究这些细胞群在中枢神经系统内的分布以及在呼吸节律的产生和调节中的作用，人们使用了多种技术方法。如早期的较为粗糙的切除、横断、破坏、电刺激等方法，还有后来发展起来的较为精细的微小电毁损、微小电刺激、可逆性冷冻或化学阻滞、选择性化学刺激或毁损、细胞外和细胞内微电极记录、逆行刺激（电刺激轴突，激起冲动逆行传导至胞体，在胞体记录）、神经元间电活动的相关分析以及组织化学等方法。在呼吸中枢定位研究的诸多实验中，具有重要价值的是 1923 年由英国的生理学家拉姆斯登（Lumsden）对猫的脑干进行的分段横切实验。

呼吸中枢分布在大脑皮层、间脑、脑桥、延髓和脊髓等各级部位，呼吸运动的调节有赖于它们之间的相互协调，以及对各种传入冲动的整合。在早期的哺乳动物实验中，用横断脑干的不同部位或损毁、电刺激脑的某些部位等研究方法，证明了各级中枢在呼吸调节中的作用。

1. 脊　髓

如果在猫的延髓与脊髓之间横断脊髓，其自主节律性呼吸立即停止且不能恢复，这提示脊髓不能产生自动的节律性呼吸。但支配呼吸肌的下运动神经元位于脊髓，说明脊髓是联系脑和呼吸肌的中继站以及整合某些呼吸反射的初级中枢。

脊髓颈、胸节段灰质前角有支配呼吸肌的运动神经元，其中支配膈肌的神经元位于第

3~5 颈段，支配肋间肌和腹肌等的运动神经元位于脊髓胸段 2~6 节。脊髓前角运动神经元发出的传出冲动，经膈神经、肋间神经到达呼吸肌，控制呼吸肌的活动。若前角运动神经元受到损害，将导致呼吸肌麻痹，呼吸运动停止。如把脊髓在胸段第 6 节以下横断，将不会对呼吸运动产生任何妨碍。如把脊髓在颈段第 6 节以下横断，此时肋间肌虽已失去作用，但膈肌还能照常进行有节律的收缩活动；只有把脊髓在颈段第 2 节水平切断，呼吸肌才会因与延髓中枢分离而不再起作用。

2. 低（下）位脑干

低位脑干包括脑桥和延髓。将动物脑干的不同平面横断，可使呼吸运动发生不同的变化：

（1）在中脑和脑桥之间横断脑干（D 平面），呼吸节律无明显变化。

（2）在延髓和脊髓之间横断（A 平面），呼吸停止，表明呼吸节律产生于低位脑干。

（3）在脑桥上、中部之间（C 平面）横断，呼吸变深变慢，如再切断双侧颈迷走神经，吸气将进一步延长，仅偶尔为短暂呼气所中止，此为长吸式呼吸。这提示脑桥上部有抑制吸气的中枢结构，称为呼吸调整中枢。来自肺部的迷走神经传入冲动也有抑制吸气的作用，当延髓失去来自这两方面的对吸气活动的抑制作用后，吸气活动便不能及时被中断，于是出现长吸式呼吸。

（4）在脑桥和延髓之间（B 平面）横断，不论迷走神经是否完整，长吸式呼吸都消失，而呈不规则的喘式呼吸，这表明延髓虽然可以独立地产生有节律的呼吸，但正常呼吸样式的产生需要脑桥的参与。图 5-24 为脑干呼吸有关核团和在不同平面横切脑干后呼吸的变化情况。

于是，在 20 世纪 20~50 年代，便形成了所谓三级呼吸中枢的假说：脑桥上部有呼吸调整中枢，中下部有长吸中枢，延髓有呼吸节律中枢。后来的研究肯定了关于延髓有呼吸节律基本中枢和脑桥上部有呼吸调整中枢的结论，但未能证实脑桥中下部存在着一个结构上特定的长吸中枢。

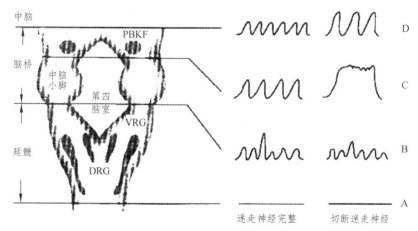

DRG：背侧呼吸组，VRG：腹侧呼吸组，
PBKF：臂旁内侧核和 KF 核，A、B、C、D 为不同平面横切

图 5-24　脑干呼吸有关核团（左）和在不同平面横切脑干后呼吸的变化（右）示意图

近年来，用微电极等新技术研究发现，在中枢神经系统内有的神经元呈节律性放电，并和呼吸周期相关，这些神经元被称为呼吸相关神经元或呼吸神经元。这些呼吸神经元有不同类型。就其自发放电的时间而言，在吸气相放电的为吸气神经元，在呼气相放电的为呼气神经元，在吸气相放电并延续至呼气相的为吸气-呼气神经元，在呼气相放电并延续到吸气相者，为呼气-吸气神经元，后两类神经元均系跨时相神经元。

在延髓，呼吸神经元主要集中在背侧（孤束核的腹外侧部）和腹侧（疑核、后疑核和面神经后核附近的包氏复合体）两组神经核团内，分别称为背侧呼吸组（DRG）和腹侧呼吸组（VRG）（见上图）。由于延髓呼吸神经元主要集中在背侧呼吸组和腹侧呼吸组，所以曾推测背侧呼吸组和腹侧呼吸组是产生基本呼吸节律的部位。可是，后来的某些实验结果并不支持这一看法。用化学的或电解的方法毁损这些区域后，呼吸节律没有明显变化，这些结果提示背侧呼吸组和腹侧呼吸组可能不是呼吸节律唯一的发源地。呼吸节律可能源于多个部位，产生呼吸节律的神经结构相当广泛，所以不容易因局灶损害而丧失呼吸节律。

在脑桥上部，呼吸神经元相对集中于臂旁内侧核和相邻的 Kolliker-Fuse（KF）核，合称 PBKF 核群。PBKF 和延髓的呼吸神经核团之间有双向联系，形成调控呼吸的神经元回路。在麻醉猫，切断双侧迷走神经、损毁 PBKF 后可出现长吸，这提示早先研究即已发现的呼吸调整中枢乃是位于脑桥的 BPKF，其作用为限制吸气，促使吸气向呼气转换。

3. 高（上）位脑

呼吸还受脑桥以上部位的影响。高位脑包括大脑皮层、边缘系统、下丘脑等。在猫的中脑水平切断，动物的呼吸无明显改变，表明大脑皮层不是产生节律性呼吸的必需部位。临床上植物人的呼吸可以保持平稳均匀即是证明。但大脑皮层等上位中枢可在一定限度内随意控制呼吸，说、唱、饮水、进食等动作以及随意屏气或加深加快呼吸都是在大脑皮层严密控制和协调下完成的。大脑皮层对呼吸的随意调节系统与低位脑干对呼吸的不随意的自主呼吸节律系统的下行通路是分开的。临床上有时能观察到自主呼吸和随意呼吸分离的现象，例如在脊髓前外侧索下行的自主呼吸通路受损后，自主节律呼吸异常甚至停止，但患者仍可进行随意呼吸。此时患者可通过随意呼吸或人工呼吸来维持肺通气，如未进行人工呼吸，一旦患者入睡，呼吸运动就可能会停止。

（二）呼吸节律的形成机制

基本呼吸节律起源于延髓。关于呼吸节律形成的机制有多种假说，但其中最有影响的是 20 世纪 70 年代提出的中枢吸气活动发生器和吸气切断机制。该学说的核心是在延髓内存在一些起着中枢吸气活动发生器和吸气切断机制作用的神经元，前者的活动引起吸气神经元呈渐增性放电，其冲动一方面下传至脊髓，引起吸气；另一方面又传递至具有吸气切断机制作用的神经元，使后者的活动增强，当其达到一定阈值时，将抑制吸气活动发生器的活动，使吸气终止，转为呼气。而当吸气切断机制的活动减弱时，吸气活动便再次发生，如此周而复始导致节律性的呼吸运动。吸气切断机制相关神经元的激活除来自延髓吸气神经元的冲动外，还有脑桥上部的 PBKF 核的活动和肺牵张感受器经迷走神经传入的冲动。因此，损毁 PBKF 核或切断迷走神经将使吸气延长，出现长吸式呼吸。图 5-25 为呼吸节律形成机制简化模式图。

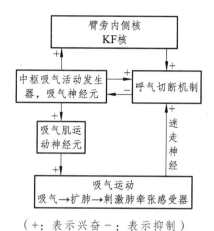

图 5-25　呼吸节律形成机制简化模式图

二、呼吸运动的调节

呼吸运动往往会根据机体所在内、外环境的变化做出相应反应以保证机体获得代谢所需的 O_2，并排出产生的 CO_2。呼吸运动的调节包括神经和体液调节，主要调节方式是神经调节（图 5-26）。

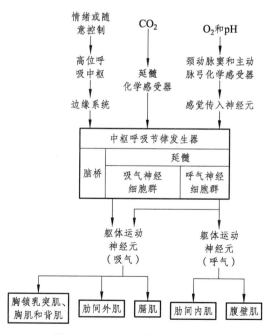

图 5-26　呼吸运动调节汇总图

（一）化学感受性反射对呼吸运动的调节

动脉血或脑脊液中的 O_2、CO_2 和 H^+ 通过刺激化学感受器反射性调节呼吸运动，以维持内环境中这些化学因素的相对稳定。

1. 外周和中枢化学感受器

化学感受器是指其适宜刺激为 O_2、CO_2 和 H^+ 等化学物质的感受器。根据其所在部位，分为外周化学感受器和中枢化学感受器。

（1）外周化学感受器：颈动脉体和主动脉体是调节呼吸和循环的重要外周化学感受器，它能感受动脉血中 PCO_2、PO_2 和 pH 变化的刺激。外周化学感受器在动脉血 PO_2 降低、PCO_2 或 $[H^+]$ 升高时受到刺激而兴奋，产生的冲动经窦神经（舌咽神经的分支，分布于颈动脉体）和迷走神经（分支分布于主动脉体）传入延髓，反射性地引起呼吸加深加快和血液循环的变化。由于颈动脉体的有利的解剖位置，对呼吸调节来说，其作用远大于主动脉体，所以对外周化学感受器的研究主要集中在颈动脉体。

颈动脉体中主要有Ⅰ型和Ⅱ型两类细胞。Ⅱ型细胞在功能上类似于神经胶质细胞；主要起感受器的作用的是Ⅰ型细胞（球细胞），当其受到动脉血中 PCO_2、PO_2 和 pH 变化的刺激时，将使感觉传入纤维窦神经兴奋，并将冲动传至相应的呼吸中枢（图 5-27）。

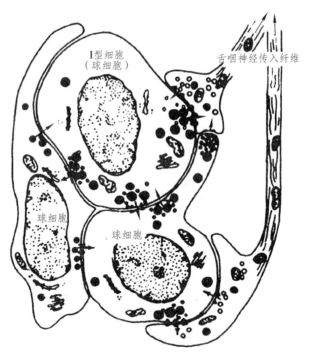

图 5-27 颈动脉体组织结构示意图（图中未显示Ⅱ细胞）

目前认为，Ⅰ型细胞起着化学感受器的作用，当它们受到刺激时，细胞浆内 $[Ca^{2+}]$ 升高，触发递质释放，从而引起传入神经纤维兴奋。PO_2 降低与 PCO_2 或 $[H^+]$ 升高引起细胞内 $[Ca^{2+}]$ 升高的机制不同。PO_2 降低可抑制细胞 K^+ 通道的开放，使 K^+ 外流减少，细胞膜去极化，从而促使电压依赖性 Ca^{2+} 通道开放，Ca^{2+} 进入细胞。而 PCO_2 或 $[H^+]$ 升高时，进入细胞内的 H^+ 增多，激活了细胞的 Na^+-H^+ 交换机制，Na^+ 进入细胞，细胞内 $[Na^+]$ 升高，继而激活细胞的 Na^+-Ca^{2+} 交换机制，Na^+ 出细胞，Ca^{2+} 进入细胞内，引起细胞浆内 $[Ca^{2+}]$ 升高。还有资料表明，少部分胞浆内 Ca^{2+} 可能来自细胞内的 Ca^{2+} 贮器。

（2）中枢化学感受器：摘除动物外周化学感受器或切断其传入神经后，吸入 CO_2 仍能加强通气。改变脑脊液 CO_2 和 H^+ 浓度也能刺激呼吸。过去认为这是 CO_2 直接刺激呼吸中枢所致。后来人们用改变脑表面灌流液成分和 pH、局部冷阻断、电凝固损伤、电刺激、记录神经元电活动、离体脑组织块的电生理研究等方法在多种动物身上做了大量实验，结果表明在延髓有一个不同于呼吸中枢，但可影响呼吸的化学感受器，称为中枢化学感受器。

中枢化学感受器位于延髓腹外侧浅表部位，左右对称，可分为头、中、尾三个区（图 5-28A）。头端和尾端区都有化学感受性，中间区不具有化学感受性。不过，局部阻滞或损伤中间区后，可使通气量降低，并使头端、尾端区受刺激时的通气反应消失，提示中间区可能是头端区和尾端区传入冲动向脑干呼吸中枢投射的中继站。应用胆碱能激动剂和拮抗剂的研究结果表明，在中枢化学感受器传递环节中可能有胆碱能机制参与。

中枢化学感受器的生理刺激是脑脊液和局部细胞外液中 H^+ 浓度。如果保持人工脑脊液的 pH 不变，用含高浓度 CO_2 的人工脑脊液灌流脑室，将发现通气增强反应消失，可见有效刺激不是 CO_2 本身，而是 CO_2 所引起的脑脊液中 $[H^+]$ 的增加。任何提高脑脊液中 pH 的因素，都能加强呼吸，并与 pH 的增加呈平行关系。

血液中的 CO_2 能迅速透过血-脑脊液屏障，与脑脊液中的 H_2O 在碳酸酐酶的作用下反应生成 H_2CO_3，然后解离出 H^+，使化学感受器周围液体中的 $[H^+]$ 升高，从而刺激中枢化学感受器，引起呼吸中枢的兴奋（图 5-28B）。但由于脑脊液中碳酸酐酶含量很少，CO_2 与水的水合反应很慢，因此中枢化学感受器对血中 CO_2 增加的反应有一定的延迟。血液中的 H^+ 本身不易透过血-脑脊液屏障，故血液中 pH 对中枢化学感受器的作用小而缓慢。

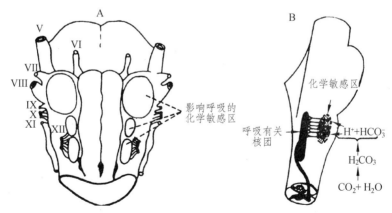

A 示延髓腹外侧的三个化学敏感区；
B 示血液或脑脊液 PCO_2 升高时，刺激呼吸的中枢机制

图 5-28 中枢化学感受器

中枢化学感受器与外周化学感受器不同，它不感受缺 O_2 的刺激，但对 CO_2 的敏感性比外周的高，反应潜伏期较长。中枢化学感受器的作用可能是调节脑脊液的 $[H^+]$，使中枢

神经系统有一稳定的 pH 环境，而外周化学感受器的作用主要是在机体低 O_2 时，维持对呼吸的驱动。

2. CO_2、H^+ 和 O_2 对呼吸的调节

（1）动脉血液中 PCO_2 对呼吸的调节：在麻醉动物或人，动脉血液 PCO_2 降到很低水平时可出现呼吸暂停，临床上麻醉药可由于抑制 CO_2 通气反应而导致呼吸变浅。因此，一定水平的动脉血的 PCO_2 对维持呼吸和呼吸中枢的兴奋性是必要的。CO_2 是调节呼吸运动的最重要的生理性体液因子，是在呼吸调节中经常起作用的最重要的化学刺激。

动脉血液中保持一定的 PCO_2，可以使呼吸中枢保持正常的兴奋性，PCO_2 在一定范围内升高可加强呼吸，但超过一定限度则有压抑和麻醉效应。吸入气中 CO_2 浓度适量升高后，肺泡气和动脉血中 PCO_2 也随之升高，呼吸加深加快，肺通气量增加（图 5-29）。但若吸入气中 CO_2 浓度超过 7%，此时通气已不能再相应增加，而动脉血中 PCO_2 陡然升高，会抑制中枢神经系统包括呼吸中枢的活动，导致发生呼吸困难、头痛、头昏，甚至昏迷；若 CO_2 浓度达 15% 以上，则会丧失意识，出现肌肉强直和震颤，称为 CO_2 麻醉。对 CO_2 的反应，具有个体差异，还受许多其他因素的影响，如疾病或药物等。

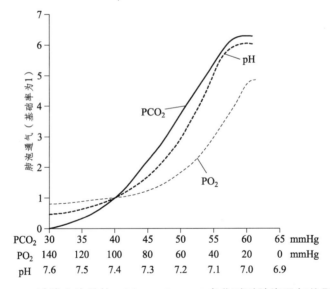

图 5-29　动脉血液单纯 PCO_2、PO_2、pH 变化时对肺泡通气的影响

CO_2 刺激呼吸是通过两条途径实现的：一是通过刺激延髓腹侧面的中枢化学感受器而兴奋呼吸中枢；二是刺激外周化学感受器（颈动脉体和主动脉体）而反射性使呼吸加深、加快，肺通气量增加。前者是主要的。这是因为去掉外周化学感受器的作用之后，CO_2 的通气反应仅下降约 20%；且动脉血 PCO_2 只需升高 2 mmHg 就可刺激中枢化学感受器，出现通气加强反应，但若是刺激外周化学感受器，则需升高 10 mmHg。不过，在下述情况下，外周化学感受器的作用可能比中枢化学感受器重要：当动脉血 PCO_2 突然大增时，因为中枢化学感受器的反应慢，所以外周化学感受器在引起快速呼吸反应中可起重要作用；当中枢化学感受器到抑制，对 CO_2 的反应性降低时，外周化学感受器就起重要作用。

（2）动脉血液中[H⁺]对呼吸的调节：动脉血[H⁺]增加，可导致呼吸加深加快，肺通气量增加；[H⁺]降低，呼吸受到抑制，肺通气量降低（图 5-29）。H⁺对呼吸的调节也是通过外周化学感受器和中枢化学感受器实现的。中枢化学感受器对 H⁺ 的敏感性较外周的高，约为外周的 25 倍。但由于 H⁺ 通过血脑屏障的速度慢，限制了其对中枢化学感受器的作用，因此，脑脊液中的 H⁺ 才是中枢化学感受器的最有效刺激。所以，血液中 H⁺ 增加促使呼吸加强加快的作用，主要是通过外周化学感受器特别是颈动脉体起作用的。

（3）动脉血液中 PO_2 对呼吸的调节：吸入气 PO_2 降低时，肺泡气、动脉血 PO_2 都随之降低，反射性地引起呼吸加深加快，肺通气增加。同 CO_2 一样，对低 O_2 的反应也有个体差异。一般在动脉 PO_2 下降到 80 mmHg 以下时，肺通气才出现可观察到的增加，可见动脉血 PO_2 对正常呼吸的调节作用不大，仅在特殊情况下的低 O_2 刺激才有重要意义。如严重肺气肿、肺心病患者，肺换气受到障碍，导致低 O_2 和 CO_2 潴留，长时间 CO_2 潴留使中枢化学感受器对 CO_2 的刺激作用发生适应。而外周化学感受器对低 O_2 刺激适应很慢，这时低 O_2 对外周化学感受器的刺激成为驱动呼吸的主要刺激。

低 O_2 对呼吸的刺激作用完全是通过外周化学感受器实现的，动脉血 PO_2 越低，则传入的冲动越多，对呼吸的影响越明显。切断动物外周化学感受器的传入神经或摘除人的颈动脉体，PO_2 下降所引起的呼吸刺激反应将完全消失。低 O_2 对中枢的直接作用是抑制作用。但是低 O_2 可以通过对外周化学感受器的刺激而兴奋呼吸中枢，这样在一定程度上可以对抗低 O_2 对中枢的直接抑制作用。不过在严重低 O_2 时，外周化学感受性反射已不足以克服低 O_2 对中枢的抑制作用，将导致呼吸障碍。在低 O_2 时吸入纯 O_2，由于解除了外周化学感受器的低 O_2 刺激，反而会引起呼吸暂停，故临床上应用 O_2 治疗时应予以注意。

3. CO_2、H⁺ 和 O_2 在调节呼吸中的相互作用

从图 5-29 可以看出，PO_2 下降对呼吸的影响较慢、较弱，在一般动脉血 PO_2 变化范围内作用不大，要在 PO_2 低于 80 mmHg 后，通气量才逐渐增大。但 PCO_2 和 H⁺ 与低 O_2 不同，只要略有升高，通气就明显增大，其中 PCO_2 的作用尤为突出。

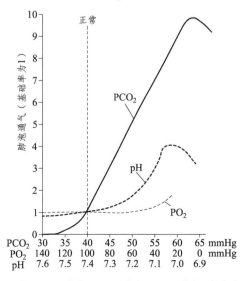

图 5-30　动脉血液 PCO_2 升高、PO_2 降低、pH 降低对肺泡通气率的影响

但实际情况不可能仅是单因素的改变，而其他因素不变，往往是一种因素的改变会引起其余一或两种因素的相继改变，或是几种因素同时改变。动脉血 PCO_2 和 $[H^+]$ 的升高以及 PO_2 的降低，均能刺激呼吸，三者之间的相互作用，对肺通气的影响既可发生总和而增强，也可相互抵消而减弱。图 5-30 为一种因素改变而另两种因素不加控制时的情况。

从中可以看出：① PCO_2 升高时，$[H^+]$ 也随之升高，两者的作用总和起来，使肺通气较单独 PCO_2 升高时为大；② $[H^+]$ 增加时，因肺通气增大使 CO_2 排出，PCO_2 下降，抵消了一部分 H^+ 的刺激作用，CO_2 含量的下降也使 $[H^+]$ 有所降低，两者均使肺通气的增加幅度较单独 $[H^+]$ 升高时减小；③ PO_2 下降时，也因肺通气量增加，呼出较多的 CO_2，使 PCO_2 和 $[H^+]$ 下降，从而减弱了低 O_2 的刺激作用。

由此可见，上述三因素是相互联系、相互影响的，因此在探讨它们对呼吸的调节时，必须全面地进行观察和分析，才能得到正确的结论。

（二）肺牵张反射

1868 年 Breuer 和 Hering 发现，在麻醉动物，肺充气或肺扩张时，则抑制吸气；肺放气或肺缩小时，则引起吸气。切断迷走神经，上述反应消失，说明这是由迷走神经参与的一种反射性反应。这种由肺扩张或肺缩小萎陷所引起的吸气抑制或兴奋的反射称为肺牵张反射或黑-伯反射。它包括肺扩张反射和肺缩小反射。

1. 肺扩张反射

肺扩张反射是肺充气或扩张时抑制吸气的反射，其感受器位于从气管到细支气管的平滑肌中，是牵张感受器，阈值低，适应慢。吸气时，当肺扩张到一定程度时会牵拉呼吸道，使之也扩张，感受器兴奋，冲动经迷走神经中的神经粗纤维传入延髓。在延髓内通过一定的神经联系使吸气切断机制兴奋，切断吸气，转入呼气。

有人比较了 8 种动物的肺扩张反射，发现存在种属差异，其中兔的最强，人的最弱。在人体，当潮气量增加至 800 mL 以上时，才能引起肺扩张反射，这可能是人体肺扩张反射的中枢阈值较高所致。所以，平静呼吸时，肺扩张反射不参与人的呼吸调节。但在初生婴儿体内存在着这一反射，大约在出生 4~5 天后，反射才开始显著减弱。病理情况下，肺顺应性降低，肺扩张时使气道扩张较大，刺激较强，也可以引起该反射，使呼吸变浅变快。

2. 肺缩小反射

该反射是肺缩小时引起吸气的反射，其感受器同样位于气道平滑肌内，但其性质尚不十分清楚。呼气时，肺缩小，对牵张感受器的刺激减弱，传入冲动减少，解除了对吸气中枢的抑制，吸气中枢再次兴奋，通过吸气肌的收缩又产生吸气。肺缩小反射在较强的缩肺时才出现，它在平静呼吸调节中意义不大，但对阻止呼气过深和肺不张等可能起一定作用。

肺牵张反射起着负反馈作用，它和脑桥的调整中枢共同调节呼吸的频率和深度，使吸气不至于过长。这样便加速了吸气和呼气的交替，使呼吸频率增加。所以切断迷走神经后，吸气将延长、加深，呼吸变得深而慢。

（三）呼吸肌本体感受性反射

肌梭和腱器官是骨骼肌的本体感受器，它们所引起的反射为本体感受性反射。如肌梭受到牵张刺激时，可以反射性地引起受刺激肌梭所在肌肉的收缩，称为骨骼肌牵张反射，属于本体感受性反射。呼吸肌也有牵张反射的主要依据是：切断胸脊神经背根后，呼吸运动减弱；人类为治疗需要曾做过类似手术，术后相应呼吸肌的活动发生可恢复的或可部分恢复的减弱。说明呼吸肌本体感受性反射参与正常呼吸运动的调节，特别是在呼吸肌负荷增加（如运动）时将发挥更大的作用。但是，这些依据并不是无懈可击的。因为背根切断手术不仅切断了本体感受器的传入纤维，也切断了所有经背根传入的其他感受器的传入纤维。近来的研究表明来自呼吸肌其他感受器的传入冲动也可反射性地影响呼吸。因此，还应对呼吸肌本体感受性反射进行更深入细致的研究，如研究分别兴奋不同感受器或传入纤维时对呼吸的效应。

（四）防御性呼吸反射

在整个呼吸道都存在着感受器，它们是分布在黏膜上皮的迷走传入神经末梢，受到机械性或化学性刺激时，都将引起防御性呼吸反射，以清除激惹物，避免其进入肺泡。

（1）咳嗽反射。咳嗽反射是常见的重要防御性反射，有助于消除气道阻塞或异物。它的感受器位于喉、气管和支气管的黏膜。大支气管以上部位的感受器对机械刺激敏感，二级支气管以下部位对化学刺激敏感。传入冲动经迷走神经传入延髓，触发一系列反射效应，引起咳嗽反射。

咳嗽时，先是短促或深吸气，接着声门紧闭，呼气肌强烈收缩，肺内压和胸膜腔内压急速上升，然后声门突然打开。由于气压差极大，气体便以极高的速度从肺内冲出，将呼吸道内异物或分泌物排出。剧烈咳嗽时，因胸膜腔内压显著升高，可阻碍静脉血流，使静脉压和脑脊液压升高。

（2）喷嚏反射。喷嚏反射是类似于咳嗽的反射，不同的是刺激作用于鼻黏膜感受器，传入神经是三叉神经，反射效应是悬雍垂下降，舌压向软腭，而不是声门关闭，呼出气主要从鼻腔喷出，以清除鼻腔中的刺激物。

（五）肺毛细血管旁感受器（J-感受器）引起的呼吸反射

J-感受器位于肺泡毛细血管旁，在肺毛细血管充血、肺泡壁间质积液时受到刺激，冲动经迷走神经无髓C纤维传入延髓，引起反射性呼吸暂停，继而呼吸变浅变快，血压降低，心率减慢。J-感受器在呼吸调节中的作用尚不清楚，可能与运动时呼吸加快作肺充血、肺水肿时的急促呼吸有关。

（六）某些穴位刺激的呼吸效应

针刺人体的人中穴可以急救全麻手术过程中出现的呼吸停止；针刺动物人中穴可以使膈肌呼吸运动增强；电刺激家兔人中穴对膈神经和管髓呼吸神经元电活动有特异性影响。穴位的呼吸效应及其机制仍值得探讨。

（七）血压对呼吸的影响

血压大幅度变化时可以反射性地影响呼吸。血压升高，呼吸减弱减慢；血压降低，呼吸加强加快。

三、运动时呼吸的变化及调节

运动时机体代谢增高，血液循环和呼吸系统都将发生一系列变化以适应增高的机体代谢的需要。这时，呼吸加深加快，肺通气量增大，其增加的程度随运动量而异。潮气量可从安静时的 500 mL 升至 2 000 mL，呼吸频率可从 12～18 次/min 升至 50 次/min，每分通气量可升至 100 L 以上，O_2 摄入量和 CO_2 排出量也都相应增加。

运动时肺通气量的增加有一个过程。运动开始时，通气量骤升，继而缓慢地升高，随后达一稳态水平。运动停止时，也是通气量先骤降，继以缓慢下降，然后恢复到运动前的水平（图 5-31）。

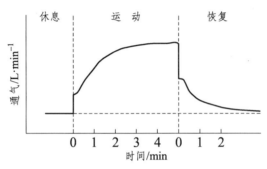

图 5-31　运动时的肺通气量变化

1. 运动时呼吸变化的机制

运动时呼吸变化的机制至今仍未阐明，不过与其他生理活动一样，也是在神经和体液的调节下发生的。一般认为运动开始时通气的骤升与条件反射有关，而且这一条件反射是在运动锻炼过程中形成的。因为若只是给予运动暗示，并未开始运动，也可出现通气量增大的反应，这还与运动者过去的经验、精神状态、实验条件等有关。此外，运动时，运动肌肉、关节的本体感受器受到刺激，其传入冲动也可以反射性地刺激呼吸。仅被动运动肢体，就可引起快速通气反应，若切断活动肢体的传入神经，则反应消失。如脊髓胸 12 水平截瘫病人，被动运动其膝关节，不能产生快速通气反应。近年来神经组化研究表明，在延髓孤束周围有较稠密的肌传入末梢，这可能是运动肢体引起运动初期快速通气反应的解剖学基础。

2. 运动时动脉血 pH、PCO_2、PO_2 波动的作用

中度运动时，虽然动脉血 pH、PCO_2、PO_2 的均值保持相对稳定，但它们却都能随呼吸呈周期性波动，波动的幅度随运动强度而变化。运动强，波动幅度大；运动弱，波动幅度小。运动时，这种波动幅度的增大，可能在运动通气反应中起重要作用。动物实验中，设法在不影响血液气体平均分压的同时，缓冲上述周期性波动，发现动物通气量下降。记录

猫颈动脉窦神经化学感受器传入冲动，发现其频率与呼吸周期同步消、涨，说明体液因素的这种作用是通过化学感受器实现的。

运动停止后，通气未立即恢复到安静水平。这是因为运动时，O_2 供给量小于 O_2 消耗量，欠下了"O_2 债"。所以运动停止后，一段时间内，O_2 消耗量仍大于安静时，以偿还 O_2 债，待偿还后，通气才恢复。这时维持通气增强的刺激主要是 H^+。

四、周期性呼吸

周期性呼吸是异常呼吸型之一，表现为呼吸加强加快与减弱减慢交替出现。最常见的有陈-施呼吸和比奥（Biot）呼吸。

（一）陈-施呼吸（潮式呼吸）

陈-施呼吸的特点是呼吸逐渐增强、增快又逐渐减弱、减慢，与呼吸暂停交替出现，每个周期约 45 到 3 min。

目前认为陈-施呼吸产生的基本机制是某种原因使呼吸受到刺激，肺通气量增加，呼出过多的 CO_2，肺泡气 PCO_2 下降，肺部血液 PCO_2 也下降。片刻之后，这种低 PCO_2 血液到达脑部，呼吸因缺少 CO_2 的刺激而开始受到抑制，变慢变浅甚至停止。呼吸的抑制又使肺部血液 PCO_2 升高，PCO_2 升高了的血液随后到达脑，又开始刺激呼吸，呼吸又复变快变深，再次使 PCO_2 下降，呼吸再受抑制。上述过程周而复始，周期性进行，产生陈-施呼吸（图 5-32A、图 5-32B）。

陈-施呼吸主要出现于两种情况下：① 肺-脑循环时间延长（如心力衰竭）。此时，脑 PCO_2 将升高，增强了对呼吸的刺激，触发了陈-施呼吸。② 呼吸中枢反馈增益增加。反馈增益是指一定程度的 PCO_2 或 pH 变化所引起的通气变化，通气变化大，则增益大。低 O_2 或某种脑干损伤可出现增益增大，导致陈-施呼吸。

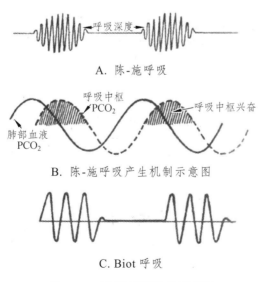

A. 陈-施呼吸

B. 陈-施呼吸产生机制示意图

C. Biot 呼吸

图 5-32　异常呼吸型式示意图

（二）Biot 呼吸

其特点是一次或多次强呼吸后，继而长时间呼吸停止，之后又出现第二次这样的呼吸，如图 5-32C。周期持续时间变化较大，短的仅 10 s，长的可达 1 min。Biot 呼吸见于脑损伤、脑脊液的压力升高、脑膜炎等疾病，常是死亡前出现的危急症状。其发生原因尚不清楚，可能是疾病已侵及延髓，损害了呼吸中枢。

五、临床监控呼吸状态的生理参数及意义

医院里的重症监护病房（ICU）是专门收治危重病症患者并给予精心监测和精确治疗的单位。在 ICU，除了生命体征（如体温、呼吸、血压、心电）和血液生化指标的监测外，还有呼吸系统指标的监测和治疗：

1. 血氧饱和度（指套式）

如果在不吸氧的条件下，患者的血氧饱和度（指套式）低于 92% 时，则需要及时对患者进行动脉血气分析。

2. 动脉血气分析

动脉血气分析是指对动脉血不同类型的气体和酸碱物质进行分析的过程，临床上常用于判断机体是否存在呼吸衰竭和酸碱平衡失调。采血部位常取肱动脉、股动脉前臂桡动脉等动脉血，能真实地反映体内的氧化代谢和酸碱平衡状态。测定动脉血气的仪器主要由专门的气敏电极分别测出三类指标：动脉血氧分压（PaO_2）、动脉血二氧化碳分压（$PaCO_2$）、pH 和碱性物质等。

（1）PaO_2：动脉血中可溶解状态的 O_2 所产生的张力。正常成年人 PaO_2 正常值为 80 ~ 100 mmHg。年龄>70 岁时，PaO_2>70 mmHg 为正常。低于 60 mmHg 即表示有呼吸衰竭，<30 mmHg 则提示有生命危险。

（2）$PaCO_2$：动脉血中可溶解状态的 CO_2 所产生的张力。正常值为 35 ~ 45 mmHg，<35 mmHg 为通气过度，>45 mmHg 为通气不足。$PaCO_2$ 是判断各型酸、碱中毒的主要指标。

（3）pH 和碱性物质。pH 是血液酸碱度的指标，受呼吸和机体代谢因素的双重影响。正常动脉血 pH 为 7.35 ~ 7.45，平均为 7.40。pH<7.35 为酸血症，pH>7.45 为碱血症。但 pH 正常并不能完全排除无酸碱失衡，代偿性酸中毒或碱中毒时 pH 仍在 7.35 ~ 7.45 范围内。碱性物质包括：实际碳酸氢盐、标准碳酸盐、缓冲碱、实际碱剩余等。

3. 机械通气

如果患者有通气障碍或出现呼吸衰竭，可以通过吸氧或通过呼吸机给予机械通气（必要时进行气管插管）。在机械通气时需密切关注呼吸机参数，包括呼吸频率、潮气量、吸呼比、通气模式、气道峰压、平均气道压、平台压、呼气末正压、流速、压力、呼气末 CO_2、气道压力、肺顺应性等。

课后思考题

1. 鼻旁窦有哪些？各开口于何处？

2. 气管异物多坠入哪侧主支气管？为什么？

3. 出入肺门的结构有哪些？左、右肺根内各结构的排列有什么不同？

4. 壁胸膜包括哪几部分？什么是肋膈隐窝？

5. 简述肺和胸膜下界的体表投影。

6. 什么是纵隔？纵隔是如何分区的？各区内的主要结构有哪些？

7. 当肺表面活性物质减少时会产生哪些影响？为什么？

8. 慢性阻塞性肺疾病患者常出现呼吸困难，为什么？

9. 贫血患者常有体力活动受限的表现，为什么？

10. 为什么说顺应性过分减小或过分增大对呼吸活动都是不利的？

11. 低海拔居民登高至 3 000 m 以上时，呼吸运动可能会有什么变化？为什么？

12. 为什么临床上肺功能障碍的患者易出现缺氧，而二氧化碳潴留不明显？

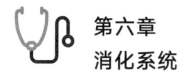

第六章
消化系统

第一节　消化系统的结构

　　消化系统由消化道和消化腺组成。消化道是指从口腔到肛门的管道，其各部的功能不同，形态各异，可分为口腔、咽、食管、胃、小肠（十二指肠、空肠和回肠）和大肠（盲肠、阑尾、结肠、直肠和肛管）。临床上通常把从口腔到十二指肠的这部分管道称上消化道，空肠以下的部分称下消化道。消化腺包括口腔腺、肝、胰和消化管壁内的许多小腺体。消化腺按体积的大小和位置不同，可分为大消化腺和小消化腺两种。大消化腺位于消化管壁外，成为一个独立的器官，所分泌的消化液经导管流入消化管腔内，如大唾液腺、肝和胰。小消化腺分布于消化管壁内，位于黏膜层或黏膜下层，如唇腺、颊腺、舌腺、食管腺、胃腺和肠腺等（图6-1）。消化系统的基本功能是摄取食物并进行物理和化学性消化，经消化管黏膜上皮细胞吸收其营养物质，最后将食物残渣形成粪便排出体外。

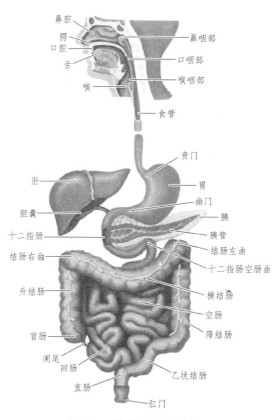

图 6-1　消化系统模式图

一、口　腔

口腔是消化管的起始部，其前壁为上、下唇，侧壁为颊，上壁为腭，下壁为口腔底。口腔向前经口唇围成的口裂通向外界，向后经咽峡与咽相通。整个口腔借上、下牙弓和牙龈分为前外侧部的口腔前庭和后内侧部的固有口腔。口腔前庭是上、下唇和颊与上、下牙弓和牙龈之间的狭窄间隙；固有口腔位于上、下牙弓和牙龈所围成的空间，其顶为腭，底由黏膜、肌和皮肤组成。

（一）口唇和颊

口唇分上唇和下唇，外面为皮肤，中间为口轮匝肌，内面为黏膜。口唇的游离缘是皮肤与黏膜的移行部，称为唇红，其内含皮脂腺。

颊是口腔的两侧壁，其构造与唇相似，即自外向内分别由皮肤、颊肌、颊脂体和口腔黏膜构成。

（二）腭

腭分为硬腭和软腭两部分，构成口腔的上壁，分隔鼻腔与口腔。硬腭位于腭的前 2/3，主要由骨腭及表面覆盖的黏膜构成，黏膜厚而致密，与骨腭紧密相贴。软腭位于腭的后 1/3，主要由腭腱膜、腭肌、腭腺、血管、神经和黏膜构成。软腭的前部呈水平位，后部斜向后下称腭帆。软腭在静止状态时垂向下方，当吞咽或说话时，软腭上提，贴近咽后壁，从而将鼻咽与口咽隔离开来。

（三）牙

牙是人体内最坚硬的器官，具有咀嚼食物和辅助发音等作用。牙位于口腔前庭与固有口腔之间，镶嵌于上、下颌骨的牙槽内，分别排列成上牙弓和下牙弓。

1. 牙的种类和排列

人的一生中，先后有两组牙发生，按萌出先后，第一组称乳牙，第二组称恒牙。乳牙一般在出生后 6 个月时开始萌出，到 3 岁左右出齐，共 20 个，上、下颌各 10 个。6 岁左右，乳牙开始脱落，逐渐更换成恒牙。恒牙中，第 1 磨牙首先长出，除第 3 磨牙外，其他各牙在人 14 岁左右出齐。第 3 磨牙萌出时间最晚，有的要迟至 28 岁或更晚，故又称智牙或迟牙。

根据牙的形状和功能，乳牙和恒牙均可分切牙、尖牙、前磨牙和磨牙。切牙、尖牙分别用以咬切和撕扯食物，磨牙和前磨牙则有研磨和粉碎食物的功能。

乳牙与恒牙的名称及排列顺序如图 6-2、图 6-3 所示。乳牙在上、下颌的左、右半侧各 5 个，共计 20 个。恒牙在上、下颌的左、右半侧各 8 个，共计 32 个。临床上，为了记录牙的位置，多采用牙式记录。常以被检查者的方位为准，以"十"记号划分成 4 区，并以罗马数字Ⅰ～Ⅴ标示乳牙，用阿拉伯数字 1～8 标示恒牙，如"$\underline{\text{V}}$"则表示右下颌第 2 乳磨牙，"$6\underline{}$"表示左上颌第 1 恒磨牙。

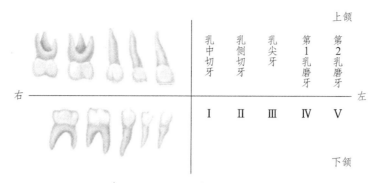

图 6-2　乳牙的名称及符号

上颌　乳中切牙　乳侧切牙　乳尖牙　第1乳磨牙　第2乳磨牙　下颌　右　左　I　II　III　IV　V

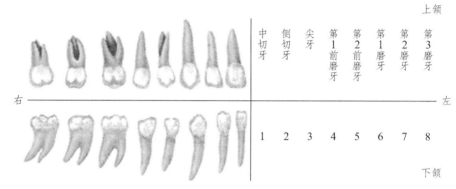

图 6-3　恒牙的名称及符号

上颌　中切牙　侧切牙　尖牙　第1前磨牙　第2前磨牙　第1磨牙　第2磨牙　第3磨牙　下颌　右　左　1　2　3　4　5　6　7　8

2. 牙的形态

牙的形状和大小虽然各不相同，但其基本形态是相同的。即每个牙均可分为牙冠、牙根和牙颈 3 部分。牙冠是暴露于口腔，露出于牙龈以外的部分。切牙的牙冠扁平，呈凿状；尖牙的牙冠呈锥形；前磨牙的牙冠较大，呈方圆形，面上有 2 个小结节；磨牙的牙冠最大，呈方形，面上有 4 个小结节。牙根是嵌入牙槽内的部分。切牙和尖牙只有 1 个牙根，前磨牙一般也只有 1 个牙根，下颌磨牙有 2 个牙根，上颌磨牙有 3 个牙根。牙颈是牙冠与牙根之间的部分，被牙龈所包绕。牙冠和牙颈内部的腔隙较宽阔，称牙冠腔。牙根内的细管称牙根管，此管开口于牙根尖端的牙根尖孔。牙的血管和神经通过牙根尖孔和牙根管进入牙冠腔。牙根管与牙冠腔合称牙腔或髓腔，其内容纳牙髓（图 6-4）。

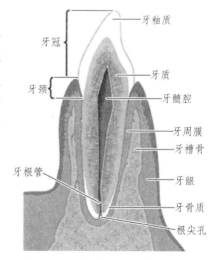

图 6-4　下颌切牙（矢状切面）

牙釉质　牙冠　牙质　牙颈　牙髓腔　牙周膜　牙槽骨　牙根管　牙龈　牙骨质　根尖孔

3. 牙组织

牙由牙质、釉质、牙骨质和牙髓组成。牙质构成牙的主体部分，呈淡黄色，硬度仅次于釉质，却大于牙骨质。在牙冠部的牙质外面覆有釉质，为人体内最坚硬的组织。正常所见的釉质呈淡黄色，是透过釉质所见的牙质的色泽。在牙根及牙颈的牙质表面包有牙骨质，其结构与骨组织类似，是牙钙化组织中硬度最小的一种。牙髓位于牙腔内，由结缔组织、神经和血管共同组成。由于牙髓内含有丰富的感觉神经末梢，所以牙髓发炎时，可引起剧烈的疼痛。

4. 牙周组织

牙周组织包括牙周膜、牙槽骨和牙龈3部分，对牙起保护、固定和支持作用。牙周膜是介于牙槽骨与牙根之间的致密结缔组织膜，主要由胶原纤维束组成，具有固定牙根和缓解咀嚼时所产生压力的作用。牙龈是口腔黏膜的一部分，紧贴于牙颈周围及邻近的牙槽骨上，血管丰富，呈淡红色，坚韧而有弹性，因缺少黏膜下层，直接与骨膜紧密相连，故牙龈不能移动。

（四）唾液腺

唾液腺位于口腔周围，分泌唾液并经过导管排入口腔。唾液腺分大、小两类。小唾液腺位于口腔各部黏膜内，属黏液腺，如唇腺、颊腺、腭腺和舌腺等。大唾液腺有3对，即腮腺、下颌下腺和舌下腺（图6-5）。

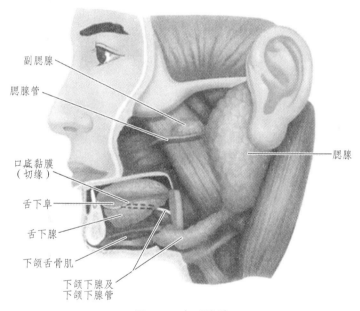

图6-5　大唾液腺

1. 腮　腺

腮腺是最大的唾液腺，重15～30 g，形状不规则，可分浅部和深部。浅部略呈三角形，上达颧弓，下至下颌角，前至咬肌后1/3的浅面，后续腺的深部。深部伸入下颌支与胸锁乳突肌之间的下颌后窝内。腮腺管自腮腺浅部前缘发出，于颧弓下一横指处向前横越咬肌表面，至咬肌前缘处弯向内侧，斜穿颊肌，开口于平对上颌第2磨牙牙冠所对颊黏膜上的腮腺管乳头。副腮腺出现率约为35%，其组织结构与腮腺相同，分布于腮腺管附近，但形态及大小不等。其导管汇入腮腺管。

2. 下颌下腺

下颌下腺呈扁椭圆形，重约 15 g。位于下颌体下缘及二腹肌前、后腹所围成的下颌下三角内，其导管自腺的内侧面发出，沿口腔底黏膜深面前行，开口于舌下阜。

3. 舌下腺

舌下腺较小，重约 2 ~ 3 g。位于口腔底舌下襞的深面。舌下腺导管有大、小两种，大管有 1 条，与下颌下腺管共同开口于舌下阜，小管约有 5 ~ 15 条，短而细直接开口于舌下襞黏膜表面。

二、食 管

食管是一前后扁平的肌性管状器官，是消化管各部中最狭窄的部分，长约 25 cm（图6-6）。食管上端在第 6 颈椎体下缘平面与咽相接，下端约平第 11 胸椎体高度与胃的贲门连接。食管可分为颈部、胸部和腹部。颈部长约 5 cm，为食管起始端至平对胸骨颈静脉切迹平面的一段，前面借疏松结缔组织附于气管后壁上。胸部最长，约 18 ~ 20 cm，位于胸骨颈静脉切迹平面至膈的食管裂孔之间。腹部最短，仅 1 ~ 2 cm，自食管裂孔至贲门。

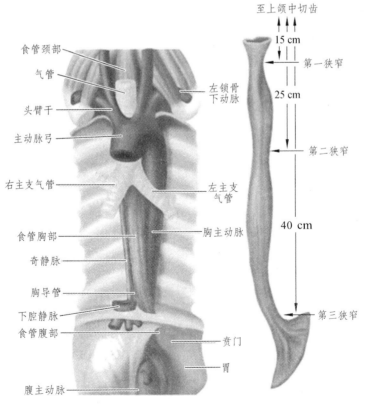

图 6-6 食管位置

三、胃

胃是消化管各部中最膨大的部分，上连食管，下续十二指肠。成人胃的容量约 1 500 mL。胃除有受纳食物和分泌胃液的作用外，还有内分泌功能。

（一）胃的形态和分部

胃的形态可受体位、体型、年龄、性别和胃的充盈状态等多种因素的影响。胃在完全空虚时略呈管状，高度充盈时可呈球囊形。

胃分前、后壁，大、小弯，入、出口（图 6-7）。胃前壁朝向前上方，后壁朝向后下方。胃小弯凹向右上方，其最低点弯度明显折转处称角切迹。胃大弯大部分凸向左下方。胃的近端与食管连接处是胃的入口，称贲门。贲门的左侧，食管末端左缘与胃底所形成的锐角称贲门切迹。胃的远端接续十二指肠处，是胃的出口，称幽门。由于幽门括约肌的存在，在幽门表面，有一缩窄的环行沟，幽门前静脉常横过幽门前方，这为胃手术提供了确定幽门的标志。

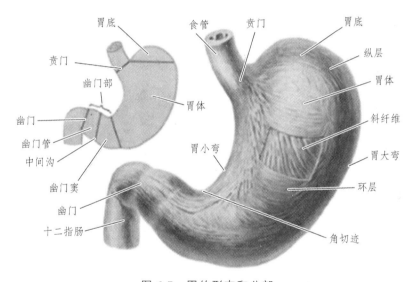

图 6-7　胃的形态和分部

（二）胃壁的结构

胃壁分为黏膜、黏膜下层、肌层和浆膜 4 层。黏膜柔软，胃空虚时形成许多皱襞，充盈时变平坦。沿胃小弯处有 4~5 条较恒定的纵行皱襞襞间的沟称胃道。在食管与胃交接处的黏膜上，有一呈锯齿状的环形线，称食管胃黏膜线，该线是胃镜检查时鉴别病变位置的重要标志。在幽门处黏膜形成环形的皱襞称幽门瓣，突向十二指肠腔内（图 6-8）。黏膜下层由疏松结缔组织构成，内有丰富的血管、淋巴管和神经丛，当胃扩张和蠕动时起缓冲作用。肌层较厚，由外纵、中环、内斜的三层平滑肌构成（图 6-9）。纵行肌以胃小弯和大弯处较厚。环行肌环绕于胃的全部，在幽门瓣的深面较厚称为幽门括约肌，与幽门瓣一起有延缓胃内容物排空和防止肠内容物逆流至胃的作用。斜行肌是由食管的环行肌移行而来，分布于胃的前、后壁，起支持胃的作用。胃的外膜为浆膜。临床上常将胃壁的四层一起称为全层，将肌层和浆膜两层合称为浆肌层。

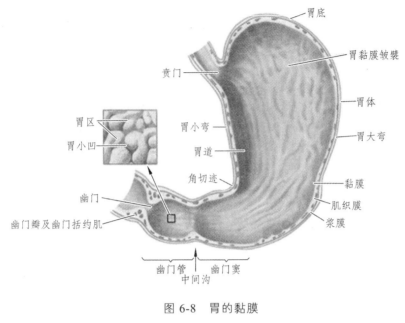

图 6-8 胃的黏膜

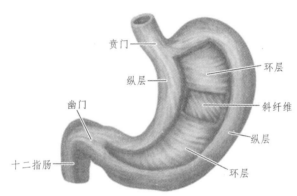

图 6-9 胃壁的肌层

四、小 肠

小肠是消化管中最长的一段，在成人长 5～7 m。上端起于胃幽门，下端接续盲肠，分为十二指肠、空肠和回肠 3 部分。小肠是进行消化和吸收的重要器官，并具有某些内分泌功能。

（一）十二指肠

十二指肠介于胃与空肠之间，由于相当于十二个横指并列的长度而得名，全长约 25 cm。十二指肠是小肠中长度最短、管径最大、位置最深且最为固定的部分。十二指肠除始、末两端被腹膜包裹，较为活动之外，其余大部分均为腹膜外位器官，被腹膜覆盖而固定于腹后壁。因为既接受胃液，又接受胰液和胆汁，所以十二指肠的消化功能十分重要。十二指肠整体上呈 C 形，包绕胰头，可分为上部、降部、水平部和升部 4 部分（图 6-10）。

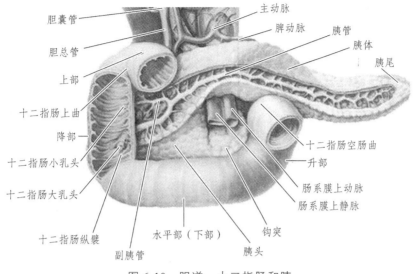

图 6-10　胆道、十二指肠和胰

（二）空肠与回肠

空肠和回肠上端起自十二指肠空肠曲，下端接续盲肠。空肠和回肠一起被肠系膜悬系于腹后壁，合称为系膜小肠，有系膜附着的边缘称系膜缘，其相对缘称游离缘或对系膜缘。

空肠和回肠的形态结构不完全一致，但变化是逐渐发生的，故两者间无明显界限。一般是将系膜小肠的近侧 2/5 称空肠，远侧 3/5 称回肠。从位置上看，空肠常位于左腰区和脐区；回肠多位于脐区、右腹股沟区和盆腔内。从外观上看，空肠管径较大，管壁较厚，血管较多，颜色较红，呈粉红色；而回肠管径较小，管壁较薄，血管较少，颜色较浅，呈粉红色。此外，肠系膜的厚度从上向下逐渐变厚，脂肪含量越来越多。肠系膜内血管的分布也有区别，空肠的动脉弓级数较少（有 1~2 级），直血管较长；而回肠的动脉弓级数较多（可达 4~5 级），直血管较短（图 6-11）。从组织结构上看，空、回肠都具有消化管典型的四层结构。

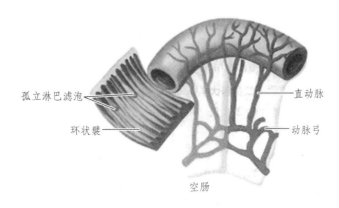

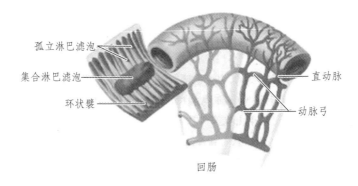

孤立淋巴滤泡

集合淋巴滤泡

环状襞

直动脉

动脉弓

回肠

图 6-11　空肠和回肠

五、大　肠

大肠是消化管的下段，全长约 1.5 m，全程围绕于空、回肠的周围，可分为盲肠、阑尾、结肠、直肠和肛管 5 部分（图 6-12）。大肠的主要功能为吸收水分、维生素和无机盐，并将食物残渣形成粪便，排出体外。除直肠、肛管和阑尾外，结肠和盲肠具有三种特征性结构，即结肠带、结肠袋和肠脂垂（图 6-13）。结肠带由肠壁的纵行肌增厚所形成，沿大肠的纵轴平行排列，分为独立带、网膜带和系膜带 3 条，均会聚于阑尾根部。结肠袋是肠壁由横沟隔开并向外膨出的囊状突起，这是由于结肠带短于肠管的长度使肠管皱缩所形成。肠脂垂是沿结肠带两侧分布的许多小突起，由浆膜和其所包含的脂肪组织形成。在正常情况下，大肠管径较大，肠壁较薄，但在疾病情况下可有较大变化。因此在腹部手术中，鉴别大、小肠主要依据大肠的上述三个特征。

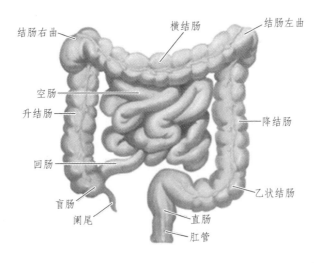

结肠右曲

横结肠

结肠左曲

空肠

升结肠

降结肠

回肠

盲肠

乙状结肠

阑尾

直肠

肛管

图 6-12　小肠和大肠

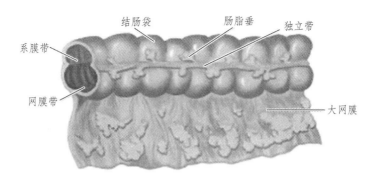

图 6-13　结肠的特征性结构（横结肠）

图中标注：系膜带、网膜带、结肠袋、肠脂垂、独立带、大网膜

（一）盲　肠

盲肠是大肠的起始部，长约 6～8 cm，其下端为盲端，上续升结肠，左侧与回肠相连接。盲肠位于右髂窝内，其体表投影在腹股沟韧带外侧半的上方。

（二）阑　尾

阑尾是从盲肠下端后内侧壁向外延伸的一条细管状器官，因外形酷似蚯蚓，故又称引突。其长度因人而异，一般长约 5～7 cm，偶有长达 20 cm 或短至 1 cm 者。阑尾缺如者极为罕见。阑尾根部较固定，多数在回盲口的后下方约 2 cm 处开口于盲肠，此口为阑尾口。阑尾口的下缘有一条不明显的半月形黏膜皱襞称阑尾瓣，该瓣有防止粪块或异物等坠入阑尾腔的作用。阑尾尖端为游离盲端，游动性较大，所以阑尾位置不固定。成人阑尾的管径多在 0.5～1.0 cm 之间，并随着年龄增长而缩小，易为粪石阻塞，形成阻塞性阑尾炎。阑尾系膜呈三角形或扇形，内含血管、神经、淋巴管及淋巴结等，由于阑尾系膜游离缘短于阑尾本身，致使阑尾呈钩形、S 形或卷曲状等不同程度的弯曲，这些都是易使阑尾发炎的形态基础。

（三）结　肠

结肠是介于盲肠与直肠之间的一段大肠，整体呈 M 形，包绕于空、回肠周围。结肠分为升结肠、横结肠、降结肠和乙状结肠 4 部分。结肠的直径自起端 6 cm，逐渐递减为乙状结肠末端的 2.5 cm，这是结肠腔最狭窄的部位（图 6-12）。

六、肝

肝是人体内最大的腺体，也是人体内最大的实质性器官。肝的功能极为复杂、重要，不仅具有分泌胆汁的功能，还参与物质代谢、解毒和防御等功能。我国成年人肝的质量男性为 1 230～1 450g，女性为 1 100～1 300g，约占体重的 1/50～1/40。胎儿和新生儿的肝相对较大，质量可达体重的 1/20，其体积可占腹腔容积的一半以上。肝的血液供应十分丰富，故活体的肝呈棕红色。肝的质地柔软而脆弱，易受外力冲击而破裂，发生腹腔内大出血。

（一）肝的形态与位置

肝成楔形，分为上、下两面，前、后、左、右四缘。肝上面隆凸，与膈穹相对，称膈面；肝下面凹陷，与腹腔脏器接触，称脏面。

肝的大部分位于右季肋区，小部分位于腹上区和左季肋区。除腹上区外均被肋骨、肋软骨所遮盖。

（二）肝外胆道系统

肝外胆道系统是指肝门之外的胆道系统而言，包括胆囊和输胆管道（肝左管、肝右管、肝总管和胆总管）。这些管道与肝内胆道一起，将肝分泌的胆汁输送到十二指肠腔（图 6-14）。

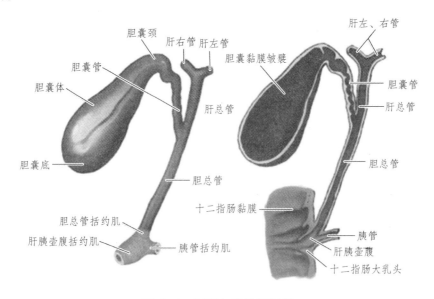

图 6-14　胆囊与输胆管管道

胆囊为贮存和浓缩胆汁的囊状器官，呈梨形，长 8 ~ 12 cm，宽 3 ~ 5 cm，容量 40 ~ 60 mL。胆囊位于肝下面的胆囊窝内，其上面借疏松结缔组织与肝相连，易于分离；下面覆以浆膜，并与结肠右曲和十二指肠上曲相邻。胆囊的位置有的较深，甚至埋在肝实质内；有的胆囊各面均覆以浆膜，并借系膜连于胆囊窝，可以活动。

七、胰

胰是人体第二大的消化腺，由外分泌部和内分泌部组成。胰的外分泌部（腺细胞）能分泌胰液，内含多种消化酶（如蛋白酶、脂肪酶及淀粉酶等），有分解和消化蛋白质、脂肪和糖类等作用；其内分泌部即胰岛，散在于胰实质内，胰尾部较多，主要分泌胰岛素，调节血糖浓度。

（一）胰的位置与毗邻

胰是一个狭长的腺体，质地柔软，呈灰红色，长17~20 cm，宽3~5 cm，厚1.5~2.5 cm，重82~117 g，位于腹上区和左季肋区，横置于第1~2腰椎体前方，并紧贴于腹后壁。胰的前面隔网膜囊与胃相邻，后方有下腔静脉、胆总管、肝门静脉和腹主动脉等重要结构。其右端被十二指肠环抱，左端抵达脾门。胰的上缘约平脐上10 cm，下缘约相当于脐上5 cm处。

（二）胰的分部

胰可分为头、颈、体、尾4部分，各部之间无明显界限。头、颈部在腹中线右侧，体、尾部在腹中线左侧。

第二节　消化生理概述

消化系统的基本功能是消化食物和吸收营养物质，还能排泄某些代谢产物。人体需要从外界摄入的物质主要有六大类，包括蛋白质、脂肪、糖类、维生素、无机盐和水；其中前三类属于天然大分子物质，不能被机体直接利用，需要通过消化后才能被吸收，后三类为小分子物质不需要消化就可以被机体吸收利用。

食物在消化道内被分解为可吸收的小分子物质的过程，称为消化。食物的消化有两种方式，一是机械性消化，即通过消化道肌肉的收缩和舒张，将食物磨碎，并使之与消化液充分混合，同时把食物不断向消化道的远端推送；二是化学性消化，即通过消化腺分泌消化液，由消化液中的酶分别把蛋白质、脂肪和糖类等大分子物质分解为可被吸收的小分子物质。上述两种消化方式相互配合，共同作用，为机体的新陈代谢源源不断地提供养料和能量。

经消化后的营养成分透过消化道黏膜进入血液或淋巴液的过程，称为吸收。未被吸收的食物残渣则以粪便的形式被排出体外。消化和吸收是两个相辅相成、紧密联系的过程。

消化系统由消化道和消化腺组成，受神经和体液因素的影响。消化腺的分泌包括内分泌和外分泌，前者分泌的激素通过局部或者血液循环到全身，调节消化系统的活动；后者分泌消化液到胃肠腔内，参与食物的化学性消化。消化道的活动受神经和体液调节，消化道除接受交感和副交感神经支配外，自身有一套肠神经系统（ENS），精细地调节消化道的功能。

一、消化道平滑肌的一般生理特性

在整个消化道中，除口、咽和食管上端的肌组织以及肛门外括约肌为骨骼肌外，其余部分的肌组织均属于平滑肌。消化道通过这些肌肉的舒缩活动完成对食物的机械性消化，并将食物推向前进；消化道的运动对食物的化学性消化和吸收也有促进作用。

消化道平滑肌具有肌组织的共同特性，如兴奋性、传导性和收缩性，但这些特性的表现均有其自身的特点。

1. 兴奋性较低，收缩缓慢

消化道平滑肌的兴奋性较骨骼肌低，收缩的潜伏期、收缩期和舒张期所占的时间均比骨骼肌长很多，而且变异较大。

2. 具有自律性

消化道平滑肌在离体后，置于适宜的人工环境内仍能自动进行节律性收缩和舒张，但其节律较慢，远不如心肌规则。

3. 具有紧张性

消化道平滑肌经常保持在一种微弱的持续收缩状态，即具有一定的紧张性。消化道各部分（如胃、肠等）之所以能保持一定的形状和位置，与平滑肌具有紧张性这一特性密切相关。平滑肌的紧张性还能使消化道内经常保持一定的基础压力，有助于消化液向食物中渗透。平滑肌的各种收缩活动也都在紧张性的基础上进行。

4. 富有伸展性

作为中空容纳性器官来说，消化道平滑肌能适应接纳食物的需要进行很大的伸展，以增加其容积。良好的伸展性具有重要的生理意义，能使消化道有可能容纳几倍于原初容积的食物，而消化道内压力却不明显升高。

5. 对不同刺激的敏感性不同

消化道平滑肌对电刺激较不敏感，而对机械牵拉、温度和化学性刺激却特别敏感。消化道平滑肌的这一特性与它所处的生理环境密切相关，消化道内食物对平滑肌的机械扩张、温度和化学性刺激可促进消化腺分泌及消化道运动，有助于食物的消化。

二、消化腺的分泌功能

人每日由各种消化腺分泌的消化液总量可达 6~8 L。消化液主要由有机物（主要含多种消化酶、黏液、抗体等）、离子和水组成。消化液的主要功能为：① 稀释食物，使胃肠内容物与血浆渗透压接近，以利于各种物质的吸收；② 提供适宜的 pH 环境，以适应消化酶活性的需要；③ 由多种消化酶水解食物中的大分子营养物质，使之便于被吸收；④ 黏液、抗体和大量液体能保护消化道黏膜，以防物理性和化学性损伤。

消化腺分泌消化液是腺细胞主动活动的过程，它包括从血液内摄取原料、在细胞内合成分泌物，以酶原颗粒和囊泡等形式存储以及将分泌物由细胞排出等一系列复杂过程。对消化腺分泌细胞的兴奋-分泌偶联的研究表明，腺细胞膜中存在着多种受体，不同的刺激物与相应的受体结合，可引起细胞内一系列的生化反应，最终导致分泌物的释放。

三、消化道的神经支配及其作用

消化道除受外来自主神经支配外,还受内在神经系统的调控。这里主要介绍外来神经,外来神经包括副交感神经和交感神经。

1. 副交感神经

支配消化道的副交感神经主要来自迷走神经和盆神经,其节前纤维直接终止于消化道的壁内神经元,与壁内神经元形成突触,然后发出节后纤维支配消化道的腺细胞、上皮细胞和平滑肌细胞。副交感神经的大部分节后纤维释放的递质是乙酰胆碱(ACh),通过激活M受体,促进消化道的运动和消化腺的分泌,但对消化道的括约肌则起抑制作用。少数副交感神经节后纤维释放某些肽类物质,如血管活性肠肽(VIP)、P物质、脑啡肽和生长抑素等,因而有肽能神经之称,在胃的容受性舒张、机械刺激引起的小肠充血等过程中起调节作用。

2. 交感神经

支配消化道的交感神经节前纤维来自第5胸段至第2腰段脊髓侧角,在腹腔神经节和肠系膜神经节内换元后,节后纤维分布到胃、小肠和大肠各部。节后纤维末梢释放的递质为去甲肾上腺素。一般情况下,交感神经兴奋可抑制胃肠运动和分泌。

四、消化系统的内分泌功能

(一)APUD细胞和胃肠激素

消化道从胃到大肠的黏膜层内存在40多种内分泌细胞,这些细胞都具有摄取胺的前体、进行脱羧而产生肽类或活性胺的能力。通常将这类细胞统称为APUD细胞。现已知道,具有这种能力的细胞很多,神经系统、甲状腺、肾上腺髓质、腺垂体等组织中也含有APUD细胞。消化道黏膜中内分泌细胞的总数远超过体内其他内分泌细胞的总和,因此消化道被认为是体内最大也是最复杂的内分泌器官。由于这些内分泌细胞合成和释放的多种激素主要在消化道内发挥作用,因此把这些激素合称为胃肠激素。

胃肠激素的生理作用极为广泛,但主要在于调节消化器官的功能,总体上讲有以下三个方面:

1. 调节消化腺分泌和消化道运动

这是胃肠激素的主要作用,例如,促胃液素能促进胃液分泌和胃运动;而促胰液素和抑胃肽则可抑制胃液分泌及胃运动。

2. 调节其他激素的释放

例如,在血糖浓度升高时,抑胃肽可刺激胰岛素的释放,这对防止餐后血糖升高具有重要的意义;此外,生长抑素、胰多肽、促胃液素释放肽、血管活性肠肽等对生长激素、胰岛素、促胃液素的释放也有调节作用。

3. 营养作用

有些胃肠激素可促进消化系统组织的生长，例如，促胃液素和缩胆囊素分别能促进胃黏膜上皮和胰腺外分泌部组织的生长。

（二）脑-肠肽

一些被认为是胃肠激素的肽类物质也存在于中枢神经系统，而原来认为只存在于中枢神经系统的神经肽也在消化道中被发现。这些在消化道和中枢神经系统内双重分布的肽类物质统称为脑-肠肽。目前已知的这些肽类物质有 20 多种，如促胃液素、缩胆囊素、胃动素、生长抑素、神经降压素等。脑-肠肽概念的提出揭示了神经系统与消化道之间存在密切的内在联系。

第三节　口腔内消化和吞咽

食物的消化是从口腔开始的，在口腔内，通过咀嚼和唾液中酶的作用，食物得到初步消化，被唾液浸润和混合的食团经吞咽动作通过食管进入胃内。

一、唾液的分泌

人的口腔内有三对大唾液腺，即腮腺、颌下腺和舌下腺，此外还有无数散在分布的小唾液腺。唾液就是由这些大小唾液腺分泌的混合液。

（一）唾液的性质和成分

唾液为无色无味、近于中性（pH 6.6～7.1）的低渗液体。唾液中水分约占 99%，有机物主要为黏蛋白，还有免疫球蛋白、氨基酸、尿素、尿酸、唾液淀粉酶和溶菌酶等。无机物有 Na^+、k^+、Ca^+、Cl^- 和 SCN^-（硫氰酸盐）等。此外，还有一定量的气体，如 O_2、N_2、NH_3 和 CO_2。某些进入体内的重金属（如铅、汞）和狂犬病毒也可经唾液腺分泌而出现在唾液中。

唾液的渗透压随分泌率的变化而有所不同。在最大分泌率时，渗透压可接近血浆，唾液中 Na^+ 和 Cl^- 的浓度较高，k^+ 的浓度较低；而分泌率低时则出现相反的现象，在分泌率很低的情况下，其渗透压仅约 50 mOsm/（kg·H_2O）。目前认为，唾液中电解质成分随分泌率变化的原因是分泌液在流经导管时，导管上皮细胞对电解质的吸收不相同而造成的，而分泌液从腺泡细胞中排出时是与血浆等渗的，电解质的组成也与血浆相似。

（二）唾液的作用

唾液的生理作用包括：① 湿润和溶解食物，使之便于吞咽，并有助于引起味觉；② 唾液淀粉酶可水解淀粉为麦芽糖；该酶的最适 pH 为中性，pH 低于 4.5 时将完全失活，因此随食物入胃后不久便失去作用；③ 清除口腔内食物残渣，稀释与中和有毒物质，其中溶菌酶和免疫球蛋白具有杀菌和杀病毒作用，因而具有保护和清洁口腔的作用；④ 某些进入体内的重金属（如铅、汞）、氰化物和狂犬病毒可通过唾液分泌而被排泄。

二、咀　嚼

咀嚼是由咀嚼肌按一定顺序收缩所组成的复杂的节律性动作。咀嚼肌（包括咬肌、颞肌、翼内肌、翼外肌等）属于骨骼肌，可做随意运动。当食物触及齿龈、硬腭前部和舌表面时，口腔内感受器和咀嚼肌的本体感受器受到刺激，产生传入冲动，引起节律性的咀嚼活动。

在正常咀嚼时，切牙用于咬切，尖牙适于撕碎，磨牙用于研磨。咀嚼的主要作用是对食物进行机械性加工，通过上、下牙以相当大的压力相互接触，将食物切割或磨碎。切碎的食物与唾液混合形成食团以便吞咽。咀嚼可使唾液淀粉酶与食物充分接触而产生化学性消化，还能加强食物对口腔内各种感受器的刺激，反射性地引起胃、胰、肝和胆囊的活动加强，为下一步消化和吸收做好准备。

三、吞　咽

吞咽是指食团由舌背推动经咽和食管进入胃的过程。吞咽动作由一系列高度协调的反射活动组成。根据食团在吞咽时经过的解剖部位，可将吞咽动作分为三个时期。

1. 口腔期

口腔期是指食团从口腔进入咽的时期。主要通过舌的运动把食团由舌背推入咽部。这是一种随意运动，受大脑皮层控制。

2. 咽　期

咽期是指食团从咽部进入食管上端的时期。其基本过程是：食团刺激咽部的触觉感受器，冲动传到位于延髓和脑桥下端网状结构的吞咽中枢，立刻发动一系列快速反射动作，即软腭上举，咽后壁向前突出，以封闭鼻、口、喉通路，防止食物进入气管或逆流到鼻腔，而食管上括约肌舒张，以利于食团从咽部进入食管。

3. 食管期

食管期是指食团由食管上端经贲门进入胃的时期。此期主要通过食管的蠕动实现。蠕动是空腔器官平滑肌普遍存在的一种运动形式，由平滑肌的顺序舒缩引起，形成一种向前推进的波形运动。食管蠕动时，食团前的食管出现舒张波，食团后的食管跟随有收缩波，从而挤压食团，使食团向食管下端移动。

食管下端近胃贲门处虽然在解剖上并不存在括约肌，但此处有一段长 3 ~ 5 cm 的高压区，此处的压力比胃内压 5 ~ 10 mmHg。在正常情况下，这一高压区能阻止胃内容物逆流入食管，起类似括约肌的作用，故将其称为食管下括约肌（LES）。当食物进入食管后，刺激食管壁上的机械感受器，可反射性地引起食管下括约肌舒张，允许食物进入胃内。食团进入胃后，食管下括约肌收缩，恢复其静息时的张力，可防止胃内容物反流入食管。当食管下 2/3 部的肌间神经丛受损时，食管下括约肌不能松弛，导致食团入胃受阻，出现吞咽困难、胸骨下疼痛、食物反流等症状，称为食管失弛缓症。

食管下括约肌受迷走神经抑制性和兴奋性纤维的双重支配。食物刺激食管壁可反射性地引起迷走神经的抑制性纤维末梢释放 VIP 和 NO，引起食管下括约肌舒张。当食团通过食管进入胃后，迷走神经的兴奋性纤维兴奋，末梢释放 ACh，使食管下括约肌收缩。体液因素也能影响食管下括约肌的活动，如食物入胃后，可引起促胃液素和胃动素等的释放，使食管下括约肌收缩；而促胰液素、缩胆液素和前列腺素 A_2 等则能使其舒张。此外，妊娠、过量饮酒和吸烟等可使食管下括约肌的张力降低。

第四节　胃内消化

胃是消化道中最膨大的部分，成年人胃的容量为 1 ~ 2 L，具有储存和初步消化食物的功能。食物入胃后，经过胃的机械性和化学性消化，食团逐渐被胃液水解和胃运动研磨，形成食糜。胃的运动还使食糜逐次、少量地通过幽门，进入十二指肠。

一、胃液的分泌

胃对食物的化学性消化是通过胃黏膜中多种外分泌腺细胞分泌的胃液来实现的。胃黏膜中有三种外分泌腺：① 贲门腺，为黏液腺，位于胃与食管连接处宽 1 ~ 4 cm 的环状区；② 泌酸腺，为混合腺，存在于胃底的大部及胃底的全部，包括壁细胞、主细胞和颈黏液细胞；③ 幽门腺，分泌碱性黏液，分布于幽门部。另外，胃黏膜内还含有多种内分泌细胞，通过分泌胃肠激素来调节消化道和消化腺的活动。常见的内分泌细胞有：① G 细胞，分泌促胃液素和促肾上腺皮质激素样物质，分布于胃窦；② δ细胞，分泌生长抑素，对促胃液素和胃酸的分泌起调节作用，分布于胃底、胃体和胃窦；③ 肠嗜铬样细胞，合成和释放组胺，分布于胃泌酸区内。

二、胃的运动

根据胃壁肌层结构和功能的特点，可将胃分为头区和尾区两部分。头区包括胃底和胃体的上 1/3，它的运动较弱，主要功能是储存食物；尾区为胃体的下 2/3 和胃窦，它的运动较强，主要功能是磨碎食物，使之与胃液充分混合，形成食糜，并将食糜逐步排入十二指肠。

（一）胃的运动形式

1. 紧张性收缩

胃壁平滑肌经常处于一定程度的缓慢持续收缩状态，称为紧张性收缩。紧张性收缩在空腹时即已存在，充盈后逐渐加强。这种运动能使胃保持一定的形状和位置，防止胃下垂；也使胃内保持一定压力，以利于胃液渗入食团中；它还是其他运动形式的基础。进食后，头区的紧张性收缩加强，可协助胃内容物向幽门方向移动。

2. 容受性舒张

进食时食物刺激口腔、咽、食管等处的感受器，可反射性引起胃底和胃体（以头区为主）舒张，称为容受性舒张。正常人空腹时，胃的容量仅约 50 mL，进餐后可达 1.5 L，容受性舒张能使胃容量大大增加，以接纳大量食物入胃，而胃内压却无显著升高。容受性舒张是通过迷走 – 迷走反射实现的，但参与该反射的迷走神经传出纤维属于抑制性纤维，其节后纤维释放的递质可能是 VIP 和 NO。另外，食物对胃壁的机械刺激以及食糜对十二指肠的机械、化学刺激均能通过迷走 – 迷走反射和内在神经丛反射引起胃底和胃体平滑肌的舒张，因此胃容受性舒张可能有多种机制参与。

3. 蠕 动

胃的蠕动以尾区为主。空腹时基本上不出现蠕动，食物入胃后约 5 分钟，蠕动便开始。胃的蠕动始于胃中部，并向幽门方向推进。蠕动波约需 1 分钟到达幽门，频率约每分钟 3 次，表现为一波未平，一波又起。蠕动波开始时较弱，在传播途中逐渐加强，速度也明显加快，一直传到幽门。当幽门括约肌舒张时，在蠕动波产生的压力下，胃窦内少量食糜（1 ~ 2 mL）被排入十二指肠；当幽门括约肌收缩时，食糜将被反向推回。食糜的这种后退有利于食物和消化液的混合，也对块状食物起碾磨粉碎作用。

（二）胃排空及其控制

1. 胃排空

食物由胃排入十二指肠的过程称为胃排空。食物入胃后 5 分钟左右就开始胃排空，排空速度与食物的物理性状及化学组成有关。液体食物较固体食物排空快，小颗粒食物比大块食物快，等渗液体较非等渗液体快，三大营养物质中糖类食物排空最快，蛋白质次之，脂肪最慢。混合食物需要 4 ~ 6 小时完全排空。

2. 胃排空的控制

（1）胃内因素促进胃排空：食物对胃的扩张刺激可通过迷走-迷走反射和胃壁的内在神经丛局部反射引起胃运动的加强，促进胃排空。此外，食物对胃的扩张刺激和食物中某些化学成分可引起胃幽门部 G 细胞释放促胃液素。促胃液素能促进胃的运动，也能增强幽门括约肌的收缩，其总效应是延缓胃排空。

（2）十二指肠内因素抑制胃排空：在十二指肠壁上存在着多种感受器，当食糜进入十二指肠后，食糜中的酸、脂肪和高渗性以及对肠壁的机械扩张均可刺激这些感受器，通过肠-胃反射抑制胃的运动，使胃排空减慢。另一方面，食糜中的酸和脂肪还可刺激小肠黏膜释放促胰液素、抑胃肽等，抑制胃运动，延缓胃排空。

胃排空的直接动力是胃和十二指肠内的压力差，而其原动力则为胃平滑肌的收缩。当胃运动加强使胃内压大于十二指肠内压时，便发生一次胃排空；在食糜进入十二指肠后，受十二指肠内因素的抑制，胃运动减弱而使胃排空暂停；随着胃酸被中和，食物的消化产物逐渐被吸收，对胃运动的抑制消除，胃的运动又逐渐增强，胃排空再次发生。如此反复，直至食糜全部由胃排入十二指肠为止。可见，胃排空是间断进行的。胃内因素促进胃排空，而十二指肠内因素抑制胃排空，两个因素互相消长，互相更替，自动控制着胃排空，使胃内容物的排空能较好地适应十二指肠内消化和吸收的速度。

（三）呕　吐

呕吐是将胃内容物（有时有肠内容物）从口腔强力驱出的动作。当舌根、咽部、胃、肠、胆总管、泌尿生殖器官、视觉和前庭器官（如晕船时）等处的感受器受到刺激时均可引发呕吐。呕吐前常有恶心、流涎、呼吸急促和心跳加快而不规则等表现，呕吐时先深吸气，接着声门和鼻咽通道关闭，胃窦部、膈肌和腹壁肌强烈收缩，胃上部和食管下端舒张，使胃内容物经食管从口腔驱出。剧烈呕吐时，十二指肠和空肠上段也强烈收缩，使十二指肠内容物倒流入胃，故呕吐物中有时混有胆汁和小肠液。

呕吐是一系列复杂的反射活动。传入冲动由迷走神经、交感神经、舌咽神经中的感觉纤维传入中枢，传出冲动沿迷走神经、交感神经、膈神经和脊神经到达胃、小肠、膈肌和腹壁肌等。呕吐中枢位于延髓网状结构的背外侧缘，颅内压升高时，可直接刺激呕吐中枢，引起喷射性呕吐。呕吐可将胃肠内有害物质排出，因而具有保护意义；但持续、剧烈的呕吐则可导致水、电解质和酸碱平衡紊乱。

第五节　小肠内消化

食糜由胃进入十二指肠后便开始小肠内的消化。小肠内消化是整个消化过程中最重要的阶段。在这里，食糜受到胰液、胆汁和小肠液的化学性消化以及小肠运动的机械性消化，许多营养物质也都在此处被吸收，因而食物在经过小肠后消化过程基本完成，未被消化的食物残渣从小肠进入大肠。食物在小肠内停留的时间随食物的性质而有不同，混合性食物一般在小肠内停留 3 ~ 8 小时。

一、胰液的分泌

胰腺是兼有外分泌和内分泌功能的腺体。胰腺的内分泌功能主要与糖代谢调节有关。胰腺的外分泌物为胰液，是由胰腺的腺泡细胞和小导管管壁细胞所分泌的，具有很强的消化能力。

（一）胰液的性质、成分和作用

胰液是无色无臭的碱性液体，pH 为 7.8 ~ 8.4，渗透压与血浆大致相等。人每日分泌的胰液量为 1 ~ 2 L。

胰液中含有无机物和有机物。在无机成分中，HCO_3^- 的含量很高，它是由胰腺内的小导管细胞分泌的。导管细胞内含有较高浓度的碳酸酐酶，在它的催化下，CO_2 可水化为 H_2CO_3，而后解离成 HCO_3^-。人胰液中的 HCO_3^- 浓度随分泌速度的增加而增加，最高可达 140 mmol/L。HCO_3^- 的主要作用是中和进入十二指肠的胃酸，使肠黏膜免受强酸的侵蚀；同时也提供小肠内多种消化酶活动的最适 pH 环境（pH 7~8）。除 HCO_3^- 外，占第二位的负离子是 Cl^-。胰液中的 Cl^- 浓度随 HCO_3^- 浓度的变化 而变化，当 HCO_3^- 浓度升高时，Cl^- 浓度下降。胰液中的正离子有 Na^+、K^+，Ca^{2+} 等，它们在胰液中的浓度与血浆中的浓度非常接近，不随分泌速度的改变而改变。

胰液中的有机物主要是蛋白质，含量从 0.1%~10% 不等，随分泌速度的不同而有所不同。胰液中的蛋白质主要是多种消化酶，由腺泡细胞分泌。

1. 胰淀粉酶

胰淀粉酶是一种α-淀粉酶，对生的和熟的淀粉水解效率都很高，消化产物为糊精、麦芽糖。胰淀粉酶作用的最适 pH 为 6.7~7.0。

2. 胰脂肪酶

胰脂肪酶可分解甘油三酯为脂肪酸、一酰甘油和甘油。它的最适 pH 为 7.5~8.5。

目前认为，胰脂肪酶只有在胰腺分泌的另一种小分子蛋白质，即辅脂酶存在的条件下才能发挥作用。由于胆盐具有去垢剂特性，可将附着于胆盐微胶粒（即乳化的脂滴）表面的蛋白质清除下去，而辅脂酶对胆盐微胶粒却有较高的亲和力，当胰脂肪酶、辅脂酶和胆盐形成三元络合物时，便可防止胆盐将脂肪酶从脂滴表面清除下去。因此，辅脂酶的作用可比喻为附着在脂滴表面的"锚"。

3. 胰蛋白酶和糜蛋白酶

这两种酶均以无活性的酶原形式存在于胰液中。肠液中的肠激酶是激活胰蛋白酶原的特异性酶，可使胰蛋白酶原变为有活性的胰蛋白酶，已被激活的胰蛋白酶也能激活胰蛋白酶原而形成正反馈，加速其活化。此外，酸、组织液等也能使胰蛋白酶原活化。糜蛋白酶原主要在胰蛋白酶作用下转化为有活性的糜蛋白酶。胰蛋白酶和糜蛋白酶的作用极为相似，都能分解蛋白质为胨和脘，当两者一同作用于蛋白质时，则可将蛋白质消化为小分子多肽和游离氨基酸；糜蛋白酶还有较强的凝乳作用。

此外，正常胰液中还含有羧肽酶、核糖核酸酶、脱氧核糖核酸酶等水解酶。它们也以酶原的形式分泌，在已活化的胰蛋白酶作用下激活。激活后，羧肽酶可作用于多肽末端的肽键，释出具有自由羧基的氨基酸，核酸酶则可使相应的核酸部分水解为单核苷酸。

（二）胰液分泌的调节

在非消化期，胰液几乎不分泌或很少分泌。进食后，胰液便开始分泌。所以，食物是刺激胰液分泌的自然因素。进食时胰液分泌受神经和体液双重控制，但以体液调节为主。

1. 神经调节

食物的性状、气味以及食物对口腔、食管、胃和小肠的刺激都可通过神经反射（包括条件反射和非条件反射）引起胰液分泌。反射的传出神经主要是迷走神经。切断迷走神经或注射阿托品阻断迷走神经的作用，均可显著减少胰液分泌。迷走神经可通过其末梢释放ACh直接作用于胰腺，也可通过引起促胃液素的释放，间接引起胰腺分泌。迷走神经主要作用于胰腺的腺泡细胞，对小导管细胞的作用较弱，因此，迷走神经兴奋引起胰液分泌的特点是水和碳酸氢盐含量很少，而酶的含量却很丰富。

2. 体液调节

调节胰液分泌的体液因素主要有促胰液素和缩胆囊素。

（1）促胰液素。促胰液素是历史上第一个被发现的激素。当酸性食糜进入小肠后，可刺激小肠黏膜释放促胰液素。小肠上段黏膜含促胰液素较多，距幽门越远，含量越小。产生促胰液素的细胞为 S 细胞。生理学家王志均教授等曾在具有移植胰的狗身上观察引起促胰液素释放的因素，结果表明，盐酸是最强的刺激因素，其次为蛋白质分解产物和脂酸钠，糖类几乎没有刺激作用。引起小肠内促胰液素释放的 pH 在 4.5 以下。迷走神经兴奋不引起促胰液素释放；切除小肠的外来神经后，盐酸在小肠内仍能引起胰液分泌，说明促胰液素的释放不依赖于肠外来神经。

促胰液素主要作用于胰腺小导管上皮细胞，使其分泌大量的水和 HCO_3^-，因而使胰液的分泌量大为增加，而酶的含量却很低。

（2）缩胆囊素。缩胆囊素的一个重要作用是促进胰液中各种酶的分泌，故也称促胰酶素（PZ）；它的另一重要作用是促进胆囊强烈收缩，排出胆汁。缩胆囊素对胰腺组织还有营养作用，可促进胰组织蛋白质和核糖核酸的合成。引起缩胆囊素释放的因素按由强至弱的顺序为蛋白质分解产物、脂酸钠、盐酸、脂肪；糖类没有刺激作用。

影响胰液分泌的体液因素还有胃窦分泌的促胃液素、小肠分泌的血管活性肠肽等，它们在作用上分别与缩胆囊素和促胰液素相似。

近年来的资料表明，促胰液素和缩胆囊素对胰液分泌的作用是通过不同机制实现的，前者以 cAMP 为第二信使，后者则是通过磷脂酰肌醇系统，在 Ca^{2+} 介导下起作用的。

二、胆汁的分泌和排出

肝细胞能持续分泌胆汁。在非消化期，肝脏分泌的胆汁主要储存于胆囊内。进食后，食物及消化液可刺激胆囊收缩，将储存于胆囊内的胆汁排入十二指肠。直接从肝细胞分泌的胆汁称为肝胆汁，储存在胆囊内并由胆囊排出的胆汁称为胆囊胆汁。

（一）胆汁的性质、成分和作用

1. 胆汁的性质和成分

胆汁是一种有色、味苦、较稠的液体。肝胆汁呈金黄色，透明清亮，呈弱碱性（pH 7.4）。胆囊胆汁因被浓缩而颜色加深，为深棕色，因 HCO_3^- 在胆囊中被吸收而呈弱酸性（pH 6.8）。成年人每日分泌胆汁 0.8 ~ 1.0 L。胆汁中除水分外，含有胆盐、卵磷脂、胆固醇和胆色素等有机物和 Na^+、K^+、Ca^{2+}、HCO_3^- 等无机物。胆汁是唯一不含消化酶的消化液。胆汁中最重要的成分是胆盐，其主要作用是促进脂肪的消化和吸收；胆色素是血红素的分解产物，是决定胆汁颜色的主要成分；胆固醇是肝脏脂肪代谢的产物。

胆盐与卵磷脂都是双嗜性分子，因而可聚合成微胶粒，胆固醇可溶入微胶粒中。卵磷脂是胆固醇的有效溶剂，胆固醇的溶解量取决于胆汁中它与卵磷脂的适当比例。当胆固醇含量过多或卵磷脂含量过少时，胆固醇便从胆汁中析出而形成胆固醇结石。另外，胆汁中绝大部分胆红素在正常情况下以溶于水的结合形式（双葡萄糖醛酸胆红素）存在，仅约1%以不溶于水的游离形式存在，后者能与Ca^{2+}结合成胆红素钙而发生沉淀，在某些情况下使游离型胆红素增多，便有可能形成胆红素结石。

3. 胆汁的作用

胆汁的主要作用是促进脂肪的消化和吸收。

（1）促进脂肪的消化：胆汁中的胆盐、卵磷脂和胆固醇等均可作为乳化剂，降低脂肪的表面张力，使脂肪乳化成微滴分散在水性的肠液中，因而可增加胰脂肪酶的作用面积，促进脂肪的分解消化。

（2）促进脂肪和脂溶性维生素的吸收：在小肠绒毛表面覆盖有一层不流动水层，即静水层，脂肪分解产物不易穿过静水层到达肠黏膜表面而被上皮细胞吸收。肠腔中的脂肪分解产物，如脂肪酸、一酰甘油等均可掺入由胆盐聚合成的微胶粒中，形成水溶性的混合微胶粒。混合微胶粒则很容易穿过静水层而到达肠黏膜表面，从而促进脂肪分解产物的吸收。胆汁的这一作用，也有助于脂溶性维生素 A、D、E、K 的吸收。

（3）中和胃酸及促进胆汁自身分泌：胆汁排入十二指肠后，可中和一部分胃酸；进入小肠的胆盐绝大部分由回肠黏膜吸收入血，通过门静脉回到肝脏再形成胆汁，这一过程称为胆盐的肠-肝循环。返回到肝脏的胆盐有刺激肝胆汁分泌的作用，称为胆盐的利胆作用。

（二）胆汁分泌和排出的调节

食物是引起胆汁分泌和排出的自然刺激物，其中以高蛋白食物刺激作用最强，高脂肪和混合食物次之，而糖类食物作用最弱。胆汁的分泌和排出受神经和体液因素的调节，以体液调节为主。

1. 神经调节

进食动作或食物对胃、小肠黏膜的刺激均可通过神经反射引起肝胆汁分泌少量增加，胆囊收缩轻度加强。反射的传出途径是迷走神经。迷走神经通过其末梢释放 ACh，可直接作用于肝细胞和胆囊，增加胆汁分泌和引起胆囊收缩，也可通过促胃液素的释放，间接引起胆汁分泌增加。

2. 体液调节

有多种体液因素参与调节胆汁的分泌和排出。

（1）促胃液素：促胃液素可通过血液循环作用于肝细胞引起肝胆汁分泌；也可先引起盐酸分泌，然后由盐酸作用于十二指肠黏膜，使之释放促胰液素，进而促进胆汁分泌。

（2）促胰液素：促胰液素的主要作用是促进胰液分泌，对肝胆汁分泌也有一定刺激作用，主要促进胆管上皮分泌大量的水和 HCO_3^-，而刺激肝细胞分泌胆盐的作用不显著。

（3）缩胆囊素：缩胆囊素可通过血液循环作用于胆囊平滑肌和壶腹括约肌，引起胆囊收缩，壶腹括约肌舒张，促使胆汁排出；此外，也有较弱的促胆汁分泌的作用。

（4）胆盐：通过胆盐的肠-肝循环返回肝脏的胆盐有刺激肝胆汁分泌的作用，但对胆囊的运动并无明显影响。

（三）胆囊的功能

胆囊的主要功能是：① 储存和浓缩胆汁。在非消化期，壶腹括约肌收缩而胆囊舒张，因而肝胆汁经胆囊管流入胆囊内储存；在储存期，胆囊黏膜能吸收其中的水和无机盐类，使胆汁浓缩 4~10 倍。② 调节胆管内压和排出胆汁。胆囊的收缩和舒张可调节胆管内压力。当壶腹括约肌收缩时，胆囊舒张，肝胆汁流入胆囊，胆管内压无明显升高；当胆囊收缩时，胆管内压力升高，壶腹括约肌舒张，胆囊内胆汁排入十二指肠。胆囊被摘除后，小肠内消化和吸收并无明显影响。这是因为肝胆汁可直接流入小肠的缘故。

三、小肠液的分泌

小肠内有两种腺体，即位于十二指肠黏膜下层的十二指肠腺和分布于整个小肠黏膜层的小肠腺。前者又称勃氏腺，分泌含黏蛋白的碱性液体，黏稠度很高，其主要作用是保护十二指肠黏膜上皮，使之免受胃酸侵蚀；后者又称李氏腺，分布于全部小肠的黏膜层内，其分泌液为小肠液的主要部分。

（一）小肠液的性质、成分和作用

小肠液是一种弱碱性液体，pH 约为 7.6，渗透压与血浆相等。小肠液的分泌量变化范围很大，成年人每日分泌量为 1~3 L。大量的小肠液可稀释消化产物，使其渗透压下降，有利于吸收。小肠液分泌后又很快被绒毛上皮重新吸收，这种液体的交流为小肠内营养物质的吸收提供一个大容量媒介。

在各种不同的条件下，小肠液的性状变化也很大，有时是较稀的液体，而有时则由于含有大量黏蛋白而很黏稠。小肠液还常混有脱落的肠上皮细胞、白细胞以及由肠上皮细胞分泌的免疫球蛋白。

近年来认为，真正由小肠腺分泌的酶只有肠激酶一种，它能将胰液中的胰蛋白酶原活化为胰蛋白酶，以利于蛋白质的消化。除肠腔内的消化酶对食物进行消化外，小肠对食物的消化还存在一种特殊的方式，在小肠上皮细胞的刷状缘和上皮细胞内含有多种消化酶，如分解寡肽的肽酶、分解双糖的蔗糖酶和麦芽糖酶等，这些酶可分别将寡肽和双糖进一步分解成氨基酸和单糖。但当这些酶随脱落的肠上皮细胞进入肠腔后，则对小肠内消化不再起作用。

（二）小肠液分泌的调节

小肠液呈常态性分泌，但在不同条件下，分泌量可有很大变化。食糜对局部黏膜的机械性刺激和化学性刺激均可引起小肠液分泌。小肠黏膜对扩张性刺激最为敏感，小肠内食糜的量越多，分泌也越多。一般认为，这些刺激是通过肠壁的内在神经丛的局部反射而起作用的。刺激迷走神经可引起十二指肠腺分泌，但对其他部位的肠腺作用并不明显，研究表明，只有切断内脏大神经（取消了抑制性影响）后，刺激迷走神经才能引起小肠液的分泌。

此外，促胃液素、促胰液素、缩胆囊素和血管活性肠肽等都能刺激小肠液的分泌。

四、小肠的运动

（一）小肠的运动形式

1. 紧张性收缩

紧张性收缩是小肠进行其他运动的基础，并使小肠保持一定的形状和位置。当小肠紧张性增高时，肠内容物的混合与运送速度增快；而当小肠紧张性降低时，则肠内容物的混合与运送速度减慢。

2. 分节运动

分节运动是一种以环行肌为主的节律性收缩和舒张交替进行的运动。这种形式的运动表现为食糜所在肠道的环行肌以一定的间隔交替收缩，把食糜分割成许多节段；随后，原收缩处舒张，原舒张处收缩，使原来节段的食糜分成两半，邻近的两半合在一起，形成新的节段。如此反复，食糜得以不断分开，又不断混合（图 6-15）。空腹时分节运动几乎不存在，食糜进入小肠后逐步加强。由上至下，小肠的分节运动存在频率梯度，小肠上部频率较高，在十二指肠约为 11 次/分，向小肠远端逐步降低，至回肠末端减为 8 次/分。分节运动的意义在于：① 使食糜与消化液充分混合，有利于化学性消化；② 增加食糜与小肠黏膜的接触，并不断挤压肠壁以促进血液和淋巴回流，有助于吸收；③ 分节运动本身对食糜的推进作用很小，但分节运动存在由上而下的频率梯度，这种梯度对食糜有一定推进作用。

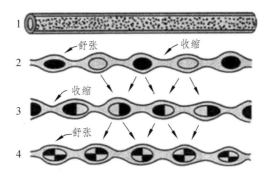

1. 肠管表面观；2、3、4. 肠管纵切面观，表示不同阶段的食糜节段分割与合拢的情况

图 6-15　小肠分节运动示意图

3. 蠕　动

小肠的蠕动可发生在小肠的任何部位，推进速度为 0.5 ~ 2.0 cm/s，行数厘米后消失。其作用是将食糜向小肠远端推进一段后，在新的肠段进行分节运动。此外，有一种传播很快（2 ~ 25 cm/s）很远的运动，称为蠕动冲，可一次把食糜从小肠始段推送到末端，有时可推送到大肠。蠕动冲由进食时的吞咽动作或食糜进入十二指肠而引起。有时在回肠末段可出现一种与一般蠕动方向相反的逆蠕动，其作用是防止食糜过早通过回盲瓣进入大肠，增加食糜在小肠内的停留时间，以便于对食糜进行更充分的消化和吸收。

小肠在非消化期也存在与胃相同的周期性移行性复合运动（MMC），它是胃 MMC 向下游传播而形成的，其意义与胃 MMC 相似。

（二）小肠运动的调节

小肠的运动主要受肌间神经丛的调节，食糜对肠黏膜的机械、化学性刺激，可通过局部反射使运动加强。在整体情况下，外来神经也可调节小肠的运动，一般副交感神经兴奋时肠壁的紧张性升高，蠕动加强，而交感神经的作用则相反。促胃液素、P 物质、脑啡肽、5-羟色胺等体液因素也可促进小肠的运动，促胰液素、生长抑素和肾上腺素则起抑制作用。

（三）回盲括约肌的功能

回肠末端与盲肠交界处的环行肌明显加厚，称为回盲括约肌。该括约肌平时保持轻度的收缩状态，使回肠末端内压力升高，使之高于大肠内压力，一方面可防止小肠内容物过快排入大肠，有利于小肠的完全消化和吸收；另一方面能阻止大肠内食物残渣的倒流。食物入胃后，可通过胃-回肠反射使回肠蠕动加强，当蠕动波到达近回盲括约肌数厘米处时括约肌舒张，这样，当蠕动波到达时，约有 4 mL 内容物被推入大肠。肠内容物对盲肠的机械性扩张刺激可通过肠壁的内在神经丛的局部反射，使回盲括约肌收缩。

第六节　吸　收

一、吸收的部位和途径

消化道不同部位所吸收的物质和吸收速度是不同的，这主要取决于各部分消化道的组织结构，以及食物在各部位被消化的程度和停留时间。食物在口腔和食管内一般不被吸收。食物在胃内的吸收也很少，胃能吸收乙醇和少量水。小肠是吸收的主要部位，糖类、蛋白质和脂肪的消化产物大部分在十二指肠和空肠被吸收，回肠具有其独特的功能，即能主动吸收胆盐和维生素 B_{12}。食物中大部分营养在到达回肠时，通常已被吸收完毕，因此回肠是吸收功能的储备部分。小肠内容物在进入大肠后可被吸收的物质已非常少。大肠可吸收的主要是水和盐类。

正常成年人小肠长 4 ~ 5 m。小肠内面黏膜具有许多环状皱襞，皱襞上有大量绒毛，绒毛长 0.5 ~ 1.5 mm。每一条绒毛的外表面是一层柱状上皮细胞，而每一柱状上皮细胞的顶端膜上约有 1 700 条微绒毛。由于环状皱襞、绒毛和微绒毛的存在，最终使小肠的吸收面积比同样长短的简单圆筒的面积增加约 600 倍，可达 200 ~ 250 m² (图 6-16)。小肠除具有巨大的吸收面积外，而且食物在小肠内停留的时间较长（ 3 ~ 8 小时 ），食物在小肠内已被消化为适于吸收的小分子物质。这些都是小肠在吸收中发挥主要作用的有利条件。小肠绒毛内部含有丰富的毛细血管、毛细淋巴管、平滑肌和神经纤维网等结构。动物在空腹时，绒毛不活动。进食则可引起绒毛产生节律性的伸缩和摆动。这些运动可加速绒毛内血液和淋巴流动，有助于吸收。绒毛运动由神经控制，刺激内脏神经可加强绒毛运动。绒毛运动还受小肠黏膜释放的一种胃肠激素缩肠绒毛素的调节。

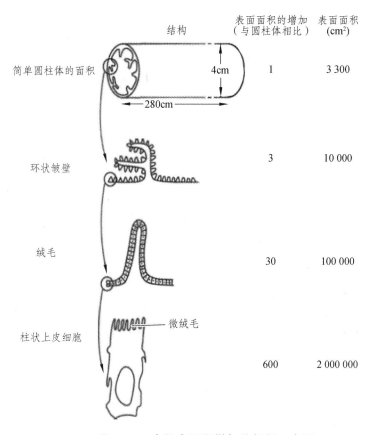

图 6-16　小肠表面积增加的机制示意图

　　营养物质可通过两条途径进入血液或淋巴：一是跨细胞途径，即通过绒毛柱状上皮细胞的顶端膜进入细胞，再通过细胞基底侧膜进入血液或淋巴；二是细胞旁途径，即通过相邻上皮细胞之间的紧密连接进入细胞间隙，然后转入血液或淋巴。

二、小肠内主要物质的吸收

　　在小肠中被吸收的物质不仅包括经口摄入的食物和水，还包括各种消化腺分泌入消化道内的水、无机盐和某些有机成分。以水为例，人每日分泌入消化道内的各种消化液总量可达 6~8 L，每日还饮水 1~2 L，而每日由粪便中排出的水仅约 150 mL。因此，由小肠每日吸收入体内的液体量可达 8 L 以上。如此大量的水若不能重新回到体内势必造成严重脱水，致使内环境稳态遭受破坏。急性呕吐和腹泻时，在短时间内损失大量液体的严重性就在于此。

正常情况下，小肠每日还吸收数百克糖类、100 g 以上脂肪、50~100 g 氨基酸以及 50~100 g 离子等。实际上，小肠吸收的能力远超过这些数字，因而具有巨大的储备能力。

三、大肠的吸收功能

每日从小肠进入大肠的内容物有 1 000~1 500 mL，大肠黏膜对水和电解质有很强的吸收能力，每天最多可吸收 5~8 L 水和电解质，因而大肠中的水和电解质大部分被吸收，仅约 150 mL 的水和少量 Na^+、Cl^- 随粪便排出。若粪便在大肠内停留时间过长，大肠内的水被进一步吸收，可使粪便变得干硬而引起便秘。当进入大肠的液体过多或大肠的吸收能力下降时，则可因水不能被正常吸收而引起腹泻。

大肠能吸收肠内细菌合成的维生素 B 复合物和维生素 K，以补充食物中维生素摄入的不足；此外大肠也能吸收由细菌分解食物残渣而产生的短链脂肪酸，如乙酸、丙酸和丁酸等。临床上可采用直肠灌药的方式作为给药途径，直肠给药时药物混合于直肠分泌液中，通过肠黏膜被吸收入黏膜下静脉丛，继续经直肠中静脉、下静脉和肛门静脉直接吸收进入体循环，不经过肝脏，从而避免了肝脏的首过效应；也可经由直肠上静脉经门静脉进入肝脏，代谢后再进入体循环。两种方式均不经过胃和小肠，避免了强酸、碱和消化酶对药物的影响和破坏作用。因而直肠给药可显著地提高药物的生物利用度，同时也避免了药物对胃肠道的直接刺激。

四、肠道微生态的概念及生理意义

人体是一个共生微生物的载体，有超过人体细胞总数十倍的微生物，广泛分布在人体表面的皮肤、口腔、消化道、呼吸道、生殖道等部位，其编码的基因在数量上远超乎人类自身编码的基因，达 150 倍以上。在肠道中就有上千种微生物定植或过路，消化道居住的大量微生物被统称为肠道微生物群。正常的肠道微生物群以其所处的宿主人类的微环境共同构成了肠道微生态。人类与肠道微生物通过协同进化形成互相依赖的共生复合体，能直接或间接地影响人体的多种生理功能。除了前文提及的分解食物、维生素和氨基酸的合成之外，人体和其肠道微生物的相互作用，也是人体免疫系统发育和成熟的重要根源之一；肠道微生态能影响脂肪的储存、改善线粒体活性调节能量代谢；可能通过肠-脑轴与中枢神经系统进行交流对其调控，影响宿主的脑行为；促进血管生成；参与骨密度调节；同时，肠道微生态的稳定对人类保持肠道上皮的完整性、抵抗肠道病原菌引起的感染性疾病是极其重要的。

课后思考题

1. 简述食管的位置、分部及生理性狭窄。

2. 简述胃的位置、形态和分部。

3. 简述大肠的起止、分部及结肠的形态特点。

4. 简述肝的位置和形态。

5. 肝外胆道包括哪些？ 试述进食后胆汁的排出途径。

6. 慢波与平滑肌的活动有何关系？在调节胃肠功能中有何作用？

7. 胃液中含大量胃酸和胃蛋白酶，为何不会引起自身消化？

8. 行胃大部切除术或回肠切除术后的患者可出现贫血，可有什么类型的贫血？为什么？

9. 胰液分泌过多或过少，可对机体产生什么影响？为什么？

10. 为什么经常不吃早饭可能会产生胆结石？

11. 脂类物质为何大部分从淋巴途径被吸收？

第一节　泌尿系统的结构

泌尿系统由肾、输尿管、膀胱和尿道组成。其主要功能是排出机体新陈代谢过程中产生的废物和多余的水，保持机体内环境的平衡和稳定。肾生成尿液，输尿管输送尿液至膀胱，膀胱为储存尿液的器官，尿液经尿道排出体外（图7-1）。

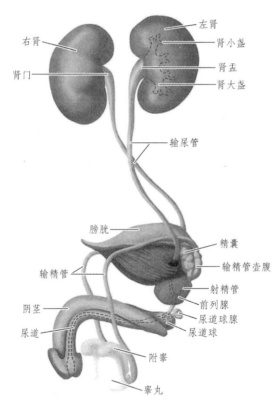

右肾
肾门

左肾
肾小盏
肾盂
肾大盏

输尿管

膀胱
输精管

精囊
输精管壶腹

射精管
前列腺
尿道球腺
尿道球

阴茎
尿道

附睾

睾丸

图 7-1　男性泌尿生殖系统概观

一、肾

1. 肾的形态

肾是实质性器官，左、右各一，位于腹后壁，形似蚕豆，肾长约 10 cm、宽约 6 cm、厚约 4 cm，重量 134 ~ 148 g。因受肝的挤压，右肾低于左肾约 1 ~ 2 cm。肾分内、外侧两缘，前、后两面，以及上、下两端。肾的前面凸向前外侧，后面较平，紧贴腹后壁。肾的上端宽而薄，下端窄而厚。其内侧缘中部的凹陷称肾门，为肾的血管、神经、淋巴管及肾盂出入的门户。出入肾门的各结构被结缔组织所包裹，称肾蒂。因下腔静脉靠近右肾，故右肾蒂较左肾蒂短。肾蒂内各结构的排列关系，自前向后顺序为肾静脉、肾动脉和肾盂末端；自上向下顺序为肾动脉、肾静脉和肾盂。由肾门伸入肾实质的腔隙，称肾窦，容纳肾血管、肾小盏、肾大盏、肾盂和脂肪等结构。肾窦是肾门的延续，肾门是肾窦的开口（图 7-2）。

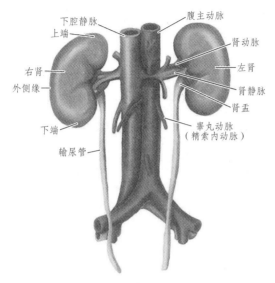

图 7-2　肾与输尿管（前面）

2. 肾的位置

肾位于脊柱两侧，腹膜后间隙内，为腹膜外位器官。肾的高度：左肾在第 11 胸椎椎体下缘至第 2～3 腰椎椎间盘之间；右肾则在第 12 胸椎椎体上缘至第 3 腰椎椎体上缘之间；两肾上端相距较近，距正中线平均为 3.8 cm；下端相距较远，距正中线平均为 7.2 cm。左、右两侧的第 12 肋分别斜过左肾后面中部和右肾后面上部。肾门约在第 1 腰椎椎体平面，相当于第 9 肋软骨前端高度，距后正中线约 5 cm。肾门的体表投影位于竖脊肌外侧缘与第 12 肋的夹角处，称肾区，肾病病人触压或叩击该处可引起疼痛（图 7-3）。

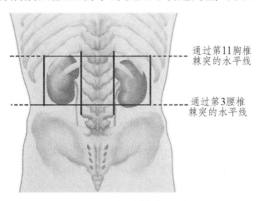

图 7-3　肾的体表投影

3. 肾的被膜

肾皮质表面覆盖着平滑肌纤维和结缔组织构成的肌织膜，它与肾实质紧密粘连，进入肾窦，衬覆于肾乳头以外的窦壁上。除肌织膜外，通常将肾的被膜分为三层：由内向外依次为纤维囊、脂肪囊与肾筋膜（图7-4、图7-5）。

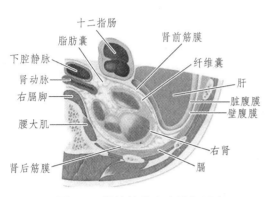

图 7-4　肾的被膜（水平切面）

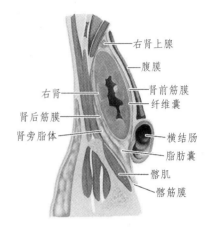

图 7-5　肾的被膜（矢状切面）

4. 肾的结构

肾实质分为表层的肾皮质和深层的肾髓质，肾皮质主要位于肾实质的浅层，厚约 1 ~ 1.5 cm，富含血管，新鲜标本为红褐色，并可见许多红色点状细小颗粒，由肾小体与肾小管组成。肾髓质位于肾实质深部，色淡红，约占肾实质厚度的 2/3，由 15 ~ 20 个呈圆锥形的肾锥体构成。肾锥体的底朝皮质、尖向肾窦，光滑致密，有许多颜色较深、呈放射状的条纹。肾锥体的条纹由肾直小管和血管平行排列形成。2 ~ 3 个肾锥体尖端合并成肾乳头，突入肾小盏，每个肾有 7 ~ 12 个肾乳头，肾乳头顶端有许多小孔，称乳头孔，终尿经乳头孔流入肾小盏内。伸入肾锥体之间的肾皮质称肾柱（图7-6）。

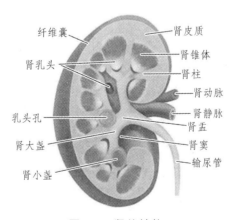

图 7-6　肾的结构

5. 肾段血管与肾段

肾动脉在肾门处分两支，即前支和后支。前支较粗，再分出 4 个二级分支，与后支一起进入肾实质内。肾动脉的 5 个分支在肾内呈节段性分布，称肾段动脉。每支肾段动脉分布到一定区域的肾实质，称为肾段。每个肾有五个肾段，即上段、上前段、下前段、下段和后段。各肾段由其同名动脉供应，各肾段间被少血管的段间组织所分隔，称乏血管带。肾段动脉阻塞可导致肾坏死。肾内静脉无一定节段性，互相间有丰富的吻合支（图 7-7）。

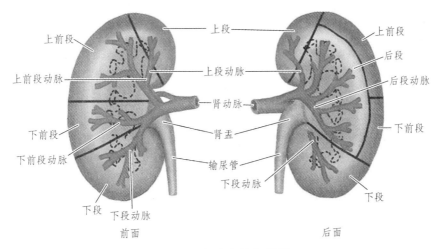

图 7-7　肾的血管与肾段

二、输尿管

输尿管是位于腹膜外位的肌性管道。平第 2 腰椎上缘起自肾盂末端，终于膀胱，长约 20 ~ 30 cm，管径平均 0.5 ~ 1.0 cm，最窄处口径只有 0.2 ~ 0.3 cm。全长可分为输尿管腹部、输尿管盆部和输尿管壁内部（图 7-8 ~ 图 7-10）。

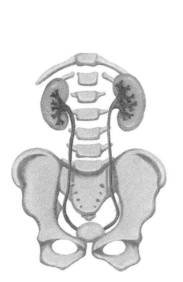

图 7-8　肾与输尿管造影

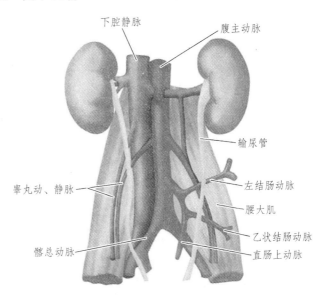

图 7-9　男性输尿管走行

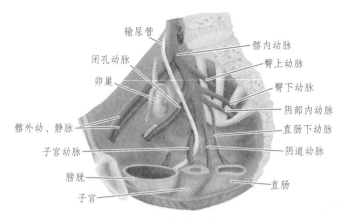

图 7-10 女性输尿管走行

输尿管壁内部，是位于膀胱壁内，长约 1.5 cm，斜行的输尿管部分。在膀胱空虚时，膀胱三角区的两输尿管口间距约 2.5 cm。当膀胱充盈时，膀胱内压的升高能使内部的管腔闭合，从而阻止尿液由膀胱向输尿管反流。输尿管全程有 3 处狭窄：① 上狭窄位于肾盂输尿管移行处；② 中狭窄位于小骨盆上口，输尿管跨过髂血管处；③ 下狭窄位于输尿管的壁内部。狭窄处口径只有 0.2～0.3 cm。

三、膀　胱

膀胱是储存尿液的肌性囊状器官，其形状、大小、位置和壁的厚度随尿液充盈程度而异。正常成年人的膀胱容量一般为 350～500 mL，超过 500 mL 时，可因膀胱壁张力过大而产生疼痛。膀胱的最大容量为 800 mL，新生儿膀胱容量约为成人的 1/10，女性的容量小于男性，老年人因膀胱肌张力低而容量增大。

空虚的膀胱呈棱锥体形，分为尖、体、底和颈 4 部分。膀胱尖朝向前上方，由此沿腹前壁至脐之间有一皱襞为脐正中韧带。膀胱的后面朝向后下方，呈三角形，称膀胱底。膀胱尖与底之间为膀胱体。膀胱的最下部称膀胱颈，男性与前列腺底、女性与盆膈相毗邻（图 7-11～图 7-12）。

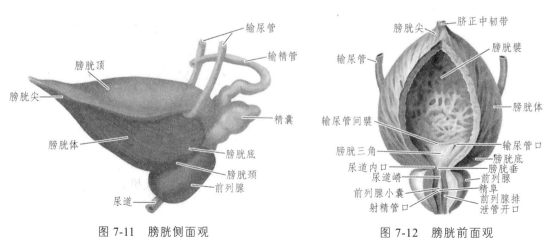

图 7-11　膀胱侧面观　　　　　　图 7-12　膀胱前面观

四、尿 道

男性尿道见男性生殖系统。女性尿道平均长 3 ~ 5 cm，直径约 0.6 cm，较男性尿道短、宽而直，尿道内口约平耻骨联合后面中央或下部，女性低于男性。其走行向前下方，穿过尿生殖膈，开口于阴道前庭的尿道外口。尿道内口周围为平滑肌组成的膀胱括约肌所环绕。穿过尿生殖处则被由横纹肌形成的尿道阴道括约肌所环绕。尿道外口位于阴道口的前方、阴蒂的后方 2 ~ 2.5 cm 处，为尿道阴道括约肌所环绕。在尿道下端有尿道旁腺，也称女性前列腺，其导管开口于尿道周围。尿道旁腺发生感染时可形成囊肿，并可压迫尿道，导致尿路不畅（图 7-13）。

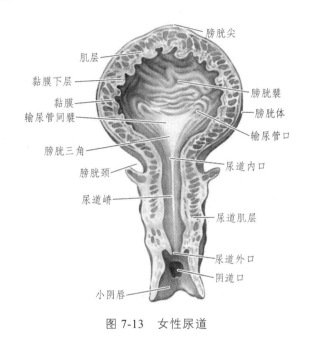

图 7-13　女性尿道

第二节　泌尿系统的功能

肾脏是机体最重要的排泄器官，通过尿的生成和排出，肾脏能够排出机体代谢终产物、机体过剩的物质和异物，调节水、电解质和酸碱平衡，调节动脉血压等，从而维持机体内环境的稳态。肾脏也是一个内分泌器官，它能合成和释放多种生物活性物质，如合成和释放肾素，参与动脉血压的调节；合成和释放促红细胞生成素，促进红细胞的生成；肾脏中的 1α-羟化酶可使 25-羟维生素 D_3 转化为 1, 25-二羟维生素 D_3，调节钙的吸收和血钙水平；肾脏还能生成激肽和前列腺素，参与局部或全身血管活动的调节。

尿生成包括三个基本过程：① 血液经肾小球毛细血管滤过形成超滤液；② 超滤液被肾小管和集合管选择性重吸收到血液；③ 肾小管和集合管的分泌，最后形成终尿。肾脏形成尿液受神经、体液及肾脏自身的调节。

一、肾的功能解剖

肾脏是实质性器官，位于腹腔后上部，脊椎两旁。肾实质分为肾皮质和肾髓质两部分。皮质位于表层，富含血管，主要由肾小体和肾小管构成。髓质位于深部，血管较少，由多个圆锥形的实体肾锥体构成。锥体的基底部在皮质和髓质之间的边缘处，而顶部伸向肾窦，终止于肾乳头。在肾单位生成的尿液经集合管在肾乳头处的开口进入肾小盏、肾大盏和肾盂，最后经输尿管进入膀胱。肾盏、肾盂和输尿管壁内含有平滑肌，其收缩运动推动尿液流向膀胱。

（一）肾脏的功能单位—肾单位

1. 肾单位

人体每个肾含有 80 万～100 万个肾单位，每个肾单位都有单独生成尿液的功能，是肾脏的基本功能单位，它与集合管共同完成尿的生成过程肾脏不能再生新的肾单位。肾脏损伤、疾病或正常衰老情况下，肾单位的数量将逐渐减少。40 岁后，功能性肾单位的数量每 10 年大约减少 10%。但在正常情况下剩余的肾单位足以完成正常的泌尿功能。每个肾单位由肾小体及与之相连接的肾小管构成。肾小体由肾小球和肾小囊组成（图 7-14）。

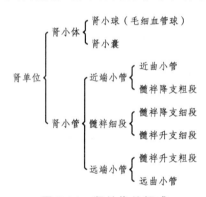

图 7-14　肾单位的组成

2. 集合管

集合管不属于肾单位。每条集合管都与多条远曲小管相连，收集其转运过来的尿液，最后经过肾乳头顶部进入肾盏、肾盂和输尿管后进入膀胱。每个肾脏大约有 250 个很大的集合管，每个大的集合管收集大约 4 000 个肾单位的尿液。集合管在尿液浓缩过程中起重要作用。

3. 皮质肾单位和近髓肾单位

根据肾小体在肾皮质所处的位置，肾单位可分为皮质肾单位和近髓肾单位（图 7-15）。

（1）皮质肾单位：皮质肾单位的肾小体位于皮质的外 2/3 处，占肾单位总数的 85%～90%。

（2）近髓肾单位：近髓肾单位的肾小体位于皮质层靠近髓质的位置，占肾单位总数的 10%～15%。

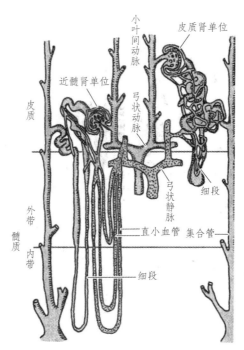

（图中所示处于肾皮质不同部位的肾单位和肾血管的结构显著不同）

图 7-15　肾单位和肾血管的结构示意图

（二）球旁器

球旁器由球旁细胞、致密斑和球外系膜细胞三部分组成（图 7-16）。球旁细胞也称颗粒细胞，是入球小动脉管壁中一些特殊分化的平滑肌细胞，细胞内含分泌颗粒，能合成、储存和释放肾素。

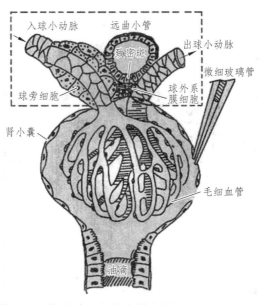

图 7-16　肾小球、肾小囊微穿刺和球旁器示意图

（三）滤过膜的构成

肾小球毛细血管内的血浆经滤过进入肾小囊，毛细血管与肾小囊之间的结构称为滤过膜。滤过膜由三层结构组成（图 7-17）：① 内层是毛细血管内皮细胞，细胞上有许多直径为 70～90 nm 的小孔，称为窗孔。② 中间层为毛细血管基膜，含有Ⅳ型胶原、层粘连蛋白和蛋白多糖等成分，带负电荷，厚度约为 300 nm。膜上有直径为 2～8 nm 的多角形网孔，可以通过机械屏障和电荷屏障影响滤过。③ 外层是具有足突的肾小囊上皮细胞，又称足细胞。足细胞的足突相互交错，形成裂隙，裂隙上有一层滤过裂隙膜，膜上有直径 4～11 nm 的小孔，它是滤过的最后一道屏障。肾小球滤过屏障上有一种蛋白质，称为裂孔素，是足细胞裂隙膜的主要蛋白质成分，其作用是阻止蛋白质的漏出。缺乏裂孔素时，尿中将出现蛋白质。

血管系膜又称球内系膜，连接于肾小球毛细血管之间，主要由球内系膜细胞和系膜基质组成。通过收缩或舒张系膜细胞来调节滤过膜的面积和肾小球滤过系数从而影响尿液的形成。正常人两个肾脏肾小球的滤过面积达 1.5 m² 左右，且保持相对稳定。不同物质通过滤过膜的能力取决于滤过物质分子的大小及其所带的电荷。一般说来，分子有效半径小于 2.0 nm 的中性物质可自由滤过（如葡萄糖）；有效半径大于 4.2 nm 的物质不能滤过；而有效半径在 2.0～4.2 nm 之间的各种物质，则随着有效半径的增加，过滤量逐渐降低，用不同有效半径的中性右旋糖酐分子进行实验，可清楚地证明滤过物质分子大小与滤过的关系。然而有效半径约为 3.6 nm 的血浆白蛋白（分子量为 69 000）却很难滤过，因为白蛋白带负电荷。在某些病理情况下，肾脏基底膜上负电荷减少或消失，结果带负电荷的血浆白蛋白可以被滤过，出现蛋白尿或白蛋白尿。

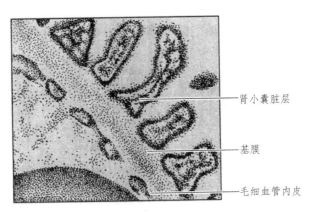

图 7-17　滤过膜结构示意图

（四）肾血流量

正常成人安静状态下，流经两肾的血流量，即肾血流量（RBF），约为 1 200 mL/min，相当于心输出量的 20%～25%，而肾脏仅占体重的 0.5%左右，因此肾脏是机体供血量最丰富的器官。其中，约 94%的血流供应肾皮质，约 5%供应外髓部，剩余不到 1%供应内髓部。

肾血液循环有两套毛细血管床：肾小球毛细血管和管周毛细血管，它们通过出球小动脉以串联方式相连。① 肾小球毛细血管网中的血压较高，有利于肾小球毛细血管中血浆快速滤过；② 管周毛细血管包绕在肾小管的周围，毛细血管内血压低，同时血管内胶体渗透压高，有利于肾小管的重吸收。

二、肾小球的滤过功能

（一）肾小球滤过液的成分

肾小球滤过是指血液流经肾小球毛细血管时，除蛋白质外，血浆中其余成分均能被滤过而进入肾小囊腔生成超滤，是尿生成的第一步。用微穿刺方法获取肾小囊腔超滤液（见图 7-16）并进行分析，结果表明肾小囊内液体的成分，除蛋白质外，其余成分如葡萄糖、氯化物、无机磷酸盐、尿酸和肌酐等的浓度与血浆非常接近，渗透压及酸碱度也与血浆非常接近。因此，可以认为肾小球滤液是血浆的超滤液。

（二）肾小球滤过率和滤过分数

单位时间内（每分钟）两肾生成的超滤液的量称为肾小球滤过率（GFR）。据测定，体表面积为 1.73 m^2 的个体，其肾小球滤过率约为 125 mL/min。肾小球滤过率与体表面积呈一定的比例，用单位体表面积（m^2）肾小球滤过率来比较时，男性的肾小球滤过率稍高于女性，个体间差异不大。运动、情绪激动、饮食、年龄、妊娠和昼夜节律等对肾小球滤过率也有影响。

血液在流经肾小球时，并非所有血浆都被滤过到肾内，而仅占其中的一部分。肾小球滤过率与肾血浆流量的比值称为滤过分数（FF）。血液流经肾脏时，大约有 1/5 的血浆经肾小球毛细血管滤出，进入肾小囊形成超滤液。肾小球滤过率和滤过分数均可作为衡量肾功能的重要指标。临床上发生急性肾小球肾炎时，肾血浆流量变化不大，而肾小球滤过率却明显降低，因此滤过分数减小；而发生心力衰竭时，肾血浆流量明显减少，而肾小球滤过率却变化不大，因此滤过分数增大。

（三）有效滤过压

肾小球毛细血管上任何一点的滤过动力可用有效滤过压来表示（图 7-18）。与体循环毛细血管床生成组织液的情况类似，肾小球有效滤过压是指促进超滤的动力与对抗超滤的阻力之间的差值：

$$肾小球有效滤过压 =（肾小球毛细血管静水压+囊内液胶体渗透压）-$$
$$（血浆胶体渗透压+肾小囊内压）$$

肾小球毛细血管不同部位的有效滤过压并不相同，越靠近入球小动脉端，有效滤过压越高，这主要是因为肾小球毛细血管内的血浆胶体渗透压在不断改变，当毛细血管血液从入球小动脉端流向出球小动脉端时，由于不断生成超滤液，血浆中蛋白质浓度便逐渐升高，使滤过的阻力逐渐增大，因而有效滤过压就逐渐减小。当滤过阻力等于滤过动力时，有效滤过压降为零，称为滤过平衡，此时滤过便停止（图 7-19）。

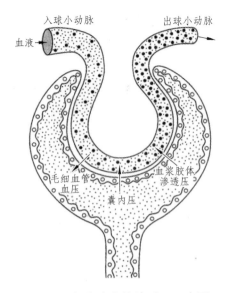

图 7-18　肾小球有效滤过压示意图

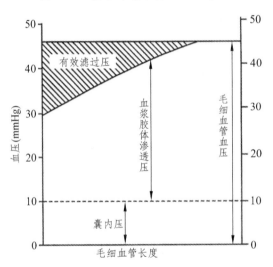

图 7-19　肾小球毛细血管血压、血浆胶体渗透压和囊内压对肾小球有效滤过压的影响

三、影响肾小球滤过的因素

1. 肾小球毛细血管滤过系数和有效滤过压

滤过系数（K_f）是指在单位有效滤过压的驱动下，单位时间内通过滤过膜的滤液量。K_f 是滤过膜的有效通透系数（k）和滤过面积（s）的乘积。

在正常条件下肾小球毛细血管血压约为 45 mmHg 肾小球毛细血管血压的变化是生理状态下调节肾小球滤过率（GFR）的主要方式。全身动脉血压在 70～180 mmHg 范围内波动时，由于肾血流量存在自身调节机制，肾血流量保持相对稳定，GFR 不会受大的影响。但超出这一范围，动脉血压升高或降低，肾小球毛细血管血压可发生相应变化，肾小球滤过率也会随之变化。当动脉血压降至 40～50 mmHg 以下，GFR 可降至零，将导致无尿。

2. 囊内压

正常情况下囊内压一般比较稳定，约 10 mmHg。当肾盂或输尿管结石、肿瘤压迫或任何原因引起输尿管阻塞时，小管液或终尿不能排出，可引起逆行性压力升高，最终导致囊内压升高，从而使有效滤过压和肾小球滤过率降低。

3. 血浆胶体渗透压

正常情况下，血浆胶体渗透压不会发生大幅度波动。静脉快速输入大量生理盐水使血浆蛋白被稀释，或在病理情况下肝功能严重受损，血浆蛋白合成减少，或因肾小球毛细血管通透性增大，大量血浆蛋白从尿中丢失，均可导致血浆蛋白减少，使血浆胶体渗透压降低，因而有效滤过压和肾小球滤过率增加。

4. 肾血浆流量

肾血浆流量对肾小球滤过率的影响是通过改变滤过平衡点而非有效滤过压实现的。如肾血浆流量增大时，肾小球毛细血管中血浆胶体渗透压上升的速度减缓，滤过平衡点向出球小动脉端移动，甚至不出现滤过平衡的情况，即有效滤过面积增大，故肾小球滤过率增加；反之，当肾血浆流量减少时，滤过平衡点则靠近入球小动脉端，即有效滤过面积减小，故肾小球滤过率减少。

四、肾小管和集合管的物质转运功能

（一）肾小管和集合管中物质转运的方式

1. 肾小管和集合管重吸收量大并具有高度选择性

超滤液进入肾小管后称为小管液。小管液经肾小管和集合管的重吸收和分泌而形成终尿。肾小管和集合管的重吸收是指小管液中的成分被肾小管上皮细胞转运返回血液的过程。肾小管和集合管的分泌是指肾小管上皮细胞将一些物质经顶端膜分泌到小管液的过程。排泄是指机体将代谢产物、进入机体的异物以及过剩的物质排出体外的过程。肾的排泄包括经肾小球滤过但未被重吸收的物质和由肾小管分泌从尿中排出的物质。与小管液相比，终尿的质和量都发生了很大变化。正常人两肾生成的超滤液可达 180 L/d，而终尿量仅约 1.5 L/d，表明其中约 99% 的水被肾小管和集合管重吸收。肾小管和集合管上皮细胞对小管液中的各种物质进行了高度选择性重吸收和主动分泌或排泄。

2. 物质转运的方式

肾脏的转运的方式有被动转运和主动转运两种。

（1）被动转运是指不需由代谢直接供能，物质顺电化学梯度通过上皮细胞的过程。浓度差和电位差（电化学差）是溶质被动重吸收的动力。水的重吸收主要是通过水通道蛋白来完成的，渗透压差是其被重吸收的动力之一。

（2）主动转运是指消耗能量的跨膜物质转运过程，使物质逆电化学梯度移动。原发性主动转运所需能量由 ATP 或高能磷酸键水解直接提供，包括质子泵、钠泵和钙泵转运等。继发性主动转运所需能量不是直接来源于 ATP 或其他高能键的水解，而是来自其他溶质顺电化学梯度移动所释放的能量。如肾小管上皮细胞通过同向转运的方式将葡萄糖、氨基酸等物质与 Na^+ 一同从小管液中重吸收，还有一种 Na^+-K^+-$2Cl^-$同向转运体。此外，肾小管上皮细胞通过入胞的方式重吸收少量小管液中的小分子蛋白质，此过程需消耗能量。

（二）肾小管和集合管中各种物质的重吸收与分泌

1. Na^+、Cl^- 和水的重吸收

肾小球每天滤过的 Na^+ 约有 500 g，而每天从尿中排出的 Na^+ 仅 3～5 g，表明滤过的 Na^+ 中约99%被肾小管和集合管重吸收。小管液中65%～70%Na^+、Cl^- 和水在近端小管被重吸收，约 20%NaCl 和约15%的水在髓袢被重吸收，约 12%Na^+ 和 Cl^- 和不等量的水则在远曲小管和集合管被重吸收。

（1）近端小管。

近端小管是 Na^+、Cl^- 和水重吸收的主要部位，其中约 3/2 经跨细胞途径被重吸收，主要发生在近端小管的前半段（图 7-20）；约 1/3 经细胞旁途径被重吸收，主要发生在近端小管的后半段。

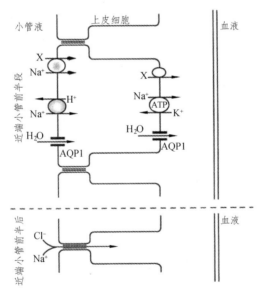

X 代表葡萄糖、氨基酸、磷酸盐和 Cl^-

图 7-20　近端小管的物质转运示意图

（2）髓袢。

髓袢降支细段、升支细段和升支粗段这三个节段的功能不同。髓袢降支和升支细段有很薄的上皮细胞层，无刷状缘，细胞内几乎没有线粒体，代谢水平低。髓袢降支细段对溶质的通透性很低。这段小管上皮细胞的顶端膜和基底外侧膜存在大量水通道蛋白 1（AQP1），促进水的重吸收，使水能迅速地进入组织液，小管液渗透浓度压不断地增加 [图 7-21（a）]。髓袢升支细段对水不通透，对 Na^+ 和 Cl^- 易通透，NaCl 不断通过被动的易化扩散进入组织间液，小管液渗透浓度逐渐降低。髓袢升支粗段上皮细胞厚，有很高的代

谢活性，对 Na^+、K^+ 和 Cl^- 具有主动重吸收作用[图 7-21（b）]。髓袢升支粗段对水不通透，故小管液在沿升支粗段流动时，渗透压逐渐降低，而管外渗透压却逐渐升高。这种水盐重吸收分离的现象是尿液稀释和浓缩的重要基础。

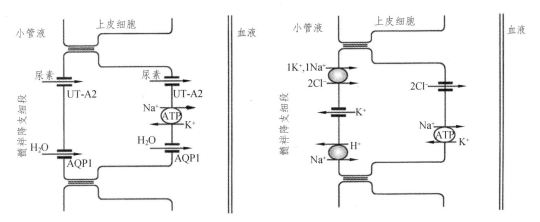

（a）髓袢降支细段对水和尿素的重吸收机制　　（b）髓袢升支粗段对 Na^+ 和 Cl^- 的重吸收机制

图 7-21　髓袢对物质重吸收机制示意图

（3）远曲小管和集合管。

此处对 Na^+、Cl^- 和水的重吸收可根据机体水和盐平衡的状况进行调节。Na^+ 的重吸收主要受醛固酮的调节，水的重吸收则主要受抗利尿激素的调节。在远曲小管上皮细胞顶端膜存在 Na^+ 和 Cl^- 同向转运体（NCC），主动重吸收 NaCl，小管液中的 Na^+ 和 Cl^- 进入细胞内，细胞内的 Na^+ 由钠泵泵出（图 7-22A）。集合管上皮细胞有主细胞和闰细胞两种细胞类型。主细胞重吸收 NaCl 和水，分泌 K^+。闰细胞主要分泌 H^+，但也涉及 K^+ 的重吸收（图 7-22B）。主细胞基底侧膜中的钠泵活动可造成和维持细胞内低 Na^+，并成为小管液中 Na^+ 经顶端膜上皮钠通道（ENaC）进入细胞的动力来源（图 7-22C 和 22D）。集合管对水的重吸收取决于主细胞对水的通透性。主细胞顶端膜和胞质中的囊泡内含水通道蛋白 2（AQP2），而在基底侧膜中则有水通道蛋白 3（AQP3）和水通道蛋白 4（AQP4）分布。上皮细胞对水的通透性取决于顶端膜 AQP2 的数量，抗利尿激素参与这一调节过程。

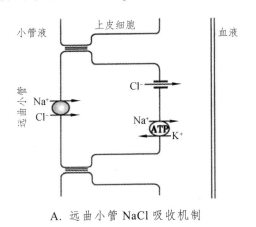

A. 远曲小管 NaCl 吸收机制　　　　　　　B. 集合管 A 型闰细胞的物质转运；

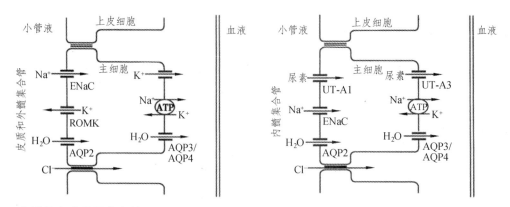

C. 皮质部和外髓部集合管主细胞的物质转运 　　D. 内髓部集合管主细胞的物质转运

CA：碳酸酐酶

图 7-22　远曲小管和集合管重吸收 NaCl、分泌 K^+ 和 H^+ 的示意图

2. HCO_3^- 的重吸收与 H^+ 的分泌

在一般膳食情况下，由代谢产生的酸性产物多于碱性产物。机体产生的挥发性酸（CO_2）主要经肺排出。肾脏通过重吸收 HCO_3^- 和分泌 H^+ 以及分泌氨，在排出固定酸和维持机体的酸碱平衡中起着重要作用。

3. NH_3 和 NH_4^+ 的分泌与 H^+ 和 HCO_3^- 的转运的关系

近端小管、髓袢升支粗段和远端小管上皮细胞内的谷氨酰胺在谷氨酰胺酶的作用下脱氨，生成谷氨酸根和 NH_4^+，谷氨酸根在谷氨酸脱氢酶作用下生成 α-酮戊二酸和 NH_4^+；α-酮戊二酸又可生成 2 分子 HCO_3^-。1 分子谷氨酰胺被代谢时，可生成 2 个 NH_4^+ 进入小管液，同时回收 HCO_3^-。这一反应过程主要发生在近端小管（图 7-23）。

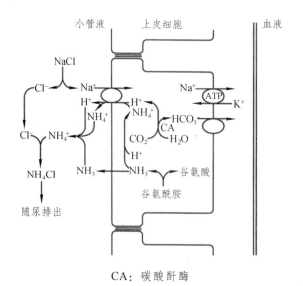

CA：碳酸酐酶

图 7-23　肾小管分泌 H^+ 和 NH_3/ NH_4^+ 的机制和作用示意图

在集合管，氨的分泌机制有所不同。集合管上皮细胞膜对 NH_3 高度通透，而对 NH_4^+ 的通透性则较低，故细胞内生成的 NH_3 以扩散方式进入小管液，与小管液中的 H^+ 结合形成 NH_4^+，并随尿排出体外。这一反应过程中，尿中每排出 1 个 NH_4^+ 可有 1 个 HCO_3^- 被重吸收。

4. K^+ 的重吸收和分泌

小管液中的 K^+ 有 65% ~ 70% 在近端小管被重吸收，25% ~ 30% 在髓袢被重吸收，K^+ 在这些部位的重吸收比例是比较固定的，但目前对 K^+ 重吸收的机制未完全了解。远端小管和皮质集合管可重吸收 K^+，也能分泌 K^+，并受多种因素的调节而改变其重吸收和分泌的量。肾脏对 K^+ 的排出量主要取决于远端小管和集合管上皮细胞 K^+ 的分泌量。此外，K^+ 的分泌还与肾小管泌 H^+ 有关。在近端小管除有 Na^+-H^+ 交换外，还有 Na^+-K^+ 交换，两者之间存在竞争性抑制关系。

5. 葡萄糖和氨基酸的重吸收

肾小囊超滤液中的葡萄糖浓度与血浆相等，但正常情况下，尿中几乎不含葡萄糖，表明葡萄糖全部被重吸收。近端小管对葡萄糖的重吸收是有一定限度的。当血糖浓度达 180 mg/100 mL 血液时，有一部分肾小管对葡萄糖的吸收已达极限，尿中开始出现葡萄糖，此时的血浆葡萄糖浓度称为肾糖阈。每一肾单位的肾糖阈并不完全相同。正常人两肾的葡萄糖重吸收的极限量，男性平均为 375 mg/min，女性平均为 300 mg/min。和葡萄糖一样，由肾小球滤过的氨基酸也主要在近端小管被重吸收，其吸收方式也是继发性主动重吸收，也需 Na^+ 的存在，但有多种类型氨基酸转运体。

6. 钙的重吸收与排泄

约 50% 的血浆 Ca^{2+} 呈游离状态，其余部分与血浆蛋白结合。经肾小球滤过的 Ca^{2+}，约 70% 在近端小管被重吸收，与 Na^+ 的重吸收平行；约 20% 在髓袢，约 9% 在远端小管和集合管被重吸收，小于 1% Ca^{2+} 随尿排出。近端小管对 Ca^{2+} 的重吸收约 80% 由溶剂拖曳的方式经细胞旁途经进入细胞间液，约 20% 经跨细胞途径被重吸收。溶剂拖曳是指当水分子通过渗透被重吸收时有些溶质可随水分子一起被转运。髓袢降支细段和升支细段对 Ca^{2+} 不通透，仅升支粗段能重吸收 Ca^{2+}。在远端小管和集合管，小管液为负电位，故 Ca^{2+} 的重吸收是跨细胞途径的主动转运。

7. 尿素的重吸收与排泄

尿素是作为蛋白质代谢产物由肝脏产生，经过肾小球滤过进入小管液中，近端小管可以吸收 40% ~ 50% 肾小球滤过的尿素。肾单位的其他部分节段对尿素通透性很低，部分节段通过尿素通道蛋白（UT）增加该节段对尿素的通透性，存在肾内尿素再循环。肾内尿素再循环的过程（图 7-24）包括：

（1）肾小管尿素重吸收。

包括下面几个步骤：① 从髓袢升支细段至皮质和外髓部集合管对尿素不通透，集合管开始对水进行重吸收，导致尿素在集合管内浓度不断增高；② 内髓部集合管末端依赖抗利尿激素调控的尿素通道蛋白 UT-Al 和 UT-A3 对尿素高度通透，使浓缩的尿素扩散到内髓部组织；③ 髓袢降支细段 UT-A2 介导的尿素通透性增加，尿素重新进入髓袢。

（2）直小血管对尿素渗透梯度的影响。

内髓部组织的高浓度尿素通过直小血管升支的窗孔进入血液，由直小血管升支从内髓部带走的尿素，在向外髓部走行过程中，再扩散到尿素浓度比较低的组织间液，然后通过直小血管降支表达的尿素通道 UT-B 进入血液回到内髓部，从而维持从肾外髓部到内髓部的尿素浓度梯度和渗透压梯度。此过程在尿浓缩机制中具有非常重要的意义。除直小血管升支内皮细胞以微孔方式通透尿素外，髓袢降支细段、内髓部集合管和直小血管降支对尿素的通透均由尿素通道介导，这一循环过程称为肾内尿素再循环（图 7-24）。NaCl 和尿素维持内髓部高渗的作用各约占 50%。根据机体的调节，经肾小球滤过的尿素有 20% ~ 50% 经尿液排出体外。

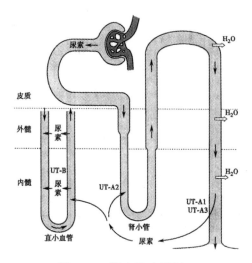

图 7-24　肾内尿素再循环

五、尿液的浓缩和稀释

尿液的浓缩和稀释是尿液的渗透压和血浆渗透压相比而言的。尿液的渗透压可随着体内液体量的变化而大幅变动。当体内缺水时，尿液被浓缩，排出的尿渗透压明显高于血浆渗透压，即高渗尿；当体内液体量过多时，尿液被稀释，排出尿液的渗透压低于血浆渗透压，为低渗尿。正常人尿液的渗透压在 50 ~ 1 200 mOsm/（kg·H_2O）之间波动，表明肾脏有较强的浓缩和稀释能力。肾脏对尿液的浓缩和稀释能力在维持体内液体平衡和渗透压稳定方面起到极为重要的作用。根据机体缺水与否，正常成年人 24 小时尿量变动于 1.5 ~ 2.5 L 之间。24 小时尿量超过 2.5 L 称为多尿；24 小时尿量少于 400 mL，称为少尿；如果 24 小时尿量不足 100 mL，则称为无尿。少尿和无尿是急性肾衰竭的重要表现。

（一）尿液的浓缩机制

尿液的浓缩是因为小管液中的水被重吸收，而溶质仍留在小管液中造成的。机体产生浓缩尿液有两个必要因素：① 肾小管特别是集合管对水的通透性。② 肾脏髓质组织间液形成高渗透浓度梯度，进一步促进水的重吸收。

1. 肾髓质间质渗透浓度梯度的形成

髓袢的形态和功能特性是形成肾髓质间液渗透浓度梯度的重要条件，而且常用逆流倍增和逆流交换现象来解释肾髓质间液高渗透浓度梯度的形成。

（1）逆流倍增机制。

由于髓袢的 U 型结构、髓袢和集合管各段对水和溶质的通透性和重吸收不同，以及髓袢和集合管小管液的流动方向，肾脏可通过逆流倍增机制建立从外髓部至内髓部间液由低到高的渗透浓度梯度。"逆流"是指两个并行管道中液体流动方向相反。小管液从近端小管经髓袢降支向下流动，折返后经髓袢升支向相反方向流动，再经集合管向下流动，最后进入肾小盏（图 7-25）。髓袢和集合管的结构排列构成逆流系统。髓袢和集合管各段对水和溶质的通透性和重吸收不同（表 7-1）。在近端小管，水和各种溶质都可以进行选择性的重吸收，故小管液中的渗透压接近血浆渗透压，为 300 mOsm/（kg·H_2O）。

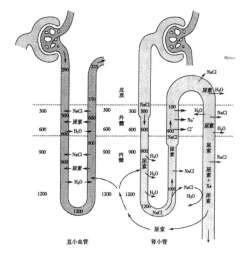

图 7-25　尿液浓缩机制示意图

表 7-1　各段肾小管和集合管对不同物质的通透性和作用

	水	Na^+	尿素	作用
髓袢降支细段	易通透	不易通透	中等通透	水进入内髓部组织间液使小管液中 NaCl 浓度和渗透压逐渐升高；部分尿素由内髓部组织间液进入小管液，加入尿素再循环
髓袢升支细段	不易通透	易通透	不易通透	NaCl 由小管液进入内髓部组织间液，使之渗透压升高
髓袢升支粗段	不易通透	Na^+主动重吸收，Cl^-继发性主动重吸收	不易通透	NaCl 进入外髓部组织液，使之渗透压升高
远曲小管	不易通透	Na^+主动重吸收，Cl^-继发性主动重吸收	不易通透	NaCl 进入皮质组织间液，使小管液渗透压进一步降低
集合管	在有抗利尿激素时，对水易通透	主动重吸收	在皮质和外髓部不易通透，内髓部易通透	水重吸收使小管液中尿素浓度升高；NaCl 和尿素进入内髓部组织间液，使之渗透压升高

（2）直小血管的逆流交换机制。

肾髓质间液高渗的建立主要是由于 NaCl 和尿素在小管外组织间液中积聚。这些物质能待续滞留在该部位而不被循环血液带走，从而维持肾髓质间液的高渗环境，这与直小血管所起的逆流交换作用密切相关。直小血管的降支和升支是并行的血管，与髓袢相似，在髓质中形成逆流系统。直小血管壁对水和溶质都高度通透。在直小血管降支进入髓质处，血浆渗透浓度接近 300 mOsm/（kg·H_2O），当血液沿直小血管降支向髓质深部流动时，在任一平面的组织间液渗透浓度均比直小血管内血浆渗透浓度高，故组织间液中的溶质顺浓度差向直小血管内扩散，而直小血管内的水则顺渗透压差进入组织间液，使直小血管降支内各段血浆的渗透压与同一水平面髓质间隙之间趋于平衡。越向内髓部深入，直小血管中血浆的渗透浓度越高，在折返处，其渗透浓度达最高值，约 1 200 mOsm/（kg·H_2O）。当血液在直小血管升支内流动时，由于血浆渗透压比同一水平髓质间隙的渗透压要高，使得血液中的溶质扩散进入髓质间液，而髓质间液的水则渗入升支的血液。逆流交换过程仅将髓质间液中多余的溶质和水带回循环血液，这样溶质（主要是 NaCl 和尿素，尿素可以通过自身特异的直小血管尿素循环机制，见前文）就可连续地在直小血管降支和升支之间循环，有利于髓质间液高渗透压的维持。

2. 抗利尿激素促进集合管水的重吸收，浓缩尿液

髓质高渗是小管液中水的重吸收动力，但重吸收的量则取决于集合管对水的通透性。抗利尿激素是决定集合管上皮细胞对水通透性的关键激素。任何能影响肾髓质间液高渗的形成与维持以及集合管对水通透性的因素，都将影响尿液的浓缩，使尿量和渗透浓度发生改变。

第三节　尿液的排放

尿液是连续不断生成的，经由集合管、肾盏、肾盂和输尿管进入膀胱。尿液在膀胱内储存达一定量时，即可引起反射性排尿，将尿液经尿道排出体外。膀胱的排尿是间歇地进行的。

一、输尿管的运动

输尿管与肾盂连接处的平滑肌细胞有自律性，可产生规则的蠕动波（1~5 次/分），其推进速度为 2~3 cm/s，将尿液送入膀胱。肾盂中尿量越多，内压越大，自动节律性频率越高，蠕动增强。反之亦然。经过输尿管蠕动，尿液被输送到膀胱。

二、膀胱和尿道的神经支配

膀胱逼尿肌和内括约肌受副交感和交感神经的双重支配。副交感神经节前神经元的胞

体位于第 2～4 骶段脊髓，节前纤维行走于盆神经中，在膀胱壁内换元后，节后纤维分布于逼尿肌和尿道内括约肌，其末梢释放乙酰胆碱，能激活逼尿肌的 M 受体，使逼尿肌收缩和尿道内括约肌舒张，故能促进排尿。盆神经中也含感觉纤维，能感受膀胱壁被牵拉、膀胱充胀感觉的程度。支配膀胱的交感神经起自腰段脊髓，经腹下神经到达膀胱。交感神经末梢释放去甲肾上腺素，后者通过作用于 β 受体使膀胱逼尿肌松弛，而通过作用于 α 受体引起内括约肌收缩和血管收缩。交感神经亦含感觉传入纤维，可将引起膀胱痛觉的信号传入中枢。此外，阴部神经支配膀胱外括约肌。阴部神经为躯体运动神经，膀胱外括约肌为骨骼肌，其活动可受意识控制。阴部神经兴奋时，外括约肌收缩；反之，外括约肌舒张。排尿反射时可反射性抑制阴部神经的活动。传导尿道感觉的传入纤维在阴部神经中。

三、排尿反射

排尿反射是一种脊髓反射，即该反射在脊髓水平就能完成，但在正常情况下，排尿反射受脑的高级中枢控制，可有意识地抑制或加强其反射过程。

一般情况下，膀胱逼尿肌在副交感神经紧张性冲动的影响下，处于轻度收缩状态，使膀胱内压 10 cmH$_2$O 以下。因为膀胱具有较大的伸展性，因此膀胱内压稍升高后可很快下降。当尿量增加到 400～500 mL 时膀胱内压才超过 10 cmH$_2$O。如果膀胱内尿量增加到 700 mL，膀胱内压随之增加到 35 cmH$_2$O 时，逼尿肌便出现节律性收缩，排尿欲将明显增强，但此时还可有意识地控制排尿。当膀胱内压达到 70 cmH$_2$O 以上时，便出现明显的痛感以至于不得不排尿。可见引起排尿反射的主要因素是膀胱内压的升高。

当膀胱内尿量充盈达一定程度时（400～500 mL 或以上），膀胱壁的牵张感受器受到刺激而兴奋。冲动沿盆神经传入，到达骶髓的排尿反射初级中枢；同时，冲动也上传到脑干和大脑皮层的排尿反射高位中枢，并产生排尿欲。排尿反射进行时，冲动沿盆神经传出，引起逼尿肌收缩、尿道内括约肌松弛，于是尿液进入后尿道。这时尿液还可以刺激后尿道的感受器，冲动沿传入神经再次传到脊髓排尿中枢，进一步加强其活动，使尿道外括约肌开放，于是尿液被强大的膀胱内压（可高达 150 cmH$_2$O）驱出。尿液对尿道的刺激可进一步反射性地加强排尿中枢活动。这是一个正反馈过程，它使排尿反射一再加强，直至膀胱内的尿液排完为止。排尿后期，残留在尿道内的尿液，在男性可通过球海绵体肌的收缩排尽；女性则靠重力作用排尽。此外，在排尿时，腹肌和膈肌的强力收缩也可产生较高的腹内压，协助克服排尿的阻力。

课后思考题

1. 简述肾的构造。
2. 简述膀胱的分部及其内部结构。
3. 简述输尿管的走行及狭窄部位。

4. 试述肾的被膜及其意义。

5. 划分肾段的依据是什么？怎么划分？有何临床意义？

6. 什么情况下沿耻骨联合上缘作膀胱穿刺可不经腹膜腔？

7. 人在急性大失血后动脉血压降至约 60 mmHg，此时尿量和尿渗透压有何变化？为什么？

8. 给家兔静脉注射 20%葡萄糖溶液 5 mL 后，动物的尿量、尿糖有何变化？为什么？

9. 人在夏日露天强体力劳动时，大量出汗（估计达 1 500 mL），且未饮水，此时尿量和尿渗透压有何变化？为什么？

10. 原发性醛固酮增多症患者可出现水肿、低血钾、高血压等表现，这是为什么？

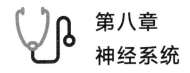

第八章
神经系统

第一节 概　述

　　神经系统是人体各系统中结构和功能最为复杂，并起主导作用的调节系统。人体内各系统器官在神经系统的协调控制下，完成统一的生理功能。例如跑步时，除了肌肉收缩外，同时出现呼吸加深加快、心跳加速、出汗等一系列的生理变化。神经系统能使人体随时适应外界环境的变化，维持人体与不断变化的外界环境之间的相对平衡。如天气寒冷时，通过神经系统的调节，使周围小血管收缩减少散热，同时肌肉收缩产生热量，使体温维持在正常水平。人类神经系统的形态和功能是在漫长的进化过程中获得的，它既有与脊椎动物神经系统相似之处，也有其自身特点。在漫长的生物进化过程中，人类由于生产劳动、语言交流和社会生活的发生和发展，大脑发生了质的变化。人脑不仅含有与高等动物相似的感觉和运动中枢，而且有了语言分析中枢以及与思维、意识活动相关的中枢。人脑远远超越了一般动物脑的范畴，不仅能被动适应环境的变化，而且能主动认识客观世界。总之，神经系统协调人体各系统器官的功能活动，使人体成为一个有机的整体，维持内环境的稳定，适应外环境的变化，并且能认识及改造外界环境。

　　神经系统的复杂功能是与神经系统特殊的形态结构分不开的。组成神经系统的细胞以特殊的方式连结起来，使神经系统组合成具有高度整合功能的结构形式，同时把全身各器官组织联系在一起。在此基础上，通过各种反射，机体得以进行多种多样的复杂活动。

一、神经系统的区分

　　神经系统分为中枢部和周围部，在结构和功能上二者是一个整体。中枢部包括位于颅腔内的脑和位于椎管内的脊髓，也称中枢神经系统。周围部是指遍布全身各处与脑相连的脑神经和与脊髓相连的脊神经，又称周围神经系统（图8-1）。周围神经又可根据其在各器官、系统中所分布的不同对象，分为躯体神经和内脏神经。躯体神经分布于体表、骨、关节和骨骼肌；内脏神经分布到内脏、心血管、平滑肌和腺体。根据其功能又分为感觉神经和运动神经，感觉神经将神经冲动自感受器传向中枢，故又称传入神经；运动神经是将神经冲动自中枢传向周围的效应器，故又称传出神经。内脏神经中的传出神经即内脏运动神经支配心肌、平滑肌和腺体，其活动不受人的主观意志控制，故又称自主神经或植物神经，它们又可分为交感神经和副交感神经。

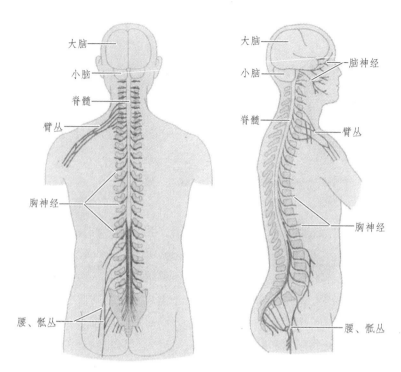

图 8-1　神经系统的区分

二、神经组织的组成

神经系统主要由神经组织构成，神经组织有两种主要的细胞成分，即神经细胞或称神经元和神经胶质细胞或称神经胶质。

（一）神经元

神经元是神经系统结构和功能的基本单位，具有感受刺激和传导神经冲动的功能。

1. 神经元的构造

神经元的大小和形态差异较大，其胞体有圆形、梭形和锥体形等，胞体的直径从 4～150 μm 不等。尽管神经元的形态各异，但每个神经元都可以分为胞体和突起两部分。

（1）胞体为神经元的代谢中心。细胞核大而圆，核仁明显。胞浆内含有神经细胞所特有的尼氏体、神经元纤维以及发达的高尔基复合体和丰富的线粒体。典型的神经元胞体富含粗面内质网、滑面内质网和游离多聚核糖体，后者聚集于粗面内质网，这种富含 RNA 结构的聚集物，即光镜下所见到的嗜碱性的尼氏体。胞体内有丰富的神经丝和微管，神经丝聚集成束即光镜下所见的神经元纤维。

（2）突起是神经元的胞体向外突起的部分，按其形态构造分为树突和轴突。树突通常有多个，为胞体向外伸出的树枝状突起，一般较短，局限于胞体附近，结构大致与胞体相似。树突基部较宽，向外逐渐变细并反复分支，其小分支上有大量的微小突起，称树突棘，是接收信息的装置。轴突是由胞体发出的条细长突起，其粗细在全长均匀一致，有的可呈直角发出侧支。轴突起始处有特化区称轴丘。轴突和轴丘处无尼氏体。小型细胞的轴突短而细，大细胞的轴突较长，有的可达 1 m 以上。轴突远端发出许多终末分支，其末端即轴突终末，可与其他细胞构成突触（图 8-2）。轴突内的细胞质称为轴浆，与胞体的胞质连通，具有不断的流动性，称为轴浆流，轴浆流是双向的。轴突因缺乏核糖体而不能合成蛋白质，大分子的合成、组装成细胞器的过程都在胞体内完成。轴浆流将这些物质运送到轴突末梢或将末梢的物质输送至胞体，这种现象称为轴突运输。轴突的功能主要是传导由胞体发出的冲动，将其传递给其他的神经元或细胞（肌细胞、腺细胞等）。

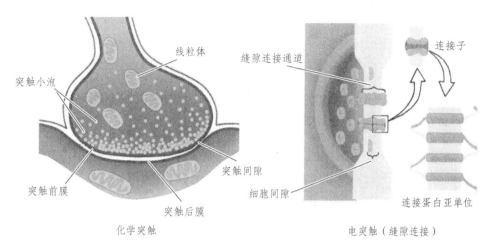

图 8-2　神经细胞突触

2. 神经元的分类

根据神经元突起的数目可分为：① 假单极神经元，自胞体发出一个突起，但很快呈 T 形分叉为两支，一支至周围的感受器称周围突，另一支入脑或脊髓称脊髓中枢突。脑神经节、脊神经节中的感觉神经元属于此类。② 双极神经元，自胞体两端各发出一个突起，其中一个抵达感受器，称周围突；另一个进入中枢部，称中枢突。如位于视网膜内的双极神经元。③ 多极神经元，具有多个树突和一个轴突，中枢部内的神经元绝大部分属于此类。

依据神经元的功能和传导方向可将神经元分为：① 感觉神经元（或称传入神经元），将内、外环境的各种刺激传向中枢部，假单极和双极神经元属此类。② 运动神经元（或称传出神经元），将冲动自中枢部传向身体各部，支配骨骼肌或管理心肌、平滑肌和腺体的活动，多极神经元属于此类。③ 联络神经元（或称中间神经元），是在中枢部位于感觉和运动神经元之间的多极神经元。此类神经元的数量很大，占神经元总数的 99%，在中枢神经内构成复杂的网络系统，以不同的方式对传入的信息进行贮存、整合和分析并将其传至神经系统的其他部位。

根据轴突的长短，可将中间神经元分为两类：一类是高尔基Ⅰ型神经元，轴突较长，将冲动从中枢部某一部位传一向其他部位，因此也称为接替性或投射性中间神经元。另一类是高尔基Ⅱ型神经元，轴突较短，常在特定局限的小范围内传递信息，又称局部中心神经元。

根据神经元合成、分泌化学递质的不同，可将神经元分为：① 胆碱能神经元，位于中枢神经的躯体运动核团和部分内脏运动核团或神经节；② 单胺能神经元，包括儿茶酚胺能

（分泌去甲肾上腺素、多巴胺等）、5-羟色胺能和组胺能神经元，广泛分布于中枢神经系统；③ 氨基酸能神经元，以γ-氨基丁酸、谷氨酸等为神经递质，主要分布于中枢神经系统，后者也是初级传入的主要递质；④ 肽能神经元，以各种肽类物质（如生长抑素、P物质、脑啡肽等）为神经递质，广泛分布于中枢和周围神经系统。

3. 神经纤维

神经元较长的突起被髓鞘和神经膜所包裹，称为神经纤维。若被髓鞘和神经膜共同包裹称有髓纤维，仅为神经膜所包裹则为无髓纤维。周围神经的髓鞘由施万细胞环绕轴突所形成；中枢神经系统的髓鞘由少突胶质细胞形成。髓鞘呈节段状包绕在轴突外面，直至神经末梢之前，在相邻两髓鞘节段间的区域称郎飞节，该处轴突裸露。神经冲动在有髓纤维中是以跳跃的方式传导。神经纤维的传导速度与髓鞘厚薄和神经纤维直径的大小成正比，即神经纤维越粗、髓鞘越厚，其传导电信号的速度就越快。

（二）神经胶质细胞

神经胶质细胞是神经组织中的另一类主要细胞，其数量是神经细胞的数十倍，可分为中枢神经系统和周围神经系统的胶质细胞。前者有星形胶质细胞、少突胶质细胞、小胶质细胞、室管膜细胞等；后者有施万细胞和卫星细胞等。

星形胶质细胞是胶质细胞中体积最大、数量最多的细胞。用银染色技术显示，此类细胞呈星形，由胞体发出许多突起，伸展包绕在神经元的胞体、树突、突触等处，有的延伸至郎飞结。突起的末端常膨大形成脚板或称终足。有些脚板贴附在邻近的毛细血管壁上，靠近脑脊髓表面的脚板则附着在软膜内表面，彼此连接构成胶质界膜。星形胶质细胞的核比其他胶质细胞的大，呈圆形或卵圆形，胞质中含有由胶质原纤维酸性蛋白（GFAP）组成的胶质丝。GFAP 仅存在于星形胶质细胞的胞体中，因此，可利用 GFAP 的特异性抗体来检测星形胶质细胞。根据胶质丝的含量以及突起的形状可将星形胶质细胞分为纤维性星形胶质细胞和原浆性星形胶质细胞。前者多分布在白质，细胞突起细长，胞质中含大量胶质丝；后者多分布在灰质，细胞突起粗短，胞质内胶质丝较少。星形胶质细胞借缝隙连接在脑内形成一个功能网络，通过缝隙连接互相传递信息。星形胶质细胞具有许多重要功能，如分泌神经递质和神经营养因子、参与神经发育及再生、调控神经元微环境、形成血-脑屏障及参与免疫功能调节、调控突触传递、与神经元之间有信息交流、在突触形成和突触可塑性中发挥作用等。星形胶质细胞也具有可兴奋性，即具有跨膜电位，也可去极化，但不形成动作电位。还有几种特殊类型的星形胶质细胞，如小脑中的 Bergmann 细胞、视网膜中的 Muller 细胞、神经垂体中的垂体细胞 pituicyte 以及正中隆起等处的伸长细胞 tanycyte。

少突胶质细胞胞体较小，呈梨形或椭圆形，有少量的突起，核较小呈圆形或卵圆形，着色较深。少突胶质细胞是中枢神经系统形成髓鞘的细胞，一个少突胶质细胞可形成多条轴突的髓鞘。

小胶质细胞来源于中胚层的单核-巨噬细胞，胞体很小呈短棒状，一般由胞体两端伸出数条枯树枝样的突起，突起表面粗糙有棘刺。小胶质细胞参与中枢神经系统的免疫、炎性反应及损伤修复。当脑组织有炎性或损伤时，小胶质细胞被激活，变为大而圆的阿米巴样细胞，游走至损伤处，吞噬和清除坏死组织。

室管膜细胞是衬附于脑室面和脊髓中央管内面的一层立方或柱状上皮细胞，游离面可有微绒毛和纤毛。室管膜细胞参与组成脑脊液-脑屏障和血-脑屏障。脉络丛处的室管膜细胞还有分泌脑脊液的功能。

施万细胞又称神经膜细胞，是周围神经系统的成髓鞘细胞。卫星细胞又称被囊细胞，是神经节内包裹神经元胞体的一层扁平细胞。

一般认为神经胶质细胞是神经系统的辅助细胞，主要对神经元起支持、营养、保护和修复的作用。近20多年来，由于新技术的应用，特别是活标本的细胞内注射标记技术、钙成像技术、膜片钳技术、激光共聚焦扫描显微镜技术、光电联合检测技术以及分子生物学技术的应用，人们对神经胶质细胞的形态和功能有了进步的认识。神经胶质细胞在神经系统中所起的作用不亚于神经细胞，神经系统的复杂功能是由神经细胞和神经胶质细胞共同完成的。

三、神经系统的活动方式

神经系统在调节机体的活动中，对内、外环境的各种刺激作出适宜的反应，称为反射，反射的结构基础是反射弧。反射弧由感受器、传入神经、中枢、传出神经和效应器构成。反射是神经系统的基本活动方式。整个神经系统是由亿万个细胞组成的庞大而复杂的信息网络，它通过各种反射来维持机体内环境的稳定以及内环境与外环境的统一。

第二节　中枢神经系统

一、脊　髓

脊髓 spinal cord 是中枢神经的低级部分，起源于胚胎时期神经管的末端，原始神经管的管腔形成脊髓中央管。在构造上保留着节段性，与分布于躯干和四肢的31对脊神经相连。脊髓与脑的各部之间有着广泛的纤维联系，正常状态下，脊髓的活动是在脑的控制下进行的，但脊髓本身也能完成许多反射活动。

（一）位置和形态

脊髓位于椎管内，外包3层被膜，与脊柱的弯曲一致。脊髓上端在枕骨大孔处与延髓相连，下端变细呈圆锥状称脊髓圆锥尖端约平对第1腰椎下缘（新生儿可达第3腰椎下缘），全长约42～45 cm，最宽处横径为1～1.2 cm，重20～25 g。软脊膜由此向下续为一条结缔组织细丝，即终丝，其下端附于第1尾椎的背面，起固定脊髓的作用。

脊髓呈前后稍扁的圆柱形，全长粗细不等，有两个梭形膨大部。上方的称颈膨大，从第4颈髓节段至第1胸髓节段。下方的称腰骶膨大，从第1腰髓节段至第3骶髓节段。两个膨大的形成是由于此处神经细胞和纤维数目增多所致，与四肢的出现有关。两个膨大的发展与四肢的发展相适应，人类的上肢功能特别发达，因而颈膨大比腰骶膨大明显（图8-3）。

脊髓表面有6条平行的纵沟。前面正中较明显的沟称前正中裂，后面正中较浅的沟为后正中沟。这两条纵沟将脊髓分为左右对称的两半。脊髓的前外侧面有1对前外侧沟，有脊神经前根的根丝附着；后外侧面有1对后外侧沟，有脊神经后根的根丝附着。此外，在颈髓和胸髓上部，后正中沟和后外侧沟之间，还有一条较浅的后中间沟，是薄束和楔束在脊髓表面的分界标志。

脊髓在外形上没有明显的节段标志，每一对脊神经前、后根的根丝所附着的一段脊髓即是一个脊髓节段。由于有31对脊神经，故脊髓可分为31个节段：即颈髓（C）8个节段、胸髓（T）12个节段、腰髓（L）5个节段、骶髓（S）5个节段和尾髓（C$_0$）1个节段（图8-4）。

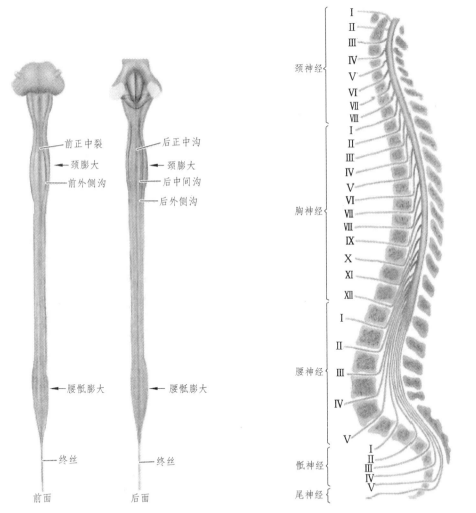

图 8-3　脊髓外形简图　　　　　　　　　图 8-4　脊髓节段与椎骨序数的关系模式图

胚胎早期，脊髓几乎与椎管等长，脊神经根基本呈直角与脊髓相连。从胚胎第4个月起，脊柱的生长速度快于脊髓，致使脊髓的长度短于椎管。由于脊髓上端连于延髓，位置固定，导致脊髓节段的位置高于相应的椎骨，出生时脊髓下端已平对第3腰椎，至成人则达第 1 腰椎下缘。由于脊髓的相对升高，腰、骶、尾部的脊神经根，在穿经相应椎间孔合成脊神经前，在椎管内几乎垂直下行。这些脊神经根在脊髓圆锥下方，围绕终丝聚集成束，形成马尾。因第 1 腰椎以下已无脊髓，故临床上进行脊髓蛛网膜下隙穿刺抽取脑脊液或麻醉时，常选择第 3、4 腰椎棘突间进针，以免损伤脊髓。

成人脊髓的长度与椎管的长度不一致，所以脊髓的各个节段与相应的椎骨不在同一高度。成人上颈髓节段（C1～C4）大致平对同序数椎骨，下颈髓节段（C5～C8）和上胸髓节段（T1～T4）约平对同序数椎骨的上 1 块椎骨，中胸髓节段（T5～T8）约平对同序数椎骨的上 2 块椎骨，下胸髓节段（T9～T12）约平对同序数椎骨的上 3 块椎骨，腰髓节段约平对第 10～12 胸椎，骶髓、尾髓节段约平对第 1 腰椎。了解脊髓节段与椎骨的对应高度，对判断脊髓损伤的平面及手术定位，具有重要的临床意义。

脊髓由围绕中央管的灰质和位于外围的白质组成。在脊髓的横切面上，可见中央有一细小的中央管，围绕中央管周围是呈 H 形的灰质，灰质的外围是白质。

在纵切面上灰质纵贯成柱，在横切面上，有些灰质柱呈突起状称为角。每侧的灰质，前部扩大为前角（柱）；后部狭细为后角（柱），它由后向前又可分为头、颈和基底三部分；前、后角之间的区域为中间带，在胸髓和上腰髓（T1～L3），中间带外侧部向外伸出侧角（柱）；中央管前、后的灰质分别称为灰质前连合和灰质后连合，连接两侧的灰质。

白质借脊髓的纵沟分为 3 个索，前正中裂与前外侧沟之间为前索，前、后外侧沟之间为外侧索，后外侧沟与后正中沟之间为后索。在灰质前连合的前方有纤维横越，称白质前连合。在后角基部外侧与白质之间，灰、白质混合交织，称网状结构，在颈部比较明显。

二、脑

脑位于颅腔内，由胚胎时期神经管的前部分化发育而成，是中枢神经系统的最高级部位。成人脑的平均质量约为 1 400 g。一般将脑分为 6 部分：端脑、间脑、小脑、中脑、脑桥和延髓（图 8-5）。

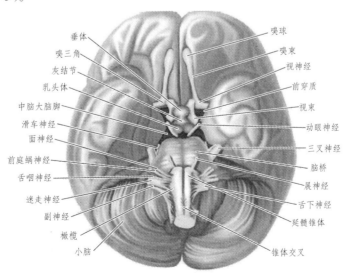

图 8-5　脑的底面

（一）脑　干

脑干自下而上由延髓、脑桥和中脑 3 部分组成。位于颅后窝前部，上接间脑，下续脊髓，延髓和脑桥的腹侧邻接颅后窝前部枕骨的斜坡，背面与小脑相连。延髓、脑桥和小脑之间围成的室腔为第四脑室。脑干表面附有第Ⅲ～Ⅻ对脑神经根（图 8-6）。

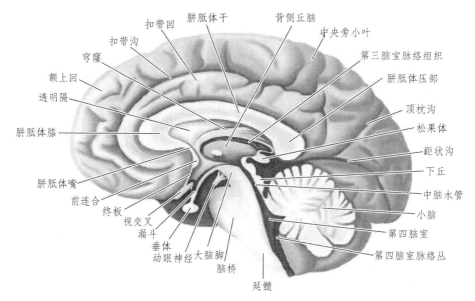

图 8-6　脑的正中矢状切面

1. 脑干的外形

1）脑干的腹侧面（图 8-7）

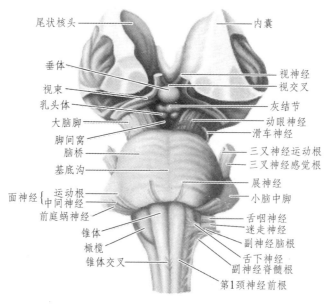

图 8-7　脑干外形（腹侧面）

（1）延髓：形似倒置的圆锥体，下端以第 1 颈神经最上根丝（约平枕骨大孔处）与脊髓相续，上端借横行的延髓脑桥沟与脑桥为界。延髓下部的外形与脊髓相似，脊髓表面的各条纵行沟、裂向上延续到延髓。腹侧面的正中有前正中裂，其两侧的纵行隆起为锥体，由大脑皮质发出的下行锥体束（主要为皮质脊髓束）纤维构成。在锥体的下端，大部分皮质脊髓束纤维左右交叉，形成发辫状的锥体交叉，部分填堵了前正中裂。锥体上部背外侧的卵圆形隆起称橄榄，内含下橄榄核。锥体和橄榄之间的前外侧沟中有舌下神经根丝出脑。在橄榄背外侧的后外侧沟内，自上而下依次有舌咽神经、迷走神经和副神经的根丝附着。

（2）脑桥：腹侧面宽阔隆起，称脑桥基底部，主要由大量的横行纤维和部分纵行纤维构成，其正中线上的纵行浅沟称基底沟，容纳基底动脉。基底部向外后逐渐变窄形成小脑中脚，又称脑桥臂，两者交界处连有三叉神经根（包括粗大的感觉根和位于其前内侧细小的运动根）。脑桥基底部的上缘与中脑的大脑脚相接，下缘以延髓脑桥沟与延髓为界，沟内自中线向外侧依次连有展神经、面神经和前庭蜗神经根。在延髓脑桥沟的外侧部，延髓、脑桥和小脑的结合处，临床上称为脑桥小脑三角，前庭蜗神经根恰位于此处。前庭蜗神经纤维瘤时，病人除了有听力障碍和小脑损伤的症状外，肿瘤还可压迫位于附近的面神经、三叉神经、舌咽神经和迷走神经，产生相应的临床症状。

（3）中脑：上界为间脑的视束，下界为脑桥上缘。两侧各有一粗大的纵行柱状隆起，称大脑脚，其浅部主要由大脑皮质发出的下行纤维构成。两侧大脑脚之间的凹陷为脚间窝背侧丘，窝底称后穿质，有许多血管出入的小孔。动眼神经根连于脚间窝的下部，大脑脚的内侧。

2）脑干的背侧面

延髓下部后正中沟两侧各有两个纵行隆起，分别是薄束结节和楔束结节。两者的深面有薄束核、楔束核。延髓背面上部与脑桥共同形成菱形窝，构成第四脑室底。

2. 脑干的内部结构

脑干内部由灰质、白质和网状结构构成。

（二）小　脑

小脑位居颅后窝，借其上、中、下三对小脑脚连于脑干的背面，其上方借大脑横裂和小脑幕与大脑分隔。小脑是机体重要的躯体运动调节中枢之一，其功能主要是维持身体平衡、调节肌张力以及协调随意运动。

1. 小脑的外形（图 8-8、图 8-9）

小脑两侧的膨大部为小脑半球，中间的狭窄部为小脑蚓。小脑上面稍平坦，其前、后缘凹陷，称小脑前、后切迹；下面膨隆，在小脑半球下面的前内侧，各有一突出部，称小脑扁桃体。小脑扁桃体紧邻延髓和枕骨大孔的两侧，当颅内压增高时，小脑扁桃体可被挤压入枕骨大孔，形成枕骨大孔疝或称小脑扁桃体疝，压迫延髓内的呼吸中枢和心血管运动中枢，危及生命。

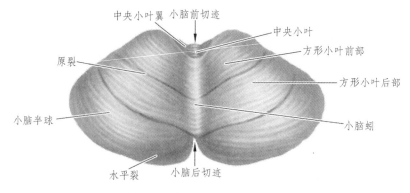

图 8-8　小脑的外形（上面）

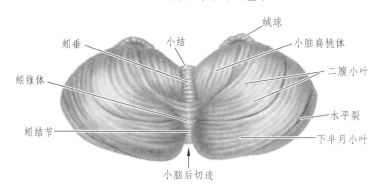

图 8-9　小脑的外形（下面）

2. 小脑损伤后的临床表现

小脑作为皮质下感觉与运动的重要调节中枢，其功能主要是维持身体的平衡、调节肌张力以及调控骨骼肌的随意和精细运动。小脑损伤虽然不会引起机体随意运动的丧失（瘫痪），但依据小脑损伤部位的不同，或多或少都会对机体的运动质量产生影响。小脑损伤的典型体征表现为：① 平衡失调，走路时两腿间距过宽，东摇西摆，状如醉汉；② 共济失调，运动时有控制速度、力量和距离上的障碍，如不能闭眼指鼻、不能做快速的轮替动作等；③ 意向性震颤，肢体运动时，产生不随意的有节奏地摆动，越接近目标时越加剧；④ 眼球震颤，表现为眼球非自主地有节奏的摆动；⑤ 肌张力低下，主要为旧小脑损伤所致。

（三）间　脑

间脑位居中脑与端脑之间，连接大脑半球和中脑。大脑半球高度发展掩盖了间脑的两侧和背面，仅腹侧的视交叉、灰结节、漏斗、垂体和乳头体露于脑底。间脑包括背侧丘脑、后丘脑、上丘脑、底丘脑和下丘脑 5 个部分（图 8-10）。虽然间脑的体积不到中枢神经系统 2%，但其结构和功能却十分复杂，是仅次于端脑的中枢高级部位。两侧间脑之间有一矢状位的窄腔，为第三脑室，其顶部为脉络丛；底为视交叉、灰结节、漏斗和乳头体；前界为终板；后经中脑导水管通第四脑室；两侧为背侧丘脑和下丘脑；背侧丘脑与下丘脑以下丘脑沟为界，此沟的前端有室间孔，为侧脑室通第三脑室处。

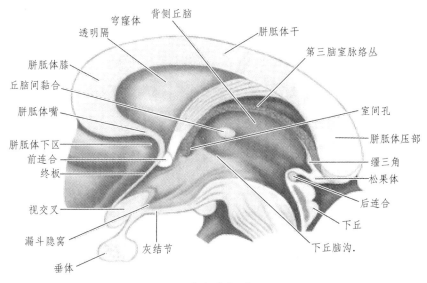

正中矢状切面

穹窿体
背侧丘脑
透明隔
胼胝体干
第三脑室脉络丛
胼胝体膝
丘脑间黏合
胼胝体嘴
胼胝体下区
前连合
终板
室间孔
胼胝体压部
缰三角
松果体
后连合
视交叉
漏斗隐窝
灰结节
垂体
下丘
下丘脑沟.

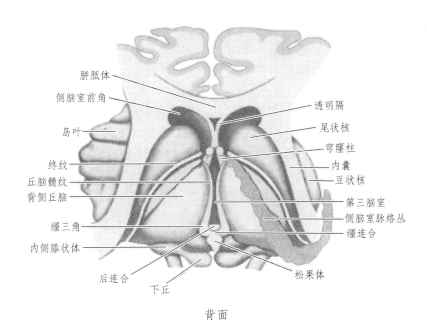

背面

图 8-10　间脑

胼胝体
侧脑室前角
岛叶
终纹
丘脑髓纹
背侧丘脑
缰三角
内侧膝状体
后连合
下丘
透明隔
尾状核
穹窿柱
内囊
豆状核
第三脑室
侧脑室脉络丛
缰连合
松果体

（四）端　脑

端脑是脑的最高级部位，由左、右大脑半球和半球间连合及其内腔构成。端脑由胚胎时的前脑泡演化而来，在演化过程中，前脑泡两侧高度发育，形成端脑即左、右大脑半球，遮盖着间脑和中脑，并将小脑推向后下方。大脑半球表面的灰质层，称大脑皮质，深部的白质称髓质，埋在大脑髓质内的灰质核团称为基底核，大脑半球内的腔隙称为侧脑室（图 8-11）。

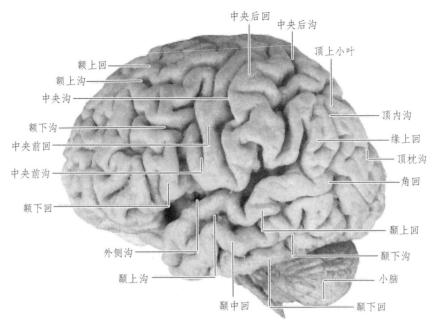

图 8-11　大脑半球外侧面

三、大脑皮质的功能定位

大脑皮质是脑的最重要部分，是高级神经活动的物质基础。机体各种功能活动的最高中枢在大脑皮质上都有定位关系，这些重要中枢只是执行某种功能的核心部分，例如中央前回主要管理全身骨骼肌运动，但也接受部分的感觉冲动；中央后回主要是管理全身感觉，但刺激它也可产生少量运动。除了具有特定功能的中枢外，还存在着广泛的对侧脑室后各种信息进行加工和整合的脑区，它们不局限于某种功能，而是完成高级的神经精神活动，称联络区，联络区在高等动物显著增加。

1. 第一躯体运动区

位于中央前回和中央旁小叶前部，该中枢对骨骼肌运动的管理有一定的局部定位关系，其特点为：① 上下颠倒，但头部是正的，中央前回最上部和中央旁小叶前部与下肢、会阴部运动有关，中部与躯干和上肢的运动有关，下部与面、舌、咽、喉的运动有关。② 左右交叉，即一侧运动区支配对侧肢体的运动。但一些与联合运动有关的肌则受两侧运动区的支配。如眼球外肌、咽喉肌、咀嚼肌等。③ 身体各部分投影区的大小与各部形体大小无关，而取决于功能的重要性和复杂程度。该区接受中央后回、背侧丘脑腹前核、腹外侧核和腹后核的纤维，发出纤维组成锥体束，至脑干一般躯体运动核、特殊内脏运动核和脊髓前角（图 8-12）。

2. 第一躯体感觉区

位于中央后回和中央旁小叶后部（3、1、2 区），接受背侧丘脑腹后核传来的对侧半身痛、温、触、压以及位置和运动觉，各部投影与第一躯体运动区相似，身体各部在此区的投射特点是：① 上下颠倒，但头部是正的；② 左右交叉；③ 身体各部在该区投射范围的大小也取决于该部感觉敏感程度，例如手指和唇的感受器最密，在感觉区的投射范围就最大（图 8-13）。

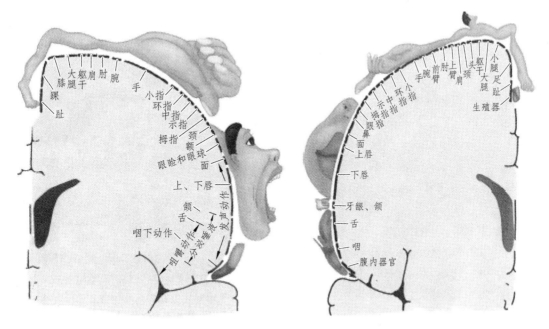

图 8-12　人体各部在第一躯体运动区的定位　　图 8-13　人体各部在第一躯体感觉区的定位

3. 第二躯体运动和第二躯体感觉中枢

它们均位于中央前回和中央后回下面的岛盖皮质，与对侧上、下肢运动和双侧躯体感觉（以对侧为主）有关。

4. 第一视区

位于距状沟上、下方的枕叶皮质，即上方的楔叶和下方的舌回（17 区），接受来自外侧膝状体的纤维。局部定位关系特点是距状沟上方的视皮质接受上部视网膜来的冲动，下方的视皮质接受下部视网膜来的冲动。距状沟后 1/3 上、下方接受黄斑区来的冲动。一侧视觉区接受双眼同侧半视网膜来的冲动，主司双眼对侧半视野的视觉，损伤一侧视觉区可引起双眼对侧视野偏盲称同向性偏盲。

5. 第一听区

位于颞横回（41、42 区），接受内侧膝状体来的纤维。每侧的第一听区都接受来自两耳的冲动。因此一侧听区受损，不致引起全聋。

6. 平衡觉区

位于中央后回下端，头面部感觉区的附近。但关于此中枢的位置存有争议。

7. 嗅觉区

在海马旁回钩的内侧部及其附近。

8. 味觉区

在中央后回下部（43区），舌和咽的一般感觉区附近。

9. 内脏活动的皮质中枢

位于边缘叶，在该叶的皮质区可找到呼吸、血压、瞳孔、胃肠和膀胱等各种内脏活动的代表区。因此认定，边缘叶是内脏神经功能调节的高级中枢。

10. 语言中枢

人类大脑皮质与动物的本质区别是能进行思维和意识等高级活动，并进行语言的表达，故在人类大脑皮质上具有相应的语言中枢，如说话、阅读和书写等中枢。

（1）运动性语言区：在额下回后1/3部（44、45区），即三角部的后部和岛盖部，又称Broca语言区。主司说话功能，如果此中枢受损，病人虽能发音，却不能说出具有意义的语言，称运动性失语症。

（2）书写区：在额中回的后部（6、8区），紧靠中央前回的管理上肢，特别是手肌的运动区。此中枢主管书写功能，若受伤，虽然手的运动功能仍然保存，但写字、绘图等精细动作发生障碍，称为失写症。

（3）听觉性语言区：在颞上回后部（22区），它能调整自己的语言和听到、理解别人的语言。此中枢受损后，患者虽能听到别人讲话，但不能理解讲话的意思，自己讲的话混乱而割裂，答非所问，不能正确回答问题和正常说话，称感觉性失读症。

（4）视觉性语言区：又称阅读中枢，在顶下小叶的角回（39区），靠近视觉区。此中枢与文字的理解和认图密切相关，若受损时，尽管视觉无障碍，对原来认识的字不能阅读，也不理解文字符合的意义，称为失读症。

（5）联络区的功能：除上述的功能区外，大脑皮质广泛的联络区中，额叶的功能与躯体运动、发音、语言及高级思维运动有关。顶叶的功能与躯体感觉、味觉、语言等有关。枕叶与视觉信息的整合有关。颞叶与听觉、语言和记忆功能有关。边缘叶与内脏活动有关。

（6）大脑半球的不对称性：在长期的进化和发育过程中，大脑皮质的结构和功能都得到了高度的分化。而且左、右大脑半球的发育情况不完全相同，呈不对称性。左侧大脑半球与语言、意识、数学分析等密切相关，因此语言中枢主要在左侧大脑半球；右侧大脑半球则主要感知非语言信息、音乐、图形和时空概念等。左、右大脑半球各有优势，它们互相协调和配合完成各种高级神经精神活动。

第三节 神经系统的功能

神经系统是人体最重要的调节系统，由中枢神经系统和周围神经系统两部分构成。神经系统的主要功能可概括为"对机体内外环境的变化进行感觉和分析，并通过其传出信息的变化调控整个机体予以应对"。按照过程，神经系统的调节功能可分为信息接收（感觉）、处理（分析）和输出（如运动调控）三个阶段或环节；按接受调控的机体功能的类型，又可大致分为躯体功能调节和内脏功能调节。相较于其他动物，人类神经系统更为发达，还可对语言、艺术、科学以及个体和族群历史等复杂抽象信息进行学习、记忆、思维和判断，并产生心理、情绪、创造等复杂行为反应。这些更为复杂或独特的高级功能，为人类的生存、繁衍和其他生命活动创造了更为丰富和舒适的物质和精神环境。

神经系统的主要功能可概括为以下几点：

（1）神经系统调节和控制其他各系统的功能活动，使机体成为一个完整的统一体。

（2）神经系统通过调整机体功能活动，使机体适应不断变化的外界环境，维持机体与外界环境的平衡。

（3）人类在长期的进化发展过程中，神经系统特别是大脑皮质得到了高度的发展，产生了语言和思维，人类不仅能被动地适应外界环境的变化，而且能主动地认识客观世界，改造客观世界，使自然界为人类服务，这是人类神经系统最重要的特点。

构成神经系统的细胞主要有神经元和神经胶质细胞两类，后者也简称胶质细胞。人类中枢神经系统约有神经元 10^{11} 个，胶质细胞 $(1~5)\times10^{12}$ 个，后者为前者的 $10~50$ 倍。神经元是神经系统的基本结构和功能单位，承担神经系统的主要功能活动。图 8-14 为哺乳动物神经系统中几种不同类型的神经元模式图。

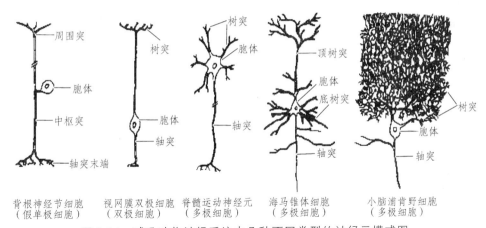

图 8-14　哺乳动物神经系统中几种不同类型的神经元模式图

第四节　脑电活动及睡眠与觉醒

觉醒与睡眠是脑的重要功能活动之一。除了在行为上的区别外，在哺乳动物和鸟类等动物，两者的区别可根据所记录的脑电图、肌电图或眼电图进行客观判定。因此了解脑电活动的表现及其产生机制，将在一定程度上有助于对睡眠和觉醒机制的理解。

一、脑电活动

本节所述的脑电活动是指大脑皮层许多神经元的群集电活动，而非单个神经元的电活动。脑电活动包括自发脑电活动和皮层诱发电位两种不同形式。

（一）自发脑电活动

自发脑电活动是在无明显刺激情况下，大脑皮层自发产生的节律性电位变化。用脑电图仪在头皮表面记录到的自发脑电活动，称为脑电图（EEG）。英国生理学家 Richard Caton 于 1875 年首次从动物大脑皮层记录到节律性脑电波，而人的脑电波则是由德国精神病学家 Hans Berger 在 1928 年首次记录到的。脑电波的发现和脑电图记录的实际应用实现了人们对睡眠状态的准确判断和定量分析，是研究睡眠的必备手段。

1. 脑电图的波形

脑电波的基本波形有 α、β、θ 和 δ 波四种。α 波的频率为 8 ~ 13 Hz，幅度为 20 ~ 100 μV，常表现为波幅由小变大、再由大变小，反复变化而形成 α 波的梭形。α 波在枕叶皮层最为显著，成年人在清醒、安静并闭眼时出现，睁眼或接受其他刺激时立即消失而呈快波（β 波），这一现象称为 α 波阻断。β 波的频率为 14 ~ 30 Hz，幅度为 5 ~ 20 μV，在额叶和顶叶较显著，是新皮层处于紧张活动状态的标志。θ 波的频率为 4 ~ 7 Hz，幅度为 100 ~ 150 μV，是成年人困倦时的主要脑电活动表现，可在颞叶和顶叶记录到。δ 波的频率为 0.5 ~ 3 Hz，幅度为 20 ~ 200 μV，常出现在成人入睡后，或处于极度疲劳或麻醉时，在颞叶和枕叶比较明显（表 8-1）。此外，在觉醒并专注于某一事时，常可见一种频率较 β 更高的 γ 波，其频率为 30 ~ 80 Hz，波幅范围不定；而在睡眠时还可出现一些波形较为特殊的正常脑电波，如驼峰波、σ 波、λ 波、κ-复合波、μ 波等。表 8-1 为正常脑电图的波形特征、常见部位和出现条件。

表 8-1　正常脑电图的波形特征、常见部位和出现条件

波形	频率	波幅	常见部位	出现条件
α	8 ~ 13 Hz	20 ~ 10 μV	枕叶	成人安静、闭眼、清醒时
β	14 ~ 30 Hz	5 ~ 20 μV	额叶、顶叶	成人活动时
θ	4 ~ 7 Hz	100 ~ 150 μV	颞叶、顶叶	少年正常时，成人困倦时
δ	0.5 ~ 3 Hz	20 ~ 200 μV	颞叶、枕叶	婴幼儿正常时，成人熟睡时

2. 脑电波形的变动

一般情况下，频率较低的脑电波幅度较大，而频率较高的脑电波幅度较小。脑电波形可因记录部位及人体所处状态不同而有明显差异。在睡眠时脑电波呈高幅慢波，称为脑电的同步化，而在觉醒时呈低幅快波，称为脑电的去同步化。

3. 脑电波形成的机制

脑电波的节律比神经元的动作电位慢得多，但和神经元的突触后电位的时程较近似。在动物实验中观察到，应用微电极所记录的皮层神经元的慢突触后电位与皮层表面记录到的脑电波的电位变化相似，尤其在 α 波出现时。但单个神经元的微弱的突触后电位显然不足以引起皮层表面的电位改变，因此认为，脑电波是由大量神经元同步发生的突触后电位经总和后形成的，而突触后电位总和的结构基础是锥体细胞在皮层排列整齐，其顶树突相互平行，并垂直于皮层表面，因此其同步活动较易发生总和而形成强大的电场，从而改变

皮层表面电位。进一步研究表明，大量皮层神经元的同步电活动与丘脑的功能活动有关。在中等深度麻醉的动物，在皮层广泛区域可记录到 8～12 Hz 的类似α波的自发脑电活动；在切断丘脑与皮层的纤维联系或切除丘脑后，皮层的这种类似α波的节律便大大减弱或消失；但切除皮层或切断丘脑与皮层的纤维联系后，丘脑髓板内核群的类似α波的节律仍然存在；以 8～12 Hz 的频率电刺激丘脑非特异投射核，可在皮层引导出类似α波的电变化。记录丘脑髓板内核群神经元的细胞内电活动时，可观察到重复刺激可出现兴奋性突触后电位（EPSP）和抑制性突触后电位（IPSP）的交替，在皮层也可见到同样节律的电位周期性变化，因而推测皮层电活动的同步化是由于丘脑非特异投射核的同步化 EPSP 和 IPSP 交替出现的结果。以高频电刺激丘脑髓板内核群，可使皮层中类似α波的节律变为去同步化快波，这可能就是α波阻断的产生机制。

（二）皮层诱发电位

皮层诱发电位是指刺激感觉传入系统或脑的某一部位时，在大脑皮层一定部位引出的电位变化。皮层诱发电位可由刺激感受器、感觉神经或感觉传入通路的任何一个部位引出。诱发电位一般包括主反应、次反应和后发放三部分。主反应为一先正后负的电位变化，在大脑皮层的投射有特定的中心区，出现在一定的潜伏期后，即与刺激有锁时关系。其潜伏期的长短取决于刺激部位与皮层间的距离、神经纤维的传导速度和所经过的突触数目等因素。主反应与感觉的特异投射系统活动有关。次反应是尾随主反应之后的扩散性续发反应，可见于皮层的广泛区域，与刺激无锁时关系。次反应与感觉的非特异投射系统活动有关。后发放则为在主反应和次反应之后的一系列正相周期性电位波动，是非特异感觉传入和中间神经元引起的皮层顶树突去极化和超极化交替作用的结果。

诱发电位的波幅较小，又发生在自发脑电的背景上，故常被自发脑电淹没而难以辨认出来。应用电子计算机将诱发电位叠加和平均处理，能使诱发电位突显出来，经叠加和平均处理后的电位称为平均诱发电位。平均诱发电位目前已成为研究人类感觉功能、神经系统疾病、行为和心理活动的方法之一。临床常用的有体感诱发电位（SEP）、听觉诱发电位（AEP）和视觉诱发电位（VEP）。体感诱发电位是指刺激一侧肢体，从对侧对应于大脑皮层感觉投射区位置头皮引出的电位。以短声或光照刺激一侧外耳或视网膜，分别从相应头皮（对应于额叶和枕叶皮层位置）引出的电位则为听觉或视觉诱发电位。

二、睡眠与觉醒

睡眠与觉醒具有明显的昼夜节律性，是人体所处的两种不同功能的状态。人们只有在觉醒状态下才能进行各种体力和脑力活动，睡眠则能使人的精力和体力得到恢复，并能增强免疫，促进生长和发育，提高学习和记忆能力，有助于情绪的稳定，因此充足的睡眠对促进人体身心健康，保证机体正常生理活动至关重要。

（一）睡眠的两种状态及生理意义

睡眠是人类生存所必需，一般情况下，成年人每天需要睡眠 7～9 小时，儿童需要更多睡眠时间，新生儿需要 18～20 小时，而老年人所需睡眠时间则较少。

人在睡眠时会出现周期性的快速眼球运动，因此，根据睡眠过程中眼电图（EOG）、肌电图（EMG）和脑电图的变化观察，可将睡眠分为非快眼动睡眠（NREM）和快眼动睡眠（REM）。NREM睡眠的脑电图呈现高幅慢波，因而也称慢波睡眠（SWS），而快速眼球运动期间的脑电波和觉醒期的脑电波类似，表现为低幅快波，故又称快波睡眠（FWS）或异相睡眠（PS）。

1. 非快眼动睡眠

根据脑电图的特点，可将NREM睡眠分为四期。I期为入睡期，脑电波表现为低幅θ波和β波，频率比觉醒时稍低，脑电波趋于平坦，这一阶段很快过渡到II期。II期为浅睡期，脑电波呈持续0.5～1秒的睡眠梭形（即σ波，是α波的变异，频率稍快，幅度稍低）及若干κ-复合波（是δ波和σ波的复合）。随后，睡眠进入III期，此期为中度睡眠，脑电波中出现高幅（>75μV）δ波。当δ波在脑电波中超过50%时，睡眠进入IV期，即深度睡眠期。III期和IV期睡眠统称为δ睡眠，在人类，这两个时期合称为慢波睡眠，而在有些动物，所有这四期均称为慢波睡眠。在NREM睡眠中，由于感觉传入冲动很少，大脑皮层神经元活动趋向步调一致，脑电以频率逐渐减慢、幅度逐渐增高、δ波所占比例逐渐增多为特征，表现出同步化趋势（图8-15），故NREM睡眠又称同步化睡眠。在NREM睡眠阶段，视、听、嗅和触等感觉以及骨骼肌反射、循环、呼吸和交感神经活动等均随睡眠的加深而降低，且相当稳定；但此期腺垂体分泌生长激素则明显增多，因而NREM睡眠有利于体力恢复和促进生长发育。

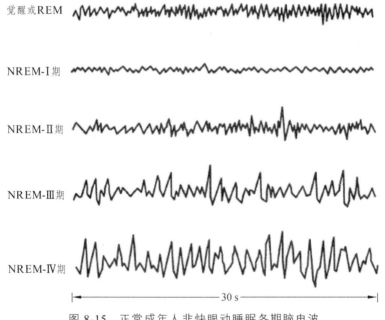

图8-15　正常成年人非快眼动睡眠各期脑电波

2. 快眼动睡眠

慢波睡眠之后，脑电的渐进性高幅低频的变化出现逆转，呈现与觉醒相似的不规则β波，表现为皮层活动的去同步化，但在行为上却表现为睡眠状态，因此也称异相睡眠。在

REM 睡眠期，机体的各种感觉进一步减退，肌紧张减弱；交感神经活动进一步降低；下丘脑体温调节功能明显减退，表明其睡眠深度要比慢波睡眠更深。此外，REM 睡眠阶段尚有躯体抽动、眼球快速运动及血压升高、心率加快、呼吸快而不规则等间断的阵发性表现。若在此期间被唤醒，74%～95%的人会诉说正在做梦，但在被唤醒的人中仅有 7%能回忆起梦中的情景。REM 睡眠中的眼球运动和上述阵发性表现可能与梦境有联系。

REM 睡眠期间，脑内蛋白质合成加快，脑的耗氧量和血流量增多，而生长激素分泌则减少。REM 睡眠与幼儿神经系统的成熟和建立新的突触联系密切相关，因而能促进学习与记忆以及精力的恢复。但是，REM 睡眠期间出现的上述阵发性表现可能与某些疾病易于在夜间发作有关，如哮喘、心绞痛、阻塞性肺气肿缺氧发作等常发生于夜间。

睡眠并非是由"浅睡"到"深睡"的连续过程，而是 NREM 睡眠和 REM 睡眠两个不同时相周期性交替的过程。入睡后，一般先进入 NREM 睡眠，由 I 期开始，随后相继过渡到 II、III、IV 期睡眠，持续 80～120 分钟后转入 REM 睡眠，REM 睡眠持续 20～30 分钟后又转入 NREM 睡眠，NREM 睡眠和 REM 睡眠两个时相在整个睡眠过程中有 4～5 次交替。NREM 睡眠主要出现在前半夜的睡眠中，在睡眠后期的周期中逐渐减少甚至消失，与此相反，REM 睡眠在睡眠后期的周期中比例则逐渐增加。两个时相的睡眠均可直接转为觉醒状态，但由觉醒转为睡眠则通常先进入 NREM 睡眠，而不是直接进入 REM 睡眠（图 8-16）。

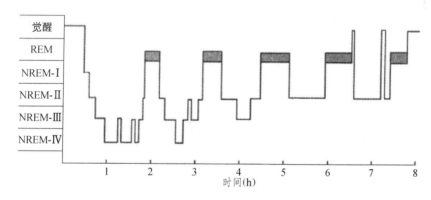

图 8-16　正常成年人整夜睡眠中两种睡眠时相交替的示意图

无论是 NREM 睡眠还是 REM 睡眠，均为正常人之所需。一般成年人若持续处于觉醒状态 15～16 小时，便可称为睡眠剥夺。当睡眠长期被剥夺后，若任其自然睡眠，则睡眠时间将明显增加以补偿睡眠的不足。进一步研究表明，分别在 NREM 睡眠和 REM 睡眠中被唤醒，导致 NREM 睡眠或 REM 睡眠的剥夺，再任其自然睡眠，则两种睡眠均将出现补偿性延时。在 REM 睡眠被剥夺后，觉醒状态可直接进入 REM 睡眠，而不需经过 NREM 睡眠的过渡。

（二）觉醒与睡眠的产生机制

曾经认为，觉醒的产生和维持是大脑皮层不断接受感觉传入的结果，而睡眠则是个被动过程，此时感觉传入暂停或因脑疲劳而使之活动减缓。目前已发现人和动物脑内有许多部位和投射纤维参与觉醒和睡眠的调控，它们形成促觉醒和促睡眠两个系统，并相互作用、相互制约而形成复杂的神经网络，调节睡眠-觉醒周期和睡眠不同状态的互相转化。所以，觉醒和睡眠都是主动过程。

1. 与觉醒有关的脑区

由于网状结构是个多突触系统，神经元的联系在此高度聚合，形成复杂的神经网络，使各种特异感觉的传入失去专一性，因而非特异投射系统的主要功能是维持和改变大脑皮层的兴奋状态，换言之，它具有上行唤醒作用。刺激猫的中脑网状结构可将其从睡眠中唤醒，脑电波呈去同步化快波；如果在中脑头端切断网状结构或选择性破坏中脑被盖中央区的网状结构，动物便进入持久的昏睡状态，脑电图呈同步化慢波（图 8-17）。可见，觉醒的产生与脑干网状结构的活动有关，故称之为网状结构上行激动系统。另一方面，大脑皮层感觉运动区（见前文）、额叶、眶回、扣带回、颞上回、海马、杏仁核和下丘脑等部位也有下行纤维到达网状结构并使之兴奋。网状结构是个多递质系统，已知网状结构中大多数神经元上行和下行纤维的递质是谷氨酸。许多麻醉药（如巴比妥类）都是通过阻断谷氨酸能系统而发挥作用的。静脉注射阿托品也能阻断脑干网状结构对脑电的唤醒作用，此外，与觉醒有关的脑区和投射系统还有许多，如脑桥蓝斑去甲肾上腺素能系统、低位脑干的中缝背核 5-羟色胺能系统、脑桥头端被盖胆碱能神经元、中脑黑质多巴胺能系统、前脑基底部胆碱能系统、下丘脑结节乳头体核组胺能神经元和下丘脑外侧区的增食因子能神经元等。而且，脑干和下丘脑内与觉醒有关的脑区之间存在广泛的纤维联系，它们可能经丘脑和前脑基底部上行至大脑皮层而产生和维持觉醒。

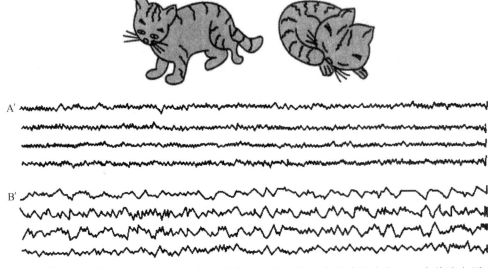

A. 切断特异性传导通路而不损伤非特异性传导通路的猫，处于觉醒状态，A′为其脑电图；
B. 切断非特异性传导通路的猫，处于昏睡状态，B′为其脑电图

图 8-17　切断特异和非特异传导通路后猫的行为与脑电图变化

2. 与睡眠有关的脑区

（1）促进 NREM 睡眠的脑区：脑内存在多个促进 NREM 睡眠的部位，其中最重要的是视前区腹外侧部（VLPO）。由觉醒进入 NREM 睡眠后，VLPO 神经元放电频率增高，且细胞原癌基因 *c-fos* 表达增加（表示此时处于活动状态）。VLPO 内存在大量促睡眠神经元，它们发出的纤维投射到脑内多个与觉醒有关的部位，如蓝斑去甲肾上腺素能神经元、中缝背核 5-羟色胺能神经元、脑桥头端被盖胆碱能神经元、下丘脑结节乳头体核组胺能神经元等，VLPO 投射纤维的主要递质是γ-氨基丁酸，通过对促觉醒脑区活动的抑制，促进觉醒向睡眠转化，产生 NREM 睡眠。有研究表明，视交叉上核有纤维通过其他核团中继后投射到下丘脑外侧部的增食因子能神经元和 VLPO，将昼夜节律的信息传递给促觉醒和促睡眠脑区，调节觉醒与睡眠的相互转换。此外，促进 NREM 睡眠的脑区还位于延髓网状结构的脑干促眠区（也称上行抑制系统）；位于下丘脑后部、丘脑髓板内核群邻旁区和丘脑前核的间脑促眠区；以及位于下丘脑或前脑视前区和 Broca 斜带区的前脑基底部促眠区。对脑干和间脑促眠区施以低频电刺激可引起 NREM 睡眠，而施以高频电刺激则引起觉醒；而在前脑促眠区无论施加低频或高频刺激均将引起 NREM 睡眠的发生。

（2）促进快眼动睡眠的脑区：位于脑桥头端被盖外侧区的胆碱能神经元在 REM 睡眠的启动中起重要作用，这些神经元称为 REM 睡眠启动（REM-on）神经元，其电活动在觉醒时停止，而在 REM 睡眠期间则明显增加。它们不仅能引起脑电发生去同步化快波，还能激发脑桥网状结构、外侧膝状体和枕叶皮层出现一种棘波，称为脑桥-外侧膝状体-枕叶锋电位，简称 PGO 锋电位（PGO spike）。PGO 锋电位是 REM 睡眠的启动因素，它一方面通过视觉中枢产生快速眼球运动，另一方面通过传出纤维兴奋延髓巨细胞核，再经网状脊髓腹外侧束兴奋脊髓的抑制性神经元，引起四肢肌肉松弛和放电停止。在猫脑桥被盖以上横切脑干后，动物仍能维持正常的 REM 睡眠，包括睡眠期的眼球快速运动和肌紧张消失，但如果毁损脑桥头端被盖及其邻近部位，则 REM 睡眠随即消失。此外，蓝斑核的去甲肾上腺素能神经元和中缝背核的 5-羟色胺能神经元既能启动和维持觉醒，也可终止 REM 睡眠，因而称为 REM 睡眠关闭（REM-off）神经元，它们在觉醒时放电频率较高，在转为 NREM 睡眠时放电明显减少，而转为 REM 睡眠时则放电停止。因此，REM 睡眠的发生和维持可能受控于 REM-off 神经元和 REM-on 神经元之间的相互作用。

3. 调节觉醒与睡眠的内源性物质

除中枢有关神经递质外，已知的调节觉醒与睡眠的内源性物质还有几十种，以下仅介绍几种主要的内源性促眠物质。

（1）腺苷：脑内腺苷的含量随脑组织代谢水平的不同而发生变化，在觉醒时腺苷的含量随觉醒时间的延长而升高，高水平的腺苷可促进 NREM 睡眠，而在睡眠期其含量随睡眠时间的延长而降低，由此引发觉醒。已有众多实验证实腺苷具有促眠作用，如剥夺睡眠可明显提高大鼠和猫前脑基底部、皮层和海马等处的腺苷水平，尤以前脑基底部为著，这对维持睡眠稳定状态具有重要意义；咖啡因能增强觉醒也是通过阻断腺苷受体而实现的。腺苷的促眠作用一是通过腺苷 A_1 受体抑制前脑基底部的胆碱能神经元而抑制觉醒；二是通过作用于 VLPO 的腺苷 A_2 受体，激活 VLPO 内 γ-氨基丁酸能神经元，通过抑制多个促觉醒脑区的活动，尤其是抑制下丘脑乳头体核组胺的释放，从而促进睡眠。

（2）前列腺素 D_2：前列腺素 D_2（PGD_2）是目前已知的重要内源性促眠物质。它是由前列腺素 H_2（PGH_2）经前列腺素 D 合成酶的作用而形成，抑制前列腺素 D 合成酶可导致睡眠减少。PGD_2 在脑脊液中的浓度呈日节律变化，与睡眠-觉醒周期一致，并可随剥夺睡眠时间的延长而增高。PGD_2 可通过影响腺苷的释放而促进睡眠。

（3）生长激素：生长激素的释放发生于 NREM 睡眠时相，因此 NREM 睡眠具有促进机体生长和体力恢复的作用，而生长激素的释放又能增强脑电的慢波活动，促进 NREM 睡眠。生长激素释放激素和生长抑素不仅通过影响生长激素的释放而参与睡眠的调节，也能直接影响睡眠。生长激素释放激素及其 mRNA 随昼夜节律而变化，且在睡眠剥夺后增加。脑室内注射生长激素释放激素可增加 NREM 睡眠，同时也能增加 REM 睡眠，而脑室内注射生长激素释放激素的抗体则引起相反的结果。

此外，一些细胞因子也参与睡眠的调节，如白细胞介素-1、干扰素和肿瘤坏死因子等均可增加 NREM 睡眠。另外，还发现多种促眠因子在睡眠调节中的作用，如催眠毒素是从剥夺睡眠 $150 \sim 293$ 小时狗的脑中提取出的一种内源性促眠物质。S 因子是从剥夺睡眠山羊的脑脊液中提取出的一种肽类物质，如果将剥夺睡眠山羊的脑脊液注入大鼠，也能使大鼠进入睡眠状态。从刺激家兔丘脑髓板内核群而致眠的家兔静脉血中可提取出一种称为 δ 促眠肽的 9 肽，它可促进 NREM 睡眠并使脑电图出现 δ 波。

课后思考题

1. 脑分为哪几部分？各部在外形上有哪些主要结构？

2. 脑各部各连有哪几对脑神经？它们的性质如何？

3. 脑干内与骨骼肌随意运动有关的脑神经核有哪些？它们分别位于脑干何部？各核团与皮质核束的关系以及支配哪些骨骼肌？

4. 脑干内与迷走神经相联系的核团有哪些？它们分别属于何功能柱？其功能如何？

5. 小脑的分部有哪些？

6. 小脑的主要功能有哪些？

7. 间脑的分部有哪些？

8. 试述大脑皮质的功能定位和重要中枢。

9. 试述内囊位置分部和损伤后表现。

10. 简述边缘系统组成及主要功能。

11. 举例说明神经的营养性作用。

12. 试使用兴奋性突触后电位、抑制性突触后电位、侧支抑制和回返抑制等概念解释膝反射的中枢传递过程。

13. 什么是乙酰胆碱的毒蕈碱样作用和烟碱样作用？仅从外周器官的反应能否严格区分这两种作用？

14. 如何理解神经元间的环式联系是一个开放的而不是闭合的环路？

15. 试述非条件反射和条件反射的区别和联系。

16. 试述特异性感觉投射系统和非特异性感觉投射系统的特点和意义。

17. 中枢如何调节内脏活动？如何通过实验验证下丘脑对内脏活动的调节？

18. 人体的直立姿势是如何维持的？

19. 为什么心血管意外容易发生在快眼动睡眠期？

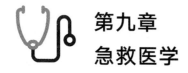

第九章
急救医学

第一节　急救医学

一、急诊与灾难医学的概念与范畴

（一）急诊与灾难医学的概念

急诊医学是一门临床医学专业，涉及院前急救、院内急诊、急危重症监护，现场急救、创伤急救、急病（症）救治、心肺复苏、急性中毒、理化及环境因素损伤，以及相关学科的理论和技能皆包含在其学科范畴中。急诊主要针对不可预测的急危病（症）、创伤、意外伤害以及心理急症，进行初步评估判断、急诊处理、治疗和预防，或对人为及环境伤害给予迅速的内、外科治疗及精神心理救助。

灾难医学是指因灾难事故中涉及人员伤亡而必须迅速实施的医疗救援，包括对灾难的预见、预防和准备，灾难现场伤员的解救和医疗急救，重大灾难后卫生防疫，如饮水卫生、营养以及适时的心理危机干预等。

随着公众对急诊医疗服务（EMS）需求的日渐提高，要求在发病或致伤早期采取快速有效的救治方法，目的是在"黄金时间"内抢救生命，控制伤病情恶化，保护器官功能，以期获得良好的临床预后。

急诊医学是对急危重症、创伤和意外伤害评估、急诊处理、治疗和预防的学科专业，其核心是早期判断、有效救治急危重症、创伤及意外伤害。急救的含义更侧重对急危重症、创伤、灾害事件伤害的急救反应能力，包括急救人员、车辆、通讯的调动准备，现场急救、安全转运，乃至到达医院的初期抢救，更突出抢救生命，急救过程中的有效措施和组织管理是其核心。灾难现场急救与急诊医学所涉及的理论、知识和技能相互交叉、重叠，但灾难现场有其救援的特殊性，随着深入实践与理论探讨可以融入于一个完整的急诊医疗服务体系之中。

（二）急诊医疗服务体系

我国目前共识的急诊医疗服务体系（EMSS）是院前急救、医院急诊、危重症监护三位一体的模式。

1. 院前急救

院前急救是指到达医院前急救人员对急症、创伤病人开展现场或转运途中的医疗救治。

其主要任务是：① 对急症、创伤病人进行现场生命支持和急诊处理，快速稳定病情和安全转运；② 对突发公共卫生事件或灾难事故现场实施应急医学救援；③ 在特殊重大集会、重要会议、赛事和重要人物活动中承担意外救护的准备；④ 承担急救通讯指挥，即联络急救中心（站）、医院和上级行政部门的信息枢纽。

院前急救作为急诊医疗服务体系的重要组成部分，对其技术指标的评价可以控制急救医疗服务质量。其技术指标有：

（1）院前急救时间：包括以下几个时间。① 急救反应时间：从接到求救电话到派出救护车抵达伤病现场的平均时间。考虑受通讯、交通状况、急救人员数量、车辆配置、急救站点分布和急救半径等因素的影响，国际目标要求为 5～10 分钟。② 现场抢救时间：急救人员在现场对伤病员救治的时间。此时间视伤病情允许安全转运而定，也根据是否急需送往医院接受确定性治疗的要求而定。③ 转运时间：从现场到医院的时间。转运时间往往取决于交通状况、有能力接受危重伤病员救治医院的分布等因素。

（2）院前急救效果：急救反应时间、急救设施、急救人员能力和急救技术水平，以及院前急救系统的管理水平等都会影响急救的实际效果。院前心脏骤停的复苏成功率是评价急救效果的重要客观指标之一。熟练实施标准化急救流程会提高急救效果。

（3）院前急救需求：随着公众对 EMSS 的认识和了解，院前急救需求也在不断增加，而救护车数量、分布，急救电话应答指导和急救人员反应能力等都会制约对急救需求的满足。对突发公共卫生事件或灾害事故应急救援能力也是衡量满足需求的重要指标，这就要求急救医疗机构与其他救援机构相互协调，共同完成重大灾难事故的现场救援任务。从这一角度看院前急救也是政府通过急救机构履行向公众提供急救医疗服务的职能。

2. 医院急诊

医院急诊是 EMSS 中最重要而又最复杂的中心环节。医院急诊的救治能力及质量是医院管理、医护人员素质和急救技术水平的综合体现。

急诊科（ED）是医院急症、创伤救治的首诊场所。急诊科实行 365 天，24 小时开放，承担来院急诊伤病员的紧急诊疗服务，为抢救伤病员生命，以获得后续的专科诊治提供支持和保障。急诊科在医院中须有相对独立区域，设置布局和流程合理，急救设施齐备，人员相对固定，是能承担医疗、教学和科研的综合性科室。其主要任务是担负急诊伤病员的院内急诊早期救治和部分危重症病人的急诊监护治疗，也可根据所在区域特点承担院前急救。医院急诊又直接面向社会承担大量非急诊病人的门诊工作，合理处置和分流病员，准备应对随时可能发生的成批量伤病员的急救，充分利用好有限的急诊资源是医院急诊工作中需要特别注意的问题。组织协调好医院各专业科室参加急诊会诊、救治，尽快收容危重伤病员入院治疗也是急诊工作的职责。

急诊分诊根据病情的轻重缓急分为 5 类：

（1）Ⅰ类：急需心肺复苏或生命垂危病人：要分秒必争地立即抢救。

（2）Ⅱ类：有生命危险的危重症病人：应在 5～10 分钟内评估病情和进行急救。

（3）Ⅲ类：暂无生命危险的急诊病人：应在 30 分钟内经急诊检查后，给予急诊处理。

（4）Ⅳ类：普通急诊病人：可在 30 分钟至 1 小时内给予急诊治疗。

（5）Ⅴ类：非急诊病人：可根据当时急诊抢救情况适当延时给予诊治。

经过急诊诊治的伤病员，根据病情决定给予急诊手术、入院治疗、危重症监护治疗、急诊留观、转专科门诊或离院等处理。

医院急诊科应不断加强相对独立的综合诊治能力，解决大多数内、外科急诊问题，对急危重症、创伤病人进行初期评估和处理。根据我国医院急诊发展现状，许多以急症就诊的病人一时难以被明确诊断，或者合并多器官功能障碍或衰竭，造成专科收容困难，从而大量较长时间滞留在急诊科。2009 年公布的《急诊科建设与管理指南》明确要求："急诊科应当根据急诊病人流量和专业特点设置观察床，收住需要在急诊临时观察的病人，观察床数量根据医院承担的医疗任务和急诊病人数量确定。急诊病人留观时间原则上不超过 72 小时。"

3. 危重症监护

危重症监护不仅是独立设置的急诊危重症监护室，更重要的是在急诊抢救和观察区域内能实现完备的监护和抢救的医疗功能，即监护床单位都有完备监护设备，能及时抢救生命及器官功能支持。急危重症监护的基本特征是：① 在严重伤病发生后的"黄金时间"内给予恰当救治，以避免死亡和伤残；② 经过危重症监护培训的医护人员较内、外专科人员能更有效地处理危重症病人。危重症病人住急诊和危重症监护室（ICU）的时间是一项评价救治效果、衡量医疗质量的重要指标。

现阶段在我国三级以上综合型医院急诊科中已普遍建立急诊危重症监护病房（EICU）。因为，急危重症病人在急诊科长时间停留更需要实施严密的监护治疗，这类危重症病人的特点是：① 心肺复苏后生命指征不稳定，需要持续循环、呼吸支持；② 病情垂危而不宜搬动、转运；③ 只需要短时间监护救治即可治愈，无需再住院治疗；④ 其他专科难以收住院的复杂危重症病人。

总之，建立急诊危重症监护室或监护床单位要更注重对急危重症病人连续的急救，加强监护治疗，适时收入院进行后续治疗，以提高危重症病人的救治质量和效果。

二、急诊与灾难医学专业的特点及观念

（一）"救人治病"和"先抢后救"的原则

急诊医学要强调"救人治病"的原则，即将抢救生命作为第一目标。"治病"意味着首先要明确疾病的诊断，再采取相应的治疗措施，这一逻辑会支配医生首先要清楚疾病的临床诊断。而通常在急诊工作中，伤病员最突出的表现是病情危重且复杂多变，常主诉病史不清，病情有时不容许进行必要的检查，往往一时很难明确临床诊断，但病情危急时重点应放在立即抢救生命、稳定生命指征上。急诊抢救具有很强的时限性，要尽可能减少院前和院内医生延误救治时间。"黄金时间"更强调从致伤、发病起计时，缩小救治时间窗。只有生命体征稳定的情况下，才能赢得确定诊断和针对病因治疗的时机，而不是让时间浪费在繁杂的检查和诊断过程中，要在医疗制度和抢救流程上确定救命优先的原则。

灾难医学的原则是"先抢后救"，是强调在灾难条件下，先使伤员脱离危险环境，再进行必要的急救。灾难救援要与急救紧密衔接，使之更有效发挥 EMSS 的作用。

（二）急诊医学专业的特点

医学专科的划分通常是以传统解剖系统为基础，现代医学专业越分越细，同时可能也削弱了医生对多系统疾病或器官病变之间交叉关联的认识与理解，容易造成专业知识和思维方式的局限性，分专科处理急危重病可能会影响到医疗质量和临床效果。特别是解决复杂的急危重症医疗问题时，急诊医学专业可发挥其理论、医疗实践体现的跨专业综合的突出特点，来弥补专科会诊方式诊治的弊端。其特点有：

1. 危重复杂性

急症和创伤通常是突然发生的，病情危重程度及进展难以预料，伤病机体急性期应激反应强，可能相继发生全身炎症反应综合征（SIRS），以致进展为多器官功能障碍综合征（MODS）或恶化为多器官功能衰竭（CMOF）。急性器官功能衰竭伤病者由于代偿能力差，病情进展迅速，短时间内病情可十分危重，复杂的急危重病症及伤情应作为急诊救治的重点。

2. 时限急迫性

由于危重的伤、病情发展变化快，易出现多器官功能障碍，甚至威胁病人生命，必须尽可能早地阻止伤病情的恶化，早期及时有效地救治会比延误后的补救治疗代价更低、预后更好。因此，急诊强调救治"时间窗"的概念，在时间窗内实现早期目标治疗，可获得更好的救治效果，提高伤病危重症病人抢救的存活率，减少功能伤残。

3. 机制可逆性

急症及伤害导致的急性器官功能障碍与慢性疾病失代偿的功能衰竭机制不同。早期有效纠正器官功能紊乱和失调状态，遏制致伤、病因素的持续影响，阻断病情恶化的病理生理机制，在病理变化的可逆阶段，尽可能使组织结构损害和器官功能障碍得到控制，最终使器官功能逐步恢复正常。这也是急诊早期有效救治的关键所在。

4. 综合关联性

急诊病人涉及的临床症状零乱复杂，急性多器官损害及功能障碍变化规律有别于单一器官的病理变化。临床看似不直接关联的症状、体征，却在复杂病理机制中存在密切的相关性，所以需要具备跨多专科的理论知识进行综合分析判断，寻找影响生命指征稳定的根源。单个病变和伤情可能并不直接致命，而相继发生的多器官功能障碍或衰竭却可导致生命危害。将各种生理功能按其代偿状况进行区分，作为急危重症临床评分的基础，以利于临床判断和确定性救治。

5. 处置简捷性

急诊对危重伤病员的处理原则要求及时、简捷、有效，对众多临床急症，特别是可能快速引起生命危险的急症，应该制定相对固定的临床路径，作为急诊医疗实践可遵循的最基本标准，尽可能依照循证医学的原则，以便急诊医生选择最为适合的诊疗方法。急诊的救治方法简捷有利于现场急救和早期救治的规范使用，也方便记忆和实施操作。有时往往最简单的方法却是最有效的。

第二节　心肺脑复苏

心肺复苏（CPR）是指采用徒手和（或）辅助设备来维持呼吸、心脏骤停病人人工循环和呼吸最基本的抢救方法，包括开放气道、人工通气、胸外心脏按压、电除颤以及药物治疗等，目的是尽快使自主循环恢复（ROSC）。脑复苏是为减轻心脏骤停后全脑缺血损伤，而采取的脑组织保护救治，以达到脑神经功能良好的复苏后存活。

心脏骤停（SCA）是指各种原因所致心脏射血功能突然停止，病人随即出现意识丧失、脉搏消失、呼吸停止。心脏性猝死（SCD）指未能预料的突发心脏症状 1 小时内发生的心脏原因死亡。心脏骤停不治是心脏性猝死最常见的直接死因。

一、心脏骤停的原因

心脏骤停的原因有多种，常见原因见表 9-1。

表 9-1　心脏骤停的常见原因

分类	原因	疾病或致病因素
心脏	心肌损伤	冠心病、心肌病、心脏结构异常、瓣膜功能不全
呼吸	通气不足	中枢神经系统疾病、神经肌肉接头疾病、中毒或代谢性脑病
	上呼吸道梗阻	中枢神经系统疾病、气道异物阻塞、感染、创伤、新生物
	呼吸衰竭	哮喘、COPD、肺水肿、肺栓塞
循环	机械性梗阻	张力性气胸、心包填塞、肺栓塞
	有效循环血量过低	出血、脓毒症、神经源性休克
代谢	电解质紊乱	低钾血症、高钾血症、低镁血症、高镁血症、低钙血症
中毒	药物	抗心律失常药、洋地黄类药物、β受体阻滞剂、钙通道阻滞剂、三环类抗抑郁药
	毒品滥用	可卡因、海洛因
	气体中毒	一氧化碳、氰化物、硫化氢
环境		雷击、触电、低/高温、淹溺

二、心脏骤停的病理生理机制

心脏骤停导致全身血流中断，不同器官对缺血损伤的耐受性有所不同，大脑是人体最易受缺血缺氧损害的器官，其次是心脏、肾脏、胃肠道、骨骼肌等。正常体温情况下，心脏停搏 4 分钟后，脑细胞开始发生不可逆的缺血损害；心脏骤停 10 分钟内若未行心肺复苏，神经功能则极少能恢复到发病前的水平。心脏骤停与心肺复苏相关的缺血再灌注损伤的病理生理机制，按时间依次划分为骤停前期、骤停期、复苏期、复苏后期四个阶段。

三、心脏骤停的表现

心脏骤停"三联征"：突发意识丧失、呼吸停止和大动脉搏动消失。临床表现为：

（1）突然摔倒，意识丧失，面色迅速变为苍白或青紫。

（2）大动脉搏动消失，触摸不到颈、股动脉搏动。

（3）呼吸停止或异常，出现叹息样呼吸，继而停止。

（4）双侧瞳孔散大。

（5）可伴有因脑缺氧引起的抽搐和大小便失禁，随即全身松软。

（6）心电图表现：① 心室颤动（VF）；② 无脉性室性心动过速（VT）；③ 心室静止；④ 无脉心电活动（PEA）。

二、基本生命支持

基本生命支持（BLS）是心脏骤停后挽救生命的最关键措施，包括识别心脏骤停和启动急救服务系统，早期徒手心肺复苏和现场使用自动体外除颤器（AED）快速除颤。早期心肺复苏技术被归纳为 A、B、C、D，即 A（airway）——开放气道；B（breathing）——人工呼吸；C（circulation）——胸外按压；D（defibrillation）——电除颤。BLS 用于发病或伤害现场，包括对病情判断评估和采用必要的抢救措施，目的是使心脏骤停病人早期得到及时心肺复苏以恢复自主循环。

院外心脏骤停（OHCA）或院内心脏骤停（IHCA）发生的连续抢救环节被称为"生存链"，包括五个环节：① 识别心脏骤停和启动急救服务系统；② 立即心肺复苏；③ 尽早电除颤；④ 进行高级生命支持；⑤ 复苏后监护。前三个环节构成了基本生命支持的主要内容。

（一）成人基本生命支持

BLS 救治流程见图 9-1。

1. 检查意识及反应

发现突然意识丧失倒地者，现场人员首先要确定现场有无威胁病人和急救者安全的因素，如有应及时躲避或脱离危险，在没有危险的环境中尽可能不移动病人。采用动作或呼叫来判断病人有无意识，如拍病人肩部并呼叫："你怎么了？"观察病人有无意识或动作反应。对有反应者使其采取自动恢复体位；无反应病人应采取平卧位，立即启动急救医疗服务系统（EMSS）。如怀疑病人有颈椎受伤，翻转身体时应保持病人头颈部和躯干在一个轴面上，以避免脊髓受到损伤。

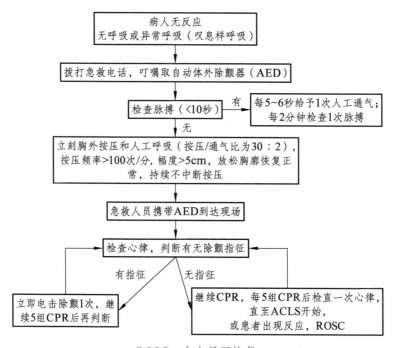

病人无反应
无呼吸或异常呼吸（叹息样呼吸）

↓

拨打急救电话，叮嘱取自动体外除颤器（AED）

↓

检查脉搏（<10秒） → 有 → 每5~6秒给予1次人工通气；
每2分钟检查1次脉搏

↓无

立刻胸外按压和人工呼吸（按压/通气比为30：2），
按压频率>100次/分，幅度>5cm，放松胸廓恢复正
常，持续不中断按压

↓

急救人员携带AED到达现场

↓

检查心律，判断有无除颤指征

有指征 ← → 无指征

立即电击除颤1次，继
续5组CPR后再判断

继续CPR，每5组CPR后检直一次心律，
直至ACLS开始，
或患者出现反应，ROSC

ROSC：自主循环恢复

图 9-1　基本生命支持流程图

2. 求救 EMSS

发现病人无意识，无反应，应立即请求附近人员帮助并拨打急救电话求助 EMSS。拨打急救电话并叮嘱急救人员携带自动体外除颤器（AED）。

3. 检查呼吸、脉搏

检查有无呼吸或是否为叹息样呼吸（即濒死的无效呼吸），同时检查大动脉搏动，时间限制在 10 秒之内。判断已无呼吸或仅有异常呼吸，且不能明确地触及大动脉搏动时，应立即开始 CPR。

4. 胸外按压

胸外按压是通过增加胸腔内压力和直接按压心脏驱动血流，有效的胸外按压能产生 60 ~ 80 mmHg 动脉压。心脏骤停最初心电图多为心室颤动，电除颤前先行胸外按压（一般按 2 分钟），可改善心肌供氧、提高除颤成功率，对心室颤动时间>4 分钟的病人，电击前的胸外按压尤为重要。在电除颤终止心室颤动后的最初阶段，尽管心脏恢复了有节律的心电活动，但心脏常处于无灌流或低灌注状态，电击后立刻胸外按压 2 分钟，有助于心律恢复。

高质量胸外按压，即按压频率 100 ~ 120 次/分；按压幅度达 5 ~ 6 cm；确保按压后放松期胸廓完全恢复原状；尽量减少因分析心律、检查脉搏和其他治疗措施所致胸外按压中断，中断时间<10 秒；避免过度通气。

（1）复苏体位：CPR 时将病人放置平卧位，平躺在坚实平面上。

（2）按压部位：在胸骨中线中下 1/3 交界处，即两乳头连线与胸骨中线交叉处（图 9-2）。

（3）按压手法：急救人员跪在病人一侧身旁，一个手掌根部置于按压部位，另一手掌根部叠放其上，双手指紧扣进行按压；身体稍前倾，使肩、肘、腕于同一轴线上，与病人身体平面垂直。用上身重力按压，按压与放松时间相等，放松时手掌不离开胸壁（图 9-3）。

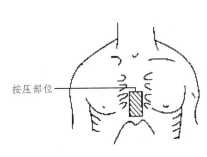
按压部位
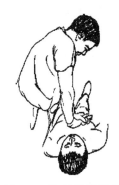

图 9-2　胸外按压部位　　　　　图 9-3　胸外按压手法

（4）复苏顺序：心脏骤停因为以心脏病因居大多数，当难以确定心脏骤停时间，立即建立辅助血液循环非常重要，共识推荐以先胸外按压为序，流程为 C—A—B 的顺序，即胸外按压——开放气道——人工呼吸。

（5）按压/通气比：按压/通气比为 30∶2，即每按压 30 次，人工呼吸 2 次。每 5 组 30∶2 的 CPR 为一个周期，时间约 2 分钟。

（6）按压轮换：2 人以上 CPR 时，每隔 2 分钟，应交替做 CPR，以免按压者疲劳使按压质量和频率降低。轮换时要求动作快，尽量减少按压的中断。

5. 开放气道与人工通气

病人无意识时，舌根后坠、软腭下垂会阻塞气道，因此检查呼吸或人工通气前需要开放气道。

1）开放气道方法

（1）仰头抬颏法：如病人无明显头、颈部受伤可使用此法。病人取仰卧位，急救者站在病人一侧，将一只手放置病人前额部用力使头后仰，另一只手示指和中指放置下颌骨部向上抬颏，使下颌尖、耳垂连线与地面垂直（图 9-4）。

（2）双手托颌法：在怀疑病人有颈椎受伤时使用。病人平卧，急救者位于病人头侧，两手拇指置于病人口角旁，余四指托住病人下颌部位，在保证头部和颈部固定的前提下，用力将病人的下颌向上抬起，使下齿高于上齿（图 9-5）。

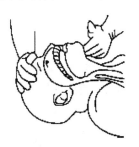
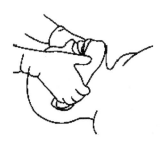

图 9-4　仰头抬颏法　　　　　图 9-5　托颌法

2）人工通气方法

（1）口对口呼吸：急救者正常呼吸，用示指和拇指捏住病人鼻翼，用口封罩住病人的口唇部，将气吹入病人口中。

（2）口对鼻呼吸：用于口唇受伤或牙关紧闭者，急救者稍上抬病人下颊使口闭合，用口封罩住病人鼻子，将气体吹入病人鼻中。

（3）口对导管通气：对气管切开病人可通过导管进行人工通气。

（4）口对面罩通气：用面罩封住病人口鼻，通过连接管进行人工通气。

无论何种人工通气方法，急救者每次吹气时间持续 1 秒，应见胸廓起伏，潮气量 6 ~ 7 mL/kg。

3）注意事项

（1）心肺复苏过程中，维持相对低的通气/血流比例，避免急速、过大潮气量的人工呼吸更有利于复苏：① CPR 中实际经过肺的血流明显减少（约为正常的 25% ~ 33%），要求潮气量和呼吸频率均较生理状态下更低，符合此时的病理生理状态；② 可避免引起胃胀气、膈肌上抬，而降低肺的顺应性及胃内容反流造成误吸。

（2）对于有自主循环（可触到脉搏）的病人，人工呼吸维持在 10 ~ 12 次/分，大致每 5 ~ 6 秒给予 1 次人工通气，每 2 分钟重新检查 1 次脉搏。

（3）心脏骤停最初数分钟内，血中氧合血红蛋白还保持一定水平，心、脑的氧供更多取决于血流量降低程度，所以心肺复苏最初阶段的胸外按压比人工通气相对更重要，应尽可能避免中断胸外按压。

（4）人工通气时，要注意始终保持气道开放状态。

（5）人工气道建立前，人工呼吸频率为 10 ~ 12 次/分；建立人工气道后呼吸频率为 8 ~ 10 次/分，胸外按压频率 100 ~ 120 次/分，此时不再需要按压/通气 30：2 比例进行。

6. 电除颤

心脏骤停 80% ~ 90% 由心室颤动所致。单纯胸外按压般不可能终止心室颤动和恢复有效血流灌注，电击除颤是终止心室颤动的最有效方法。早期电击除颤是决定心脏骤停病人能否存活的关键因素，除颤每延迟 1 分钟病人存活率下降 7% ~ 10%。

（1）当院外心脏骤停被目击或发生院内心脏骤停，如有 AED 或手动除颤器（manual defibrillator）在现场，经培训过的急救人员应立刻进行 CPR 和尽早电除颤。

（2）当院外心脏骤停发生时未被急救人员目击，尤其是从呼救至到达现场的时间超过 5 分钟，应先进行 30 次胸外按压，再做 2 次人工呼吸，行 5 组 CPR（大约 2 分钟），分析心律后实施电除颤。

（3）当发现心室颤动或无脉性室性心动过速时，急救人员应先电击除颤 1 次，后立刻进行 5 组的 CPR（约 2 分钟），之后再检查心律和脉搏，必要时再行电除颤。

（4）除颤能量选择：双相波 120 J，双向切角指数波 150 ~ 200 J，随后的除颤能量选择可使用第一次的能量或增加能量。单相波除颤使用 360 J。

（5）注意：电极位置为右侧放置于病人右锁骨下区，左侧电极放置于病人左乳头侧腋中线处。电击前警告在场所有人员不要接触病人身体，放电时电极板用力贴紧皮表。

课后思考题

1. 心脏骤停与心脏性猝死含义有何不同？
2. 成人心肺复苏的操作标准和顺序是什么？
3. 成人与婴幼儿心肺复苏各自的特点是什么？
4. 主要复苏药物的作用和使用方法是什么？
5. 各种特殊心肺复苏的特点是什么？

参考文献

[1] 柏树令，丁文龙. 系统解剖学[M]. 9 版. 北京：人民卫生出版社，2018.

[2] 丁文龙，王海杰. 系统解剖学[M]. 3 版. 北京：人民卫生出版社，2015.

[3] 崔慧先，李瑞锡. 局部解剖学[M]. 9 版. 北京：人民卫生出版社，2018.

[4] 张绍祥，张雅芳. 局部解剖学[M]. 3 版. 北京：人民卫生出版社，2018.

[5] 王庭槐. 生理学[M]. 9 版. 北京：人民卫生出版社，2018.

[6] 王怀经. 生理学[M]. 3 版. 北京：人民卫生出版社，2015.

[7] 曹雪涛. 免疫学[M]. 7 版. 北京：人民卫生出版社，2018.

[8] 陈孝平，汪建平. 外科学[M]. 9 版. 北京：人民卫生出版社，2018.

[9] 王怀经. 体育[M]. 9 版. 北京：人民卫生出版社，2015.

[10] 马建辉，闻德亮. 医学导论[M]. 5 版. 北京：人民卫生出版社，2018.

[11] 尼克·利特尔黑尔斯. 睡眠革命[M]. 5 版. 北京：北京联合出版公司，2017.

[12] 薄世宁. 薄世宁医学通识讲义[M]. 北京：中信出版社，2019.

[13] 沈洪，刘中民. 急诊与灾难医学[M]. 3 版. 北京：人民卫生出版社，2018.